全国中医药行业中等职业教育“十三五”规划教材

中药与方剂学

（第二版）

（供中医、中药专业用）

主　编◎王仲焕

中国中医药出版社

·北　京·

图书在版编目（CIP）数据

中药与方剂学/王仲焕主编．—2版．—北京：中国中医药出版社，2018.9（2024.9重印）
全国中医药行业中等职业教育“十三五”规划教材
ISBN 978－7－5132－4937－9

Ⅰ.①中…　Ⅱ.①王…　Ⅲ.①中药学－中等专业学校－教材 ②方剂学－中等专业学校－教材　Ⅳ.①R28

中国版本图书馆 CIP 数据核字（2018）第086920号

中国中医药出版社出版
北京经济技术开发区科创十三街 31 号院二区 8 号楼
邮政编码　100176
传真　010－64405721
河北品睿印刷有限公司印刷
各地新华书店经销

开本 787×1092　1/16　印张 26.25　字数 541 千字
2018 年 9 月第 2 版　2024 年 9 月第 9 次印刷
书号　ISBN 978－7－5132－4937－9

定价　84.00 元
网址　www.cptcm.com

服务热线　010－64405510
购书热线　010－89535836
维权打假　010－64405753

微信服务号　zgzyycbs
微商城网址　https://kdt.im/LIdUGr
官方微博　http://e.weibo.com/cptcm
天猫旗舰店网址　https://zgzyycbs.tmall.com

如有印装质量问题请与本社出版部联系（010－64405510）

全国中医药职业教育教学指导委员会

李伏君（千金药业有限公司技术副总经理）
李灿东（福建中医药大学校长）
李建民（黑龙江中医药大学佳木斯学院教授）
李景儒（黑龙江省计划生育科学研究院院长）
杨佳琦（杭州市拱墅区米市巷街道社区卫生服务中心主任）
吾布力·吐尔地（新疆维吾尔医学专科学校药学系主任）
吴　彬（广西中医药大学护理学院院长）
宋利华（连云港中医药高等职业技术学院教授）
迟江波（烟台渤海制药集团有限公司总裁）
张美林（成都中医药大学附属针灸学校党委书记）
张登山（邢台医学高等专科学校教授）
张震云（山西药科职业学院党委副书记、院长）
陈　燕（湖南中医药大学附属中西医结合医院院长）
陈玉奇（沈阳市中医药学校校长）
陈令轩（国家中医药管理局人事教育司综合协调处副主任科员）
周忠民（渭南职业技术学院教授）
胡志方（江西中医药高等专科学校校长）
徐家正（海口市中医药学校校长）
凌　娅（江苏康缘药业股份有限公司副董事长）
郭争鸣（湖南中医药高等专科学校校长）
郭桂明（北京中医医院药学部主任）
唐家奇（广东湛江中医学校教授）
曹世奎（长春中医药大学招生与就业处处长）
龚晋文（山西卫生健康职业学院/山西省中医学校党委副书记）
董维春（北京卫生职业学院党委书记）
谭　工（重庆三峡医药高等专科学校副校长）
潘年松（遵义医药高等专科学校副校长）
赵　剑（芜湖绿叶制药有限公司总经理）
梁小明（江西博雅生物制药股份有限公司常务副总经理）
龙　岩（德生堂医药集团董事长）

前言

中医药职业教育是我国现代职业教育体系的重要组成部分，肩负着培养新时代中医药行业多样化人才、传承中医药技术技能、促进中医药服务健康中国建设的重要职责。为贯彻落实《国务院关于加快发展现代职业教育的决定》（国发〔2014〕19号）、《中医药健康服务发展规划（2015—2020年）》（国办发〔2015〕32号）和《中医药发展战略规划纲要（2016—2030年）》（国发〔2016〕15号）（简称《纲要》）等文件精神，尤其是实现《纲要》中"到2030年，基本形成一支由百名国医大师、万名中医名师、百万中医师、千万职业技能人员组成的中医药人才队伍"的发展目标，提升中医药职业教育对全民健康和地方经济的贡献度，提高职业技术院校学生的实际操作能力，实现职业教育与产业需求、岗位胜任能力严密对接，突出新时代中医药职业教育的特色，国家中医药管理局教材建设工作委员会办公室（以下简称"教材办"）、中国中医药出版社在国家中医药管理局领导下，在全国中医药职业教育教学指导委员会指导下，总结"全国中医药行业中等职业教育'十二五'规划教材"建设的经验，组织完成了"全国中医药行业中等职业教育'十三五'规划教材"建设工作。

中国中医药出版社是全国中医药行业规划教材唯一出版基地，为国家中医中西医结合执业（助理）医师资格考试大纲和细则、实践技能指导用书、全国中医药专业技术资格考试大纲和细则唯一授权出版单位，与国家中医药管理局中医师资格认证中心建立了良好的战略伙伴关系。

本套教材规划过程中，教材办认真听取了全国中医药职业教育教学指导委员会相关专家的意见，结合职业教育教学一线教师的反馈意见，加强顶层设计和组织管理，是全国唯一的中医药行业中等职业教育规划教材，于2016年启动了教材建设工作。通过广泛调研、全国范围遴选主编，又先后经过主编会议、编写会议、定稿会议等环节的质量管理和控制，在千余位编者的共同努力下，历时1年多时间，完成了50种规划教材的编写工作。

本套教材由50余所开展中医药中等职业教育院校的专家及相关医院、医药企业等单位联合编写，中国中医药出版社出版，供中等职业教育院校中医（针灸推拿）、中药、护理、农村医学、康复技术、中医康复保健6个专业使用。

本套教材具有以下特点：

1. 以教学指导意见为纲领，贴近新时代实际

注重体现新时代中医药中等职业教育的特点，以教育部新的教学指导意

见为纲领，注重针对性、适用性以及实用性，贴近学生、贴近岗位、贴近社会，符合中医药中等职业教育教学实际。

2. 突出质量意识、精品意识，满足中医药人才培养的需求

注重强化质量意识、精品意识，从教材内容结构设计、知识点、规范化、标准化、编写技巧、语言文字等方面加以改革，具备“精品教材”特质，满足中医药事业发展对于技术技能型、应用型中医药人才的需求。

3. 以学生为中心，以促进就业为导向

坚持以学生为中心，强调以就业为导向、以能力为本位、以岗位需求为标准的原则，按照技术技能型、应用型中医药人才的培养目标进行编写，教材内容涵盖资格考试全部内容及所有考试要求的知识点，满足学生获得“双证书”及相关工作岗位需求，有利于促进学生就业。

4. 注重数字化融合创新，力求呈现形式多样化

努力按照融合教材编写的思路和要求，创新教材呈现形式，版式设计突出结构模块化，新颖、活泼，图文并茂，并注重配套多种数字化素材，以期在全国中医药行业院校教育平台“医开讲－医教在线”数字化平台上获取多种数字化教学资源，符合职业院校学生认知规律及特点，以利于增强学生的学习兴趣。

本套教材的建设，得到国家中医药管理局领导的指导与大力支持，凝聚了全国中医药行业职业教育工作者的集体智慧，体现了全国中医药行业齐心协力、求真务实的工作作风，代表了全国中医药行业为“十三五”期间中医药事业发展和人才培养所做的共同努力，谨此向有关单位和个人致以衷心的感谢！希望本套教材的出版，能够对全国中医药行业职业教育教学的发展和中医药人才的培养产生积极的推动作用。需要说明的是，尽管所有组织者与编写者竭尽心智，精益求精，本套教材仍有一定的提升空间，敬请各教学单位、教学人员及广大学生多提宝贵意见和建议，以便今后修订和提高。

国家中医药管理局教材建设工作委员会办公室

全国中医药职业教育教学指导委员会

2018 年 1 月

《中药与方剂学》

编委会

主　编

王仲焕（曲阜中医药学校）

副主编

杨　扬（甘肃卫生职业学院）

牛玉凤（南阳医学高等专科学校）

潘红发（云南省大理卫生学校）

编　委（以姓氏笔画为序）

卢晓兰（成都中医药大学附属医院针灸学校/四川省针灸学校）

冯琳琳（黑龙江省中医药学校）

刘　玲（连云港中医药高等职业技术学校）

刘芳芳（曲阜中医药学校）

李　强（安阳职业技术学院）

吴少珍（海口市中医药学校）

张新渐（保山中医药高等专科学校）

常　虹（焦作卫生医药学校）

编写说明

为了贯彻落实《关于加快发展中医药现代职业教育的意见》和《中医药现代职业教育体系建设规划（2015—2020 年）》精神，突出职业教育技能培养目标，注重实用，培养适应产业需求、胜任工作岗位的中级技能型人才，在全国中医药职业教育教学指导委员会、国家中医药管理局教材建设工作委员会办公室的组织规划下，按照全国中等职业教育学校各专业的培养目标，确立本课程的教学内容并编写了本教材。

本教材参照《中华人民共和国药典》（2015 版）、《中医执业助理医师 2017 年考试大纲》，以及中药相关职业岗位职业标准，充分吸收了各版教材的编写经验，在全国中医药行业中等职业教育“十二五”规划教材《中药与方剂学》基础上编写而成，供中医药中职中医、中药等专业学生使用。

本教材的编写，以遵循课程特点，更加注重实用技能，构建更好的“桥梁”课程为定位，注意中药与方剂之间、本门课程与前后课程之间的衔接。在岗位调研和职业分析基础上，根据中职生的特点，对教学内容做了以下调整：一是适当裁剪，确保内容精简、实用。将中药的产地、采收与中药的炮制合并为一个模块，内容更为精简实用；删除了部分非常用中药和方剂；不再注明每味中药的出处、拉丁名、产地；部分药、方以列表形式表述。二是重点充实，突出实践性、桥梁性。增加了“中药的功效与主治病证”模块，使中药理论知识更为完整；增加了常用药物的“处方用名”，常用方剂的“案例导学”，通过“知识链接”解释术语、化解难点、拓展实用知识和技能，充实和规范品种、不同炮制品功效方面的知识，方便学生的学习。

本教材共分上、中、下三篇，44 个模块。上篇 8 个模块，较系统地介绍了中药与方剂的基础理论、基本知识和技能：认读中药与方剂，中药的产地、采收与炮制，中药的性能，中药的功效与主治病证，中药的配伍与用药禁忌，方剂与治法，方剂的组成，中药与方剂的用法。中篇 19 个模块，收载了全国各地常用中药，依次介绍其名称、概说、处方用名、性味归经、功效、应用、用法用量和使用注意；部分药物列表介绍其性味归经、功效、主治、用法用量。下篇 17 个模块，为常用方剂，分别介绍其来源、方歌、组成、用法、功用、主治、方解、临床应用和使用注意；部分方剂列表介绍其组成、功用主治、用法。

本教材模块一、四、九、十五、二十八由王仲焕编写；模块二由王仲焕、吴少珍编写；模块三、三十七、三十八由刘玲编写；模块五、六、七、八由杨扬编写；模块十由卢晓兰、王仲焕编写；模块十一由卢晓兰编写；模块十二、十三、十四由吴少珍编写；模块十六、十七、十九、二十由常虹编写；模块十八、三十九、四十一至四十四由牛玉凤编写；模块二十一、二十二、二十三由李强编写；模块二十四、二十五、二十六、二十七由张新渐编写；模块二十九、三十、三十一由冯琳琳编写；模块三十二、三十三、三十四、四十由潘红发编写；模块三十五、三十六由刘芳芳编写。全书由王仲焕统稿。

本教材在编写过程中参阅采用了多位专家、学者及同行的著作和相关资料，在此一并向原作者表示衷心的感谢！

由于编者业务水平和经验有限，书中若有错漏之处，恳请广大师生在使用过程中提出宝贵意见，以便进一步修正和改进。

《中药与方剂学》编委会

2018 年 4 月

目录

上篇　中药方剂基础

中篇 常用中药

下篇 常用方剂

上篇　中药方剂基础

模块一

认读中药与方剂

扫一扫，看课件

【学习目标】

1. 掌握中药、方剂的概念。

2. 熟悉历代代表性本草的成书年代及学术价值、代表性方书的时代背景及学术价值。

3. 了解中药、饮片、中成药、草药、方剂等的含义。

项目一　中　药

一、中药的相关含义

中医药是包括汉族和少数民族医药在内的我国各民族医药的统称，是反映中华民族对生命、健康和疾病的认识，具有悠久历史传统和独特理论及技术方法的医药学体系。是与“西医药”相对应的概念。

中药是在中医药理论指导下用于防治疾病和医疗保健的药物，第三次中药资源普查表明，目前的中药材总数 12807 种，其中药用植物 11146 种、药用动物 1581 种、药用矿物 80 种。

1. 中药材　是指来源于植物、动物或矿物，经产地初加工而形成的原料药，简称“药材”。

2. 中药饮片 是指药材经炮制后可直接用于中医临床或制剂生产使用的处方药品。除了传统的饮片外，现代的有中药颗粒饮片、粉末型饮片、中药配方颗粒等。

3. 中成药 以中医药理论为指导，以中医处方为依据，以中药饮片为原料，由药品生产企业依照规定的工艺和质量标准批量生产的，具有一定规格和剂型的药品。中成药是中药复方或单方（如益母草颗粒）的成品药剂，如加味逍遥丸。

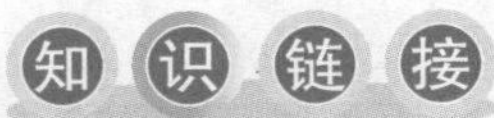

加味逍遥丸外包装

【成分】柴胡、当归、白芍、白术（麸炒）、茯苓、甘草、牡丹皮、栀子（姜炙）、薄荷。辅料为生姜。

【功能主治】疏肝清热，健脾养血。用于肝郁血虚，肝脾不和，两胁胀痛，头晕目眩，倦怠食少，月经不调，脐周胀痛。

【规格】每100丸重6克。

【用法用量】口服。一次1袋（6克），一日2次。

【注意事项】详见说明书。

【包装】复合膜袋装，每袋装6克。

【批准文号】国药准字Z11020248

【生产日期】2016. 01. 22

【产品批号】16083477

【有效期】至2019. 12

二、中药的特点

通过认读部分中药及外包装可以知道中药不同于西药。第一，对中药的认识和使用，必须以中医理论为指导，中药的发明和应用充分体现了我国历史、文化、自然资源等方面的特色；第二，从来源看，中药中植物药最多，其次是动物药、矿物药、少数加工品（如阿胶、青黛等）和化学制品（铅丹等），绝大多数源自天然药物；第三，复方是中药应用的主要形式。

三、中药的起源和发展

远古的先民们是在采集食物的过程中发现药物的。古籍所记载“神农尝百草……一日而遇七十毒”的传说，生动地反映了人们认识药物的实践过程。从早期的口耳相传到文字记载，从零星、分散的经验到集中、系统的知识，并逐渐形成药学专著，经过了漫长的过程。成书于西汉末年至东汉初年的《神农本草经》标志着中药学的形成。其后各个不同的发展时期，中药学各有其成就和特色，其中影响深远的综合性本草见表1-1。

表1-1　历代代表性本草

代表性本草	成书年代 作者	学术价值
《神农本草经》	东汉末年	最早的药学专著；载药365种，按药物功效分为上、中、下三品；总结了四气五味、有毒无毒、配伍法度等；是汉以前药学知识和经验的总结
《本草经集注》	南北朝，梁·陶弘景	首创按药物自然属性分类法；载药730种，对《神农本草经》进行了系统修订和补充；补充了采收、鉴别、炮制、制剂、诸病通用药及服药食忌等；初步确定了综合性本草著作编写模式
《新修本草》	唐·苏敬等	最早的药典性本草；载药844种，开创了图文对照编写本草著作的先例
《经史证类备急本草》	宋·唐慎微	载药1558种，图文对照，方药兼收，医药结合，保存了大量古代方药文献，有极高的学术价值和文献价值
《本草纲目》	明·李时珍	载药1892种，纲目清晰，突出了中医辨证用药特色，广泛介绍了多学科知识，对世界医药和自然科学产生了巨大影响
《本草纲目拾遗》	清·赵学敏	载药921种，新增药物716种；补充修订了《本草纲目》
《中华本草》	现代，国家中医药管理局	收载药物8980味，插图8534幅；学科涉猎众多，资料收罗宏丰，分类先进，项目齐全；新增加了化学成分、药理、制剂、药材鉴定及临床报道等内容，总结了中华民族2000年来的本草学成果，是一部反映20世纪中药学科发展水平的综合性本草巨著

项目二　方　剂

一、方剂的相关含义

1. 方剂　方剂是在辨证立法的基础上，依照组方原则，选择合适的药物组成的有特定剂型及用法用量的中医处方。

2. 古代经典名方　是指古代中医典籍所记载的，至今仍被广泛应用、疗效确切的方剂。

二、方剂的起源和发展

随着药物知识的不断积累，人们有意识地选择药物，并将两味或两味以上的药物组成复方应用，逐渐出现了方剂。战国时期的《五十二病方》，收载药方283首，涉及临床各科病症100余种，是我国现存最早的方书。在中国古代医籍中，方书占得最多。

历史上具有代表性的方书见表1－2。

表1－2　历代代表性方书

代表性方书	成书年代 作者	学术价值
《伤寒杂病论》	东汉·张仲景	奠定了辨证论治的基础，融理法方药于一体；收载方323首，其中绝大多数方剂疗效卓著，至今常用，被后世誉为“方书之祖”
《肘后备急方》	东晋·葛洪	所收方剂多以治疗突发急症为主，具有“简、便、效、廉”的特点
《刘涓子鬼遗方》	晋·刘涓子	我国历史上第一部外科的专科方书
《备急千金要方》 《千金翼方》	唐·孙思邈	综合性医学著作，《备急千金要方》载方5300首；以病症类方，在脏腑治法方面有了较大的发挥
《外台秘要》	唐·王焘	出现在中唐，收集了这段时期流传的方剂及很多海外传来的方药，整理并保存了大量唐及唐以前的医方
《太平惠民和剂局方》	宋·官府药局	类似于现代的药典，是我国历史上第一部由政府组织编制的中成药专著，收方不到800首，其中很多方剂行之有效，流传至今
《小儿药证直诀》	宋·钱乙	最早的儿科专科方书
《普济方》	明·朱橚	载方61739首，是明以前方书的总集，也是我国古代载方最多的方剂专著
《医方集解》 《汤头歌诀》	清·汪昂	《医方集解》开创了方剂的综合分类法，是方剂学教材的蓝本；《汤头歌诀》便于记诵
《时方妙用》 《时方歌诀》	清·陈修园	简明实用，便于记诵
《中医方剂大辞典》	现代，南京中医药大学	将历代中医药著作中的方剂进行整理、研究、编纂而成，汇集了古今方剂学的研究成果

三、认读方剂

方剂是在对患者周密诊察和辨别证候的基础上，确定治法，然后根据治法的要求，选择药物，明确药物间的关系及各药的剂量，再根据结构的要求（即君、臣、佐、使）配伍而成。

中药处方包括中药饮片处方、中成药（含医疗机构中药制剂）处方。饮片与中成药应当分别单独开具处方。中药饮片处方的书写，应遵循《中药处方格式及书写规范》的要求。

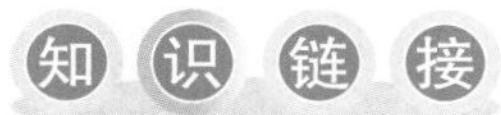

中药饮片处方实例

×××中医院

门诊处方　　㊣普

费别：公费　自费　　　　　　NO：000001

科室：脑病科　　　　　　2009年11月25日

<table>
<tr><td rowspan="2">姓名</td><td rowspan="2">于××</td><td>性别</td><td>男/女</td><td>年龄</td><td colspan="3">63周岁</td></tr>
<tr><td colspan="2">门诊病历号</td><td colspan="4">2669883</td></tr>
<tr><td colspan="2">单位或家庭住址</td><td colspan="6">朝阳区六里屯15号</td></tr>
<tr><td colspan="2">临床诊断及证型</td><td colspan="6">中风　气虚血瘀型</td></tr>
<tr><td colspan="8">·R
黄芪20g　当归尾15g　赤芍10g　川芎10g
地龙10g　桃仁10g　红花10g

5剂　每日1剂　水煎至400mL
分早晚两次空腹温服</td></tr>
<tr><td colspan="2">医　师</td><td colspan="2">王××</td><td colspan="2">药品金额及收讫章</td><td colspan="2">37.5元</td></tr>
<tr><td>审核</td><td>刘××</td><td>调配</td><td>李××</td><td>核对</td><td>张××</td><td>发药</td><td>赵××</td></tr>
<tr><td colspan="8">注：1. 本处方2日内有效
2. 取药时请您当面核对药品名称、规格、数量
3. 延长处方用量时间原因：慢性病　老年病　外地　其他</td></tr>
</table>

四、中药与方剂

中药和方剂是理、法、方、药的重要组成部分，是中医用以防治疾病的重要武器和主要手段。对中药功效的认识是伴随着配伍和方剂的应用不断加深和扩展的，中药功效的发展又扩宽了遣药组方的领域，方药是相辅相成的。

中药与方剂学是阐述中药与方剂的基本理论及其临床应用的一门学科，是中医药各类从业人员必备的专业基础知识和技能。

复习思考

一、选择题

（一）单项选择题

1. 我国现存最早的本草著作是（　　）

A.《黄帝内经》　B.《神农本草经》　C.《本草纲目》
D.《新修本草》　E.《本草经集注》

2. 首创按药物自然属性分类的药学专著是（　　）

A.《本草纲目》　B.《神农本草经》　C.《证类本草》
D.《新修本草》　E.《本草经集注》

3. 我国第一部官修本草是（　　）

A.《本草纲目》　B.《神农本草经》　C.《新修本草》
D.《本草纲目拾遗》　E.《本草经集注》

4. 我国历史上第一部由政府组织编制的中成药专著是（　　）

A.《五十二病方》　B.《黄帝内经》　C.《新修本草》
D.《普济方》　E.《太平惠民和剂局方》

5. 开创了方剂的综合分类法的方书是（　　）

A.《医方集解》　B.《成方切用》　C.《黄帝内经》
D.《千金要方》　E.《外台秘要》

6. 有“方书之祖”之称的医学著作是（　　）

A.《五十二病方》　B.《伤寒杂病论》　C.《肘后备急方》
D.《普济方》　E.《太平惠民和剂局方》

7. 古代收载方最多的方剂专著是（　　）

A.《医方集解》　B.《千金要方》　C.《肘后备急方》
D.《普济方》　E.《太平惠民和剂局方》

（二）多项选择题

成书于清代的医学著作是（　　）

A.《普济方》　B.《本草纲目拾遗》　C.《新修本草》
D.《医方集解》　E.《太平惠民和剂局方》

二、名词解释

1. 什么是中药？什么是方剂？

2. 简述《神农本草经》《伤寒杂病论》《中华本草》《中医方剂大辞典》的成书年代及主要学术价值。

扫一扫，知答案

模块二

中药的产地、采收与炮制

扫一扫，看课件

【学习目标】

1. 结合有代表性的药物认识产地、采收及炮制对中药质量的影响。
2. 了解部分道地药材的产地。
3. 了解炮制的目的、常用的炮制方法。

品种、栽培、产地、采收加工、炮制及辅料、包装、运输、贮藏等，是影响中药质量的主要因素。其中，品种关乎药材的真伪，至关重要。同一品种的药材，常因栽培、产地、采收加工等而有较大差异；而药材、炮制及辅料会影响中药饮片的质量。所以，适宜的产地、适时采收、科学而规范的加工、炮制，是生产优质中药的重要环节。

项目一　中药材的产地

一、产地对中药材质量的影响

除极少数人工制品外，绝大多数中药来自天然的植物、动物和矿物，其分布和生产依赖于一定的生态环境。受到不同地域水土、日照、气候、环境等因素的影响，同一品种的药材，产地不同，其有效成分的含量会有较大差异，临床疗效也就有所不同，有的相差甚远。如广东石牌产的广藿香，抗真菌成分广藿香酮的含量高于海南产的广藿香；河南焦作产的地黄，有效成分梓醇的含量远远高于浙江产的地黄。

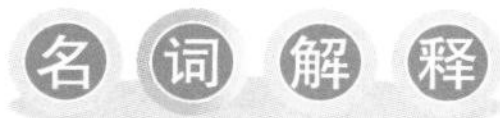

有效成分

有效成分是指药物中所含的能保证其疗效的化学成分。有效成分含量的高低与药性的强弱密切相关。

二、道地药材

由于天时地利的生长条件、世代相传的栽培技术和优良品种的反复筛选，使有的药材在特定地域优质而高产。这种经过中医临床长期应用优选出来的，产在特定地域，与其他地区所产同种中药材相比，品种和疗效更好，且质量稳定，具有较高知名度的中药材，称为“道地药材”。药材产地关乎临床疗效，所以历代医家都十分重视道地药材的使用。如甘肃的当归，宁夏的枸杞子，河北的黄芩，江苏的薄荷，福建的泽泻，山东的阿胶，山东、河南的金银花，安徽宣城的木瓜，江西的枳壳等。

道地药材四川最多，如有“川药精华”之称的川乌、附子、黄连、黄柏、川贝母、续断、花椒、川木通、红花、丹参、天麻、川芎、川牛膝、厚朴、川楝子等。除川药外，其他地域的道地药材，有广药（又名“南药”）、云药、贵药、浙药、关药、怀药、西北药、华南药、藏药等。

我国常用500多种中药材中，道地药材虽只占200余种，但其用量高达80%，实际用量已远远供不应求。因此，在进行药材的引种栽培和药用动物的驯养时，按照其应有的生长条件进行人工种养或驯养，全面实施《中药材生产质量管理规范》（GAP），对规模化、规范化生产中药材具有十分重要的意义。

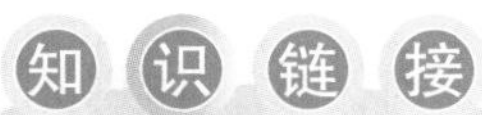

我国著名的道地药材

“东北三宝”指关药中的人参、鹿茸、细辛；“四大怀药”指河南的牛膝、山药、菊花、地黄；“浙八味”指浙江的菊花、麦冬、玄参、延胡索、白术、白芍、郁金、浙贝母；“四大南药”指广东、广西、海南、台湾的槟榔、益智、砂仁、巴戟天；“四大藏药”指青藏高原的冬虫夏草、雪莲花、炉贝母、藏红花；“西北五宝”指西安以西广大地区的黄芪、当归、党参、大黄、甘草；“十大广药”指广东、广西、海南、台湾的藿香、砂仁、陈皮、佛手、橘红、地龙、沉香、益智、金钱白花蛇、高良姜。

项目二　中药材的采收

一、采收对中药材质量的影响

合理采收对保证药材质量、保护野生药材资源十分重要。采收年限、季节、时间和方法直接影响到药材的质量和产量。如槐米（花蕾）中芦丁的合格含量为15%，其最高含量可达28.0%，而槐花（已开的花）仅为6.0%。草麻黄中麻黄碱的含量，在春季很低，在8~9月份达到高峰。适时采收是生产优质药材的重要环节。

二、各类中药材的一般采收原则

确定药材的适宜采收期，一般以在药效成分含量最高和产量最大化时采收为原则。对药用植物有效成分及其积累变化规律不清楚时，可根据其药用部位不同确立采收原则，一般原则如下：

1. 根及根茎、茎木类　在秋、冬两季采收。但半夏、延胡索等则在夏季采收。

2. 皮类　春末夏初采收，如黄柏、杜仲等。根皮类，同根与根茎类，在秋、冬两季采收。

3. 叶类　开花前或果实成熟前采收。但桑叶在深秋霜降后采收。

4. 花类　不宜在花完全盛开后采收。花蕾时采收的如金银花、辛夷、丁香、槐花等；在花初开时采收的如洋金花等；番红花在盛花期采收；蒲黄以花粉入药，在花盛开时采收。

5. 果实种子类　一般在果实成熟时采收，如瓜蒌、山楂、决明子等；少数采收未成熟的果实或幼果，如青皮、枳实。

6. 全草类　大多在植株充分生长，茎叶茂盛时采收；有的在花开时采收，如荆芥、益母草等。茵陈可在春季幼苗高6~10cm时采收，习称“绵茵陈”，在秋季花蕾长成时采收习称“花茵陈”“茵陈蒿”。

7. 动物类　一般潜藏地下的小动物，宜在夏秋季捕捉，如蚯蚓等，桑螵蛸应在虫卵孵化前采收；两栖类、爬行类的动物多在夏秋两季捕捉，如蟾酥、蛇类，但蛤蟆油在霜降期捕捉采收，鹿茸在雄鹿幼角未骨化时采收。

8. 矿物类　全年随时采挖。

项目三　中药炮制

中药炮制，是在中医药理论的指导下，根据临床用药的需要和药材自身的性质，以及调剂、制剂的不同要求，对药物进行的必要的加工处理过程。历史上曾有“炮炙”“修治”“修事”等称谓。中药材经过炮制，制成中药饮片后，才能应用于临床或用于制备中成药。除药材自身的质量外，中药药效的高低与炮制适当与否密切相关。

一、炮制目的

1. 增强药物的疗效　如百合、紫菀蜜炙后可增强润肺止咳的作用；川芎、当归用酒炒后可增强温经活血的作用；炒槐花可增强止血作用；煅明矾可增强收敛、燥湿作用。

2. 降低或消除药物的毒性、烈性或副作用　如川乌、附子、半夏生用内服易中毒，炮制能减毒；巴豆剧毒，去油用霜能减毒；甘遂、大戟醋制也为了减毒。

3. 改变或缓和药物的性能　如地黄生用性寒凉血，蒸制成熟地黄则微温而补血；何首乌生用润肠通便、解疮毒，制何首乌能补肝肾、益精血、乌须发；麸炒苍术，燥性缓和。

4. 便于调剂和制剂　将植物类药物切碎，便于煎煮；矿物类药物煅后，便于研粉；某些生药在采集后必须烘焙，使药物充分干燥，以便储存。

5. 纯净药材，保证用量准确　药物在采集后必须清除泥沙杂质和非药用的部分。如巴戟天要去木心，蛤蚧要去头、足、鳞片等。

6. 矫除部分药物的不良气味，利于服用　有些药物需要漂去咸味及腥味等。如水漂昆布、酒制蕲蛇等。

二、炮制方法

常用的炮制方法大致分为修治、水制、火制、水火共制及其他制法。

（一）修治

1. 纯净　除去药物中的泥沙、杂质和非药用部分，便于使用和进一步加工的方法。如香附去毛、厚朴刮去粗皮、远志去心、山楂去核等。

2. 切制　根据药材的性质，按照一定规格，把药物切成或铡成短节、片状或块状的方法。如桑白皮切丝，泽泻、白术切片，白茅根、麻黄铡成段，茯苓切成块等。

3. 粉碎　用手工或机械加工使药物粉碎，便于制剂和服用的方法。如龙骨捣碎后，便于煎煮或外用；川贝捣粉，便于吞服等。

（二）水制

用水或其他液体处理药物，以达到清洁、软化和调整药性的目的。

1. 焖　焖又称润或伏，将药物用水或其他液体浸润后，放入密闭的容器中，经一定时间，使药材变软，便于切片或进行其他加工的方法。如天麻、大黄、当归、厚朴等，在切制前往往需要经过此工序。

2. 漂　药物置流水或水池（经常换水）中浸渍，以去掉腥味、盐分的方法。如海藻、昆布、紫河车等都需要漂制。

3. 水飞　将药材与水共研，分取极细粉末的一种方法。将不溶于水的药材粉碎后，置乳钵或碾槽内加水共研，再加入多量水搅拌，较粗的粉粒即下沉，细粉悬浮于水中，倾出；粗粒加水再研，反复操作，直到全部成为混悬液为止。然后将倾出的混悬液沉淀后，分出，干燥即成极细粉末。此法适用于矿物类、甲壳类药物的制粉，如飞朱砂、飞炉甘石等。

（三）火制

1. 炒　分不加辅料和加辅料两种炒法。

（1）不加辅料炒：也叫清炒。清炒时，根据“火候”大小可分为炒黄、炒焦、炒炭。

①炒黄：用文火将药物炒至表面微黄的方法，如炒牛蒡子、炒苏子等。

②炒焦：将药物炒至表面焦黄或焦褐色，内部淡黄，并有焦香气为度的方法，如焦山楂、焦白术等。

③炒炭：用武火将药物炒至表面焦黑，内部焦黄，但仍保留药材固有的气味即存性的方法，如艾叶炭、姜炭等。

炒黄、炒焦使药材宜于粉碎加工，并缓和药性。种子类药材炒后再煎煮则有效成分易于溶出。而炒炭能缓和药物的烈性或副作用，或增强止血、止泻等功效。

（2）加辅料炒：可减少药物的刺激性，增强疗效，常用的固体辅料有麦麸皮、米等，如麸炒枳壳、米炒斑蝥等。

2. 炙　用液体辅料拌炒药物，使辅料渗透到药物内部的一种炮制方法，可改变药性，增强疗效或减少副作用。如蜜炙黄芪可增强补中益气的作用，蜜炙百部可增强润肺止咳的作用；酒炙川芎可增强活血的作用，可治疗头痛；醋炙香附可柔肝止痛；盐炙黄柏、知母走肾经，可增强泻相火的作用。

3. 煅　将药材用猛火直接或间接煅烧的炮制方法，目的是使药材松脆，易于粉碎，便于煎出有效成分。坚硬的矿石、贝壳类药物多用猛火直接煅烧，也称明煅，煅至红透为度，如煅石膏、煅牡蛎等。间接煅是把一些质地疏松、可以炭化的药材，置于密闭容器内加热煅烧，也称为密闭煅，至容器底部红透为度，如煅棕榈炭、血余炭等。

4. 煨　将药物用面粉或湿纸包裹，加热至面或纸焦黑的方法，具有缓和药性、除去药物油分及刺激性、增强疗效的作用。如煨豆蔻、煨木香等。

（四）水火共制

1. 煮　用清水或其他液体煮制以降低毒性或增强药效的方法。如酒煮黄芩。

2. 蒸　将药物用热水蒸后，取出晾干的方法。如蒸何首乌等。

3. 淬　将药物置火中煅至红透，迅速投入水中或醋中的方法。有的需要反复淬，至药物酥脆，易于粉碎，辅料被吸收。如醋淬自然铜等。

4. 焯　又称水烫。将药物快速放入沸水中，经短暂加热立即取出的方法。常用于种子类药物的去皮或肉质多汁类药物的干燥处理，如焯杏仁、焯桃仁等。

（五）其他制法

有的药物还需要发芽、发酵、去油制霜等方法处理，以达到改变药性、增强疗效的目的。如大麦发芽，神曲、豆豉发酵，巴豆去油制霜等，都应根据药性和用药要求，采取适当的方法加以炮制。

中药炮制的常用辅料及其作用

固体辅料

1. 麦麸　健脾和胃；缓和药物燥性，增强疗效，矫味，赋色。

2. 稻米　控制炮制品质量标准和锅温，降低刺激性，增效减毒。

3. 河砂　利于粉碎和煎出有效成分，破坏毒性成分，除去非药用部位。

4. 蛤粉　清热，化痰，软坚，收湿；利于药物粉碎和入煎剂，矫臭，增强清肺化痰作用。

5. 滑石粉　清热，利尿，解暑；利于药物粉碎和煎出有效成分，矫臭。

6. 白矾　多取其防腐，解毒，防止浸漂时的腐烂，降低毒性的作用；增强炮制品祛风痰、燥痰的作用。

7. 豆腐　多取其解毒，去油垢，降低药物的刺激性和毒性的作用。

液体辅料

1. 酒　活血通络，祛风散寒，行药势，矫臭矫味，解毒，有助于有效成分溶出。浸，多用白酒；炙，多用黄酒。

2. 醋　引药入肝经，理气，散瘀，止血，行水，消肿，解毒，矫味；使药物质地酥脆和促进有效成分溶出。

3. 盐水　引药入肾，引火下行，增强药物疗效。

4. 生姜汁　解表散寒，温中止呕，解毒；姜制能抑制寒性，增效减毒。

5. 蜂蜜　补中，润燥，止痛，解毒；增效，矫臭矫味，调和药性。

6. 米泔水　取其对油质的吸附功能，降低辛燥之性，增强健脾作用。

7. 甘草汁　调和诸药，缓和药性，降低药物毒性。

8. 黑豆汁　引药入肾，解毒，降低毒性。

9. 胆汁　清肝胆火，改变药性和降低毒性。

复习思考

一、选择题

（一）单项选择题

1. 果实类药材的一般采收时间是（　　）

A. 枝叶茂盛的花前期　　B. 花将开或刚开时　　C. 果实成熟或将成熟时
D. 初春或秋末　　E. 果实熟透流水时

2. 将药物煅烧红后，迅速投入冷水或液体辅料中，使其酥脆的方法是（　　）

A. 蒸　　B. 焯　　C. 水飞　　D. 炖　　E. 淬

3. 借药物的粗细粉末在水中悬浮性的不同，将不溶于水的矿物、贝壳类药物，经反复研磨，制备成极细粉末的炮制方法是（　　）

A. 漂　　B. 粉碎处理　　C. 水飞　　D. 焯　　E. 淬

4. 将药物用麦麸同置热锅中加热的方法属于（　　）

A. 蒸　　B. 炒　　C. 炙　　D. 煨　　E. 焯

（二）多项选择题

1. 四川的道地药材有（　　）

A. 黄连　　B. 黄柏　　C. 附子　　D. 续断　　E. 地黄

2. 中药炮制的主要目的是（　　）

A. 增强作用，提高疗效　　B. 降低毒副作用　　C. 改变性能和功效
D. 便于调剂，便于定向用药　　E. 纯净药材

3. 炙法常用的液体辅料有（　　）

A. 蜂蜜　　B. 蛤粉　　C. 醋　　D. 酒　　E. 姜汁

4. 应在秋末或初春采收的是（　　）

A. 果实　　B. 全草　　C. 根茎　　D. 根　　E. 树皮

二、名词解释

1. 简述什么是道地药材。

2. 中药炮制的目的是什么？

扫一扫，知答案

模 块 三

中药的性能

扫一扫，看课件

【学习目标】

1. 掌握四气五味、升降浮沉、归经、毒性的概念、作用、指导意义。
2. 了解中药性能含义。
3. 结合有代表性的药物理解性能与主治病证的关系。

“性”即药性，“能”即效能，中药性能是对中药作用的性质和特性的高度概括，简称药性。它是以阴阳五行、脏腑经络学说为理论依据，根据药物的性质及其所表现出来的治疗作用总结出来的用药规律。其内容主要包括四气、五味、升降浮沉、归经、毒性等。

中医认为，一切疾病的发生和发展过程，都意味着阴阳邪正的相互消长，表现为脏腑、经络功能失常所反映出来的病理状态。

药物治疗疾病的基本作用是扶正祛邪，消除病因，恢复脏腑经络功能的协调，纠正阴阳的偏盛偏衰，使之最大限度恢复到正常状态。药物之所以能发挥以上基本作用，是因其各自具备若干特性和效用，前人称之为偏性。正如徐洄溪所云：“凡药之用，或取其气，或取其味……或取其所生之时，或取其所生之地，各以其所偏胜而即资之疗疾，故能补偏救弊，调和脏腑，深求其理，可自得之。”即以药物的偏性纠正疾病表现出来的偏盛偏衰。

中药的性能是学习、应用中药必须掌握的基本理论知识，是中医学理论体系的重要组成部分。

中药的性状

中药的性状是指药物的形状、大小、色泽、表面、断面、质地（如轻重、疏密、软坚、润燥等）以及气味、滋味。是以药材或饮片为观察对象。事物是相互关联的，认识部分饮片，对临床处方选药会有很大的帮助。如黄连苦味浓、色黄是质量优异的标志，因其性味苦寒，故用量不宜大；乌贼骨质轻，如认识乌贼骨，就不会误认为其质地很重，一开就30～60g。

项目一　四　气

一、四气的含义及确定依据

四气，即药物的寒、热、温、凉四种不同的药性，也称四性。是反映药物影响人体寒热变化及阴阳盛衰的作用性质。温热属阳，寒凉属阴，属于两类不同的性质。而温与热，寒与凉仅是程度上的差异；温次于热，凉次于寒。对于有些药物，通常还标以大热、大寒、微温、微寒等予以区别。除四性以外，还有一类平性药，它是指寒热界限不很明显、药性平和、作用较缓和的一类药，如党参、山药等。称其性平是相对而言，实际上仍有偏温偏凉的不同，仍未超出四性的范围。

四气是从药物作用于机体所发生的反应概括出来的，是与所治疾病的寒热性质相对而言的。一般说来，凡能够减轻或消除热证的药物，属于寒性或凉性。反之，能够减轻或消除寒证的药物，一般属于温性或热性。

二、四气的指导意义

温热性药物分别具有温里散寒、暖肝散结、补火助阳、温阳利水、温经通络、引火归原、回阳救逆等作用，用于阴寒证。如附子、干姜能治疗腹中冷痛；羌活能治风寒表证、风寒痹证；干姜能治胃寒冷痛、肺寒咳嗽等阴寒证。

寒凉性药物分别具有清热泻火、凉血解毒、滋阴除蒸、泻热通便、清热利尿、清化热痰、清心开窍、凉肝息风等作用，用于阳热证。如黄芩、板蓝根有清热解毒作用，治疗发热口渴、咽痛等热证。

“寒者热之，热者寒之”是指导临床用药的原则，只有掌握了药物的四气，才能在这一原则的指导下，准确地使用药物，以达到预期的治疗目的。

项目二　五　味

一、五味的含义及确定依据

五味，是指辛、甘、酸、苦、咸五种药味，既反映药物的作用特性（补、泻、散、敛），又是其真实滋味的体现。此外，尚有淡、涩二味，习惯上淡附于甘，涩附属于酸，并不另立，仍称五味。

中药的五味，最初是由人们口尝或嗅觉感觉器官辨别出来的。随着用药实践的发展，一些药物的作用很难用其滋味来解释，从而采用了以疗效推定其味的方法，即以药物的功效确定其味。例如，葛根、皂角刺并无辛味，但前者有解表散邪作用，常用于治疗表证；后者有消痈散结作用，常用于痈疽疮毒初起或脓成不溃之证。二者的作用皆与“辛能散、能行”有关，故皆标以辛味。所以，中药的五味超出了味觉的范围，是建立在药物功效的基础之上的。

二、五味的指导意义

五味作用的阐述最早见于《素问·脏气法时论》：“辛散、酸收、甘缓、苦坚、咸软。”现将五味所代表的药物的作用及主治病症归纳如下：

辛：“能散能行”，即辛味药有发散、行气、活血等作用，适用于表证及气滞、血瘀等证。如麻黄、薄荷治疗表证；陈皮、木香、川芎治疗气血阻滞证。此外，辛味药还有化湿、开窍等作用，分别用于湿阻中焦、神昏等证。如广藿香、佩兰可化湿，麝香、冰片可开窍。

甘（淡）：“能补能和能缓”，即甘味药有补益、和中、缓急的作用。适用于虚证及脾胃不和、拘急疼痛等证。能滋补气血，如党参、熟地黄等；缓解腹中挛急疼痛，如饴糖、甘草。某些甘味药有解除药食中毒的作用，如甘草、绿豆，故又有“甘能解毒”之说。淡味有渗湿、利尿的功效，常用于水肿、小便不利等，如茯苓、猪苓等。

酸（涩）：“能收能涩”，即酸味药有收敛固涩作用。适用于虚汗、久泻、遗精、遗尿、出血等耗散滑脱证。如乌梅、罂粟壳止泻；芡实、莲子、金樱子治疗滑精、带下等。

苦：“能燥能泄能坚”，即苦味药有清热泻火、泄降气逆、通泄大便、燥湿等作用。适用于里热证及肺气上逆喘咳、热结便秘、湿热等证。如栀子清心泻火，治疗热病烦躁；苦杏仁泄降肺气，止咳平喘，治疗肺气上逆喘咳证；大黄泻热通便，治疗热结便秘。燥指燥湿，如苍术、草果苦温，能燥寒湿；黄连、黄芩苦寒，能治湿热证。

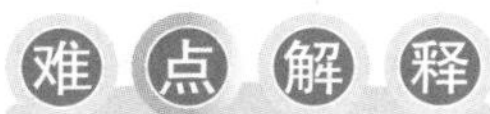

“辛润”“苦坚”

《素问·脏气法时论》：“肾苦燥，急食辛以润之，开腠理，致津液，通气也。”是说由于肾阳虚不能化生津液，显得阴精不足而燥。辛味药性行散，能温通阳气，化生、布散津液，而有滋润作用。如半夏辛以润之，是说半夏能化痰湿，痰湿化，津液布散。苦能“坚阴”即泻火存阴。如黄柏、知母泻肾火而治相火亢盛所致的遗精、滑泄、骨蒸盗汗。此外，坚阴尚有厚肠胃之意，如黄连。

咸：有软坚散结、泻下、潜降之作用。适用于瘰疬、痞块、燥热便秘、肝阳上亢等证。如昆布、瓦楞子、海藻软坚散结，治疗痰核瘰疬；芒硝软坚，治疗便秘；羚羊角、石决明潜降，治疗肝阳上亢等。

三、气味配合

四气和五味从不同角度说明了药物的作用，气偏于定性，味偏于定能，二者合参才能较全面地认识药物的作用和性质。一般来说，同一类药物，气味相同，作用相近。如麻黄、细辛均辛温，能发散风寒。有时气味相同，在决定药物的功效时，也有主次之分，如甘温的桂枝、黄芪、锁阳，桂枝偏于散寒、温通经脉，黄芪偏于补气，锁阳偏于助阳。味同气异或气同味异，则功效不同。例如，紫苏、薄荷皆有辛味，但紫苏性温，发散风寒；薄荷辛凉，发散风热。又如，黄连、生地黄均性寒，黄连苦寒，清热燥湿，主治湿热证；生地黄甘寒，清热养阴，用治虚热证。一药只有一气，而一药可兼有数味，味越多，作用越广。此外，性味还必须与药物的其他性能结合起来，才能全面、正确地认识药物的功效，指导临床应用。

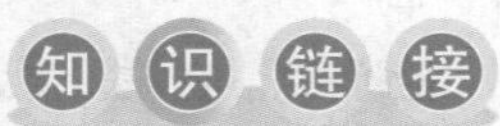

中药性味功能口诀

中药品种多，性能各不同，温热祛寒用，寒凉能清热，辛味能行散，甘缓能补中，苦味能泄降，酸涩收敛功，咸味能软坚，淡渗利水通，甘寒能养阴，芳香必止痛，麻舌常有毒，香窜开窍能，气味相结合，配伍贵变通。

项目三　升降浮沉

一、升降浮沉的含义及确定依据

升降浮沉反映药物作用的趋向性，升是上升，降是下降，浮是发散，沉是收敛、闭藏和泻利二便。

药物的升降浮沉，是和各种疾病在病机和证候上所表现出来的趋向（病势）相对而言的。如疾病病势趋向是向下或向内的，表现为腹泻、脱肛、崩漏或表证不解，药物若能改善或消除这些病证，相对来说，这种药物趋向是升浮的。反之，如果病势趋向是向上或向外的，表现为呕吐、喘咳、肝阳上亢、自汗或盗汗，药物改善或消除这些病证，则说明药物具有沉降的作用趋向。

二、影响药物升降浮沉的因素

药物的升降浮沉主要取决于药物的气味和质地的轻重。一般来说，味辛甘、气温热的药物，多主升浮；味酸苦咸、气寒凉的药物，多主沉降。大凡质轻的药物，如花叶之类多主升浮；质重的药物，如种子、矿石、贝壳之类多主沉降。

但也有例外，如巴豆辛热，不升反沉，而能泻下逐水；旋覆花性沉降，主降逆平喘；蔓荆子属种子类，反主升浮，能疏散风热。故有“诸花均升，覆花独降”“诸子均降，蔓荆子独升”之说。

药物的升降浮沉可因炮制或配伍而发生改变。酒制则升，姜制则散，醋制则收，盐制则下。复方配伍中，升浮的药物，在同较多较强的沉降药物配伍时，其升浮之性可受到一定的制约。反之，沉降的药物同较多较强的升浮药物配伍时，则其沉降之性亦能受到一定程度的制约。所以在临床应用时要灵活掌握，才能运用得当，发挥药物的治疗作用。

三、指导意义

针对病势有上逆、下陷之异，分别选择具有沉降、升浮作用趋向的药物，使之有助于调整紊乱的脏腑气机，使之平顺，或因势利导，祛邪外出。如病势逆上、肝阳上亢之头痛，宜用牡蛎、石决明沉降；病势陷下者，如久泻、脱肛，宜用人参、黄芪、升麻、柴胡益气升阳。

项目四　归　经

一、归经的含义及确定依据

归经是用以表示药物作用部位的一种性能。归有归属的意思；经是人体脏腑经络及所属部位的总称。所谓某药归某经或某几经，是指该药对某经（脏腑或经络）或某几经的病变有明显的作用，而对其他经则作用较小，或没有作用。

中药的归经理论是以藏象、经络学说为理论基础，以药物所治的具体病症为依据，经过长期的医疗实践总结出来的用药规律。如肺经有病时，常有咳、喘、痰症状，杏仁能止咳平喘，说明杏仁入肺经；肝经有病时，胁痛或不适为其主要表现，用青皮能治胁痛，说明青皮入肝经；心经有病时，出现精神、思维、意识异常，如昏迷、癫狂、痴呆、健忘，用麝香可开窍醒神，朱砂镇静安神，人参补气益智，均入心经。

二、归经的表述方法

一般采用十二脏腑经络法表述，常直接书为归心、肝、脾、肺、肾、胃、大肠、小肠、膀胱、胆、心包、三焦经等；或不提脏腑之名而用经络的阴阳属性表述，如入少阴、入太阴、入厥阴、入少阳、入太阳、入阳明；有时也将上述二法合并表述，如入少阴心经、入厥阴肝经等。

三、指导意义

掌握归经理论，对于性味功效相同，而主治不尽一致的药物，可以增强用药的准确性，提高临床疗效。如热证有肺热、肝热等不同，治肺热咳喘，即选归肺经而善清肺热的黄芩、桑白皮等；治肝热或肝火证，即选归肝经而善清肝火的龙胆草、夏枯草等。由于脏腑经络的病变可以相互影响，因此，在临床用药时，并不单纯地使用某一经的药物，如肝阳上亢而见肾虚者，常兼用补肾的药物，使肝有所养而虚阳自潜。总之，既要了解每一药物的归经，又要掌握脏腑经络之间的相互联系，这样才能更好地指导临床用药。

项目五　毒　性

一、毒药及毒性的含义

毒性是药物对机体的伤害性，用以反映药物的安全程度。古代药物毒性的含义较广，认为毒性即是药物的偏性，而把毒药看作是一切药物的总称。

现代药物的毒性一般是指药物对机体所产生的不良影响及损害，是少数毒药特有的性能。所谓毒药，一般是指能损害机体，引起功能障碍、疾病甚至死亡的物质。剧毒药系指中毒剂量和治疗剂量比较相近，或某些治疗剂量已达到中毒剂量的范围，因此治疗用药时安全系数小；也指毒性对机体损害剧烈，可产生严重或不可逆的后果。《中华人民共和国药典》采用大毒、有毒、小毒三类分类方法。

二、正确对待中药的毒性

临床应用有毒中药，既要尊重文献记载，更要重视临床经验，及时吸收现代科研成果，切不可掉以轻心。由于毒性反应的产生与中药的储存、加工炮制、配伍、剂型、给药途径、用量、使用时间的长短以及病人的体质、年龄、证候性质等都有密切关系，因此，使用有毒药物时，应从上述各个环节进行控制。

正确使用中药，剂量恰当，是影响有毒无毒的关键因素。没有明确标示有毒，但药证不符，用量大，仍有可能出现不良反应。故有“人参杀人无过，大黄救人无功”之说。

有毒药物偏性强，根据中医“以偏纠偏”“以毒攻毒”原则，在保证用药安全的前提下，也可采用某些毒药治疗某些疾病。如用雄黄治疗疔疮恶肿，水银治疗疥癣梅毒，砒霜治疗白血病等。

复习思考

一、选择题

（一）单项选择题

1. 能够减轻或消除热证的药物，其药性一般多属于（　　）

A. 寒、凉之性　　B. 温、热之性　　C. 平性

D. 热性　　E. 温性

2. 具有补虚、缓急作用的药物多属（　　）

A. 甘味　　B. 辛味　　C. 苦味　　D. 淡味　　E. 咸味

3. 辛的作用是（　　）

A. 缓急、和中　　B. 软坚散结　　C. 行气活血

D. 养阴生津　　E. 收敛止血

4. 归经表明了（　　）

A. 药物作用的趋向性

B. 药物作用的部位

C. 药物安全程度

D. 药物的作用特性和真实滋味

E. 药物影响寒热变化及阴阳盛衰的作用

5. 下面叙述，错误的是（　　）

A. 中药性状是指中药的形状、颜色、滋味、质地等

B. 中药的性状是以药物为观察对象的

C. 中药的性能是中药作用基本性质和特征的高度概括

D. 中药的性能是以人体为观察对象的

E. 中药的性状是中药性能的另一种说法

（二）多项选择题

1. 中药的性能的基本内容包括（　　）

A. 四气　　B. 五味　　C. 升降浮沉　　D. 归经　　E. 毒性

2. 苦味的作用是（　　）

A. 能补能和　　B. 能收能涩　　C. 能下能软

D. 能泄能燥　　E. 坚阴

二、名词解释

1. 什么是五味？五味的作用包括哪些？

2. 什么是升降浮沉？影响药物升降浮沉的因素有哪些？

扫一扫，知答案

模块四

中药的功效与主治病证

【学习目标】

1. 识别中药功效和主治病证的类型与表述方式。
2. 结合有代表性的药物理解功效与主治病证的关系。
3. 结合有代表性的药物理解“性能—功效—主治”的相互关系。

项目一　中药的功效

一、功效的含义与认定

中药的功效是在中医药理论的指导下，对药物治疗作用和保健作用的高度概括，也称为中药的功能，是中药作用的一部分。

中药功效的认定，是以中医药理论为指导，根据机体的用药反应，即用药前后症状、体征的变化，通过辨证论治及归纳分析的方法反推而得。

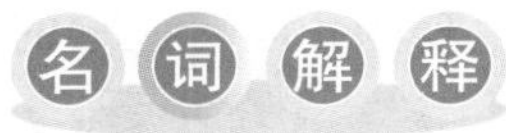

中药的作用

中药的作用指的是中药对机体的影响，包括治疗作用和不良作用（不良反应）。中药的不良作用包括副作用和毒性反应。在古本草中，中药的作用十分广泛，还包括了其他非医疗作用，如茜草、青黛作染料等。

二、功效的分类与表述

中药的功效多种多样，内容复杂。从总体上可以分为治疗功效和保健功效，保健功效包括了预防功效、养生功效和康复功效，本质上仍然是以中药的治疗功效为基础。从疾病的治疗中归纳总结出来的功效称为治疗功效。中医病因学说认为，人体的致病因素不外乎外邪侵入，正气亏虚，引起了脏腑经络功能的失调，因此，祛邪、消除病理产物、扶正及调和脏腑功能的作用，都属于治疗功效，可以分为以下三类：对证功效、对病功效、对症功效。

1. 对证功效　证即证候，是中医学的特有概念，是指疾病过程中某一阶段或某一类型的病理概括。对证功效是针对“证”发挥治疗作用。如石决明平肝潜阳的功效，是针对“肝阳上亢证”发挥治疗作用；活血化瘀的功效，是针对“血行不畅”“血瘀证”发挥治疗作用。

中药对证功效的应用以正确认识证为前提。中医有多种辨证方法，如八纲辨证、脏腑辨证、气血津液辨证、卫气营血辨证、六经辨证等，因而有不同的证型，相应地功效的表述有所不同。例如石膏，在六经辨证中主治阳明经热，相应具有清阳明经热的功效；在卫气营血辨证中主治气分热证，相应具有清气分热的功效；在脏腑辨证中主治肺、胃热，相应具有清肺热、清胃热的功效。

中药的功效是与辨证论治相适应的，因为证有多层次性，中药的功效也应在层次上不断细化。如虚证，有气虚、阳虚、阴虚、血虚等基本证型的不同，气虚又有肺气虚、脾气虚、心气虚等的不同。相应地，补虚药有补虚的功效（第一层次），又可分化为补气、补阳、补血、补阴的功效（第二层次）；补阴药可以再分化为补肺阴、补胃阴、补心阴、补肝阴、补肾阴等（第三层次）。中药功效层次的分化越细致，临床选药就越准确。

2. 对病功效　病，即疾病。疾病是指有特定病因、发病形式、病机、发展规律和转归的一种完整的病理过程，辨病的重点是认识该病种的基本矛盾。对病功效就是针对中医的病起到治疗作用的功效。如截疟、止痢、驱蛔，分别针对疟疾、痢疾、蛔虫病起到治疗作用。中医诊治疾病以辨证为重点，但也十分重视辨病施治，并在医疗实践中总结了若干对病治疗功效。

3. 对症功效　指能消除或缓解患者某一症状或体征的功效。如生姜的止呕、三七的止血、延胡索的止痛等，都属于对症治疗功效。

“证同则治亦同，证异则治亦异”，这种针对疾病发展过程中不同质的矛盾采取不同的方法去解决的治则，是辨证论治的精髓。但证是由若干相关联的症状和体征构成的，不少证候有一两个突出的主症，有的使患者十分痛苦，在病证较轻的情况下，应用对症药物先缓解患者的痛苦，有利于病证的治疗。特别是大出血、脉微欲绝等危及生命的症状或体征，更要先对症治疗，待病情稳定后再辨证善后。所以辨证用药需要配合辨症用药，体现“标本兼治”或“急则治其标”的治疗原则。

明末以后，中药的功效逐渐从性能应用中分列，促进了中药按主要功效进行分类的发展，推动了药物功效和应用的全面总结和深入研究，加强了功效与药物性能、主治、证候禁忌等内容的联系。功效的纽带作用，也使中医学理、法、方、药成为统一的整体。

三、识别中药功效的类型与表述

1. 按中医辨证学分类　中药功效的类型及表述方式见表4－1。

表4－1（中医辨证学）中药功效类型与表述

类　型	表述方式举例
八纲辨证	解表、温里、散寒、清热、补虚、泻实
脏腑辨证	清肺、宣肺、涩肠、疏肝、健脾、养心、和胃、利胆
气血津液辨证	补气、降气、理气、补血、活血、止血、生津、利水
卫气营血辨证	助卫阳、益营阴、清气分热、清营凉血
六经辨证	和解少阳、散太阳经风寒
三焦辨证	补中气、温中散寒、清利下焦湿热

2. 按中医治疗学分类　中药功效的类型及表述方式见表4－2。

表4－2（中医治疗学）中药功效类型与表述

<table>
<tr><th colspan="2">类　型</th><th>表述方式</th></tr>
<tr><td rowspan="4">对证功效</td><td>祛邪</td><td>祛风、散寒、除湿、化湿、清热、解暑、泻下、解毒、杀虫</td></tr>
<tr><td>扶正</td><td>补气、助阳、滋阴、养血、生津</td></tr>
<tr><td>调脏腑</td><td>疏肝、柔肝、宣肺、和中、健脾、理气、活血、安神、交通心肾</td></tr>
<tr><td>消除病理产物</td><td>消食、化湿、利水、祛痰、化瘀、排石、排脓</td></tr>
<tr><td colspan="2">对病功效</td><td>截疟、蚀疣、祛风湿、通鼻窍、利胆退黄、消痈排脓、清热解毒</td></tr>
<tr><td colspan="2">对症功效</td><td>止痛、止血、止呕、止咳、平喘、止汗、涩肠止泻、涩精</td></tr>
</table>

项目二　中药的主治病证

一、主治病证的含义与认定

主治病证是指中药在临床的主要适应病证，也称临床应用或适应证，简称主治。同中药的功效一样，主治病证也是从漫长的生活和医疗实践中总结概括而来。

二、主治的表述与分类

与中药功效相对应，主治病证分为三类：病名类、证名类、症状类，其表述见下表：

表4－3 主治表述与分类

分 类	表 述
病名类	痢疾、疟疾、蛔虫病、黄疸、鼻渊、水火烫伤
证名类	风寒表证、热淋、湿热黄疸、肝阳上亢、气分实热
症状类	疼痛、咳嗽、腹泻、耳鸣、心悸、出汗、面红

三、功效与主治的相互关系

1. **功效与主治病证** 主治病证是确定功效的依据。例如，三七能治疗各种出血，因而具有止血的功效；又能治疗跌打损伤，瘀肿疼痛，胸腹刺痛，故有活血消肿止痛的功效。反过来，功效提示了中药的主治病证。例如，小蓟具有凉血止血的功效，提示可用于血热出血，而不宜于虚寒性出血。

2. **性能、功效主治与配伍应用的关系** 三者环环相扣，互为印证，缺一不可。

（1）性能与功效主治：性能高度概括功效主治，功效主治是药物性能的具体展现。四气、五味、升降浮沉、归经、毒性分别从寒热、补泻散敛、作用趋向、作用部位、有毒无毒方面总结概括了药物的功效主治。如薄荷的发散风热、石膏的清热泻火、麦冬的养阴清热，功效主治有别，但都属寒凉之性，用于治疗热证（实热、虚热）。

（2）性能、功效主治与配伍应用：性能与功效主治是指导配伍应用的基本依据，配伍应用又是其性能与功效主治在治疗与保健时的具体应用。例如白头翁的性能特点为苦寒降泄，入胃、大肠二经，能清热解毒、凉血止痢，尤善清胃肠湿热及血分热毒，故为治热毒血痢之良药。性能与功效主治互为印证，是指导临床的基本依据。又如半夏为止呕要药，可用治各种原因的呕吐，因半夏辛温而燥，故尤宜于痰饮或胃寒呕吐，配伍生姜既能增强止呕作用，又能制约半夏的毒性；胃热呕吐，常配伍黄连、竹茹清胃降胃以止呕；胃阴虚呕吐，可配伍养阴清热的石斛、麦冬；胃气虚呕吐，常配伍人参等。

复习思考

一、选择题

（一）单项选择题

1. 下列功效表述中，针对八纲辨证的是（　　）

A. 宣肺　　B. 活血　　C. 补虚　　D. 利胆　　E. 生津

2. 以下功效表述中，针对脏腑辨证的是（　　）

A. 解表　　B. 疏肝　　C. 清热　　D. 活血　　E. 补虚

3. 属于对病功效的是（　　）

A. 截疟　B. 祛风　C. 排石　D. 和胃　E. 生津

4. 下列主治表述中，属于证名的是（　　）

A. 痢疾　B. 肝阳上亢　C. 心悸　D. 疼痛　E. 高血脂

5. 以下主治表述中，属于症名的是（　　）

A. 肝阳上亢　B. 高血压　C. 心悸　D. 痢疾　E. 疟疾

（二）多项选择题

1. 中药的功效包括（　　）

A. 治疗　B. 养生　C. 康复　D. 预防　E. 副作用

2. 下列功效，属于对症功效的是（　　）

A. 止痛　B. 平喘　C. 止呕　D. 疏肝　E. 涩肠止泻

二、名词解释

1. 按中医治疗学分类，简述中药功效的类型。

2. 简述性能、功效与主治病证的关系。

扫一扫，知答案

模块五

中药的配伍与用药禁忌

扫一扫，看课件

【学习目标】

1. 掌握用药禁忌的具体内容。
2. 熟悉配伍用药的基本原则。
3. 了解中药配伍、“七情”、用药禁忌的概念。

为了确保疗效，避免毒副作用的发生，药物应用时应做到合理配伍，并注意配伍变化和用量大小的变化，药物炮制与生用的不同，注意配伍禁忌和服药时的饮食禁忌。

项目一 中药的配伍

一、配伍的概念

按照病情的需要和药性特点，有选择地将两味以上的药物合在一起应用，称为配伍。按照一定规律配伍用药，既可扩大治疗范围，适应复杂病情，又能增效减毒，甚至能控制多功用中药的作用发挥方向。

二、配伍的内容

前人把单味药的应用同药与药之间的配伍关系归纳为“七情”，又称“七情和合”，除单行外，均是药物配伍关系。

1. 相须　即功效相似的药物配合使用，可以增强原有疗效。如石膏与知母配合，能增强清热泻火的作用；大黄与芒硝配合，能增强攻下泄热的治疗效果。

2. 相使　即以一种药为主，另一种药为辅，辅药能提高主药的疗效。如补气利水的黄芪与利水健脾的茯苓配伍时，茯苓能提高黄芪补气利水的治疗效果；苦楝皮驱虫，配伍泻下通便的大黄，可增强苦楝皮驱虫的效果。

3. 相畏　即一种药物的毒性反应或副作用，能被另一种药物减轻或消除。如生半夏和生南星的毒性能被生姜减轻或消除，所以说生半夏和生南星畏生姜。

4. 相杀　即一种药物能减轻或消除另一种药物的毒性或副作用。如生姜能减轻或消除生半夏、生南星的毒性或副作用，所以说生姜杀生半夏和生南星的毒。

相畏、相杀是一种配伍关系的两种提法。

5. 相恶　即两药合用，一种药物能使另一种药物原有功效降低，甚至丧失药效。如人参恶莱菔子，莱菔子能削弱人参的补气作用。

6. 相反　即两种药物合用，能产生或增强毒性反应或副作用。如“十八反”“十九畏”中的若干药物。

7. 单行　即用一味药治疗某种病情单一的疾病。它具有病情比较单纯，药物针对性较强，且能获得疗效的特点。如人参治疗元气虚脱证；益母草膏调经止痛等。

三、配伍用药的基本原则

相须、相使，产生协同作用，增进疗效，是临床用药时要充分利用的配伍方法；相畏、相杀，能减轻或消除药物原有的毒性或副作用，是应用有毒性或烈性药物时必须考虑选用的配伍方法；相恶，由于药物之间的互相拮抗，抵消、削弱其中一药的功效；相反，药物因相互作用而产生或增强毒副作用。相恶、相反属于配伍禁忌。

除七情所总结的用药规律外，两药合用，可产生与原药均不相同的功效，如桂枝配伍芍药，产生调和营卫的新功效；柴胡配黄芩，能和解少阳等。

项目二　用药禁忌

案例导学

一位妊娠妇女诉说她头晕复发，今测血压：160/96 mmHg。要求将她曾经使用过用以治疗头痛的处方（见下方）进行复取。你作为调剂员审核下方，应采取什么态度？如何处理？为什么？

处方如下：

天麻 10g　白芍 12g　山栀子 10g　黄芩 10g　代赭石 30g（先煎）

全蝎 6g　桃仁 10g　牵牛子 8g　浙贝母 10g　钩藤 10g（后下）

水煎服，一日 1 剂，2 次分服。

医师（签字）：

一、 用药禁忌的概念

用药禁忌是指为了用药的安全性，使用药物时应必须注意和禁忌的问题。

二、用药禁忌的内容

中药的用药禁忌主要包括配伍禁忌、妊娠用药禁忌和服药时的饮食禁忌。

（一）配伍禁忌

配伍禁忌是指某些药物合用后会产生毒副作用或降低、破坏药效，故当避免配合应用。历代对于配伍禁忌的药物认识，本草书籍中说法并不一致。目前医药界共同认可的配伍禁忌，有“十八反”“十九畏”。也就是上述“中药的配伍”中提到的“相恶”和“相反”所指的内容。

1. 十八反　甘草反甘遂、大戟、海藻、芫花；乌头（包括川乌、草乌、附子）反贝母（包括川贝、浙贝）、瓜蒌（包括天花粉）、半夏、白蔹、白及；藜芦反人参、沙参、玄参、丹参、细辛、芍药（包括赤芍、白芍）。

2. 十九畏　硫黄畏朴硝，水银畏砒霜，狼毒畏密陀僧，巴豆畏牵牛，丁香畏郁金，川乌、草乌畏犀角，牙硝畏三棱，官桂畏石脂，人参畏五灵脂。

对于十八反、十九畏作为配伍禁忌，历代医药学家虽遵信者居多，但亦有持不同意见者，认为十八反、十九畏并非绝对禁忌，相反药同用，能相反相成，产生较强的功效，倘若运用得当，可愈沉疴痼疾。现代医家所持观点是：对十八反、十九畏的药物，要采取慎重态度，若无充分根据和应用经验，一般不宜使用。

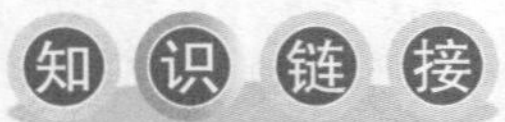

“十八反”歌诀

本草明言十八反，半蒌贝蔹及攻乌，藻戟遂芫俱战草，诸参辛芍叛藜芦。

“十九畏”歌诀

硫黄原是火中精，朴硝一见便相争，水银莫与砒霜见，狼毒最怕密陀僧，
巴豆性烈最为上，偏与牵牛不顺情，丁香莫与郁金见，牙硝难合荆三棱，
川乌草乌不顺犀，人参最怕五灵脂，官桂善能调冷气，若遇石脂便相欺，
大凡修合看顺逆，炮爁炙煿莫相依。

（二）妊娠用药禁忌

是指妇女妊娠期除为中断妊娠、引产外，禁忌使用的药物。由于某些药物有损害胎儿

或导致胎动不安，甚至有堕胎的副作用，所以妊娠后应该禁用或慎用此类中药。

根据药物对胎儿损害的程度不同，将妊娠禁忌药分为禁用与慎用两大类。禁用的多为毒性较强或药性峻猛之品，如丁公藤、三棱、干漆、土鳖虫、大皂角、千金子、川乌、马钱子、马兜铃、天山雪莲、天仙子、天仙藤、巴豆、水蛭、甘遂、朱砂、全蝎、红大戟、红粉、芫花、两头尖、阿魏、京大戟、闹羊花、草乌、牵牛子、轻粉、洋金花、莪术、猪牙皂、商陆、斑蝥、雄黄、黑种草子、蜈蚣、罂粟壳、麝香。

妊娠慎用中药则主要是活血祛瘀药、行气导滞药及辛热滑利之品，如人工牛黄、三七、大黄、川牛膝、王不留行、天花粉、天南星、制天南星、天然冰片（右旋龙脑）、木鳖子、牛黄、牛膝、片姜黄、艾片（左旋龙脑）、白附子、玄明粉、芒硝、西红花、肉桂、华山参、冰片（合成龙脑）、红花、芦荟、苏木、牡丹皮、体外培育牛黄、皂矾、没药、附子、苦楝皮、郁李仁、虎杖、金铁锁、乳香、卷柏、制草乌、草乌叶、枳壳、枳实、禹州漏芦、急性子、禹余粮、穿山甲、桂枝、桃仁、凌霄花、益母草、番泻叶、通草、黄蜀葵花、常山、硫黄、蒲黄、漏芦、赭石、薏苡仁、瞿麦、蟾酥。（《中华人民共和国药典》2015 年版）

（三）服药时的饮食禁忌

服药时的饮食禁忌简称食忌、忌口，指服药期间对某些食物的禁忌。服药期间一般应忌食生冷、辛热、油腻、腥膻、有刺激性的食物。此外，热性病应忌食辛辣、油腻食物；寒性病应忌食生冷；肝阳上亢、头晕目眩、烦躁易怒者应忌食辣椒、大蒜、白酒等辛热助阳之品；脾胃虚弱者应忌食油炸黏腻、寒冷坚硬、不易消化的食物；疮病、皮肤病患者，应忌食鱼、虾、蟹等腥膻发物及辛辣刺激性食品。此外，古代文献记载的茯苓忌醋，使君子忌热茶，常山忌葱，地黄、首乌忌葱、蒜、萝卜，薄荷忌鳖肉，蜜反生葱，柿子反蟹等，也应参照遵守。

复习思考

一、选择题

（一）单项选择题

1. 中药配伍中的相杀指的是（　　）

   A. 一种药物和另一种药有某些相同功效

   B. 一种药物能减轻或消除另一种药物的毒性或副作用

   C. 两种性能或功效相似药物的配伍

   D. 一种药物能使另一种药物的功效降低或消失的配伍

   E. 以上均不是

2. 相须、相使配伍的共同点是（　　）

A. 协同作用，使疗效增强　B. 拮抗作用，使疗效降低　C. 减轻或消除毒副作用　D. 产生毒副作用　E. 以上都不是

3. 大黄与芒硝的配伍关系属于（　　）

A. 相须　B. 相使　C. 相畏　D. 相恶　E. 相反

4. 临床应用属配伍禁忌的是（　　）

A. 相使　B. 相畏　C. 相杀　D. 相反　E. 单行

5. 下列药物中，可与甘草配伍的是（　　）

A. 海藻　B. 大戟　C. 甘遂　D. 芫花　E. 白及

6. 以下药对中，属于十九畏的是（　　）

A. 大戟与芫花　B. 丹参与玄参　C. 沙参与白芍　D. 巴豆与牵牛　E. 人参与官桂

7. 属于“十八反”的是（　　）

A. 贝母与瓜蒌　B. 半夏与白蔹　C. 贝母与乌头　D. 白及与半夏　E. 瓜蒌与白及

（二）多项选择题

1. 配伍的作用是（　　）

A. 增强药力　B. 减轻毒性　C. 产生协同作用　D. 扩大治疗范围　E. 控制多功用单味中药的发挥方向

2. 使用毒副作用较强的药物时，应考虑的配伍方法是（　　）

A. 相须　B. 相使　C. 相畏　D. 相杀　E. 相反

3. 脾胃虚弱患者应忌食（　　）

A. 葱、蒜、萝卜　B. 脂肪、动物内脏　C. 胡椒、辣椒、大蒜　D. 鱼、虾、蟹等腥膻发物　E. 油炸、黏腻、寒冷、坚硬、不易消化食物

二、名词解释

1. 复述“十八反”“十九畏”具体内容。
2. 妊娠用药禁忌的原则是什么?

扫一扫，知答案

模块六
方剂与治法

扫一扫，看课件

【学习目标】

1. 掌握常用治法（八法）。
2. 熟悉方剂与治法的关系。
3. 了解治法的概念。

一、方剂与治法的关系

治法和方剂，均是中医学理、法、方、药体系的重要组成部分。临床辨证论治是一个由分析问题到解决问题的连续过程，只有辨证正确，治法的针对性才能明确和具体，根据治法遣药组方才能获得预期的疗效。

治法是指导遣药组方的依据，方剂是体现和完成治法的主要手段。方剂与治法的关系是辩证统一的关系，是理论与实践的关系，治法是方剂的理论根据，方剂是体现和完成治法的主要手段。治法以辨证为依据，方剂以治法为指导，即“法随证立”“方从法出”“以法统方”。

从中医学形成和发展的过程来看，治法是在积累了方药运用经验的基础上逐步总结而成，是后于方药形成的一种理论。但当治法已由经验上升为理论之后，就成为遣药组方和运用成方的指导原则。例如，一外感者，经过四诊合参，审证求因，确定其为表寒证后，根据表证当用汗法、治寒当以温法的治疗大法，决定用辛温解表法治疗，选用相应的有效方剂，进行加减，如法煎服，以使汗出表解。辨证与治法相符，则邪去人安；辨证与治法不符，组方与治法脱节，必然治疗无效，甚至病情恶化。由此可见，在临床辨证论治的过程中，辨证的目的在于确定病机，论治的关键在于确立治法，治法是针对病机产生，而方剂必须相应地体现治法。

二、常用治法

治法是在辨清证候，审明病因、病机之后，有针对性地采取的治疗方法。历代医家鉴于具体治法的丰富内容，经过多次分类归纳逐渐形成体系。我们现在常引用的“八法”，就是清代医家程钟龄根据历代医家对治法的归类总结而来的。程氏在《医学心悟·医门八法》中说：“论病之源，以内伤、外感四字括之。论病之情，则以寒、热、虚、实、表、里、阴、阳八字统之。而论治病之方，则又以汗、和、下、消、吐、清、温、补八法尽之。”现将“八法”内容简述如下：

1. 汗法　又称解表法，是通过开泄腠理、调畅营卫、宣发肺气等作用，使在表的外感六淫之邪随汗而解的一类治法。汗法不以汗出为目的，而主要是通过出汗，使腠理开、营卫和、肺气畅、血脉通，从而能祛邪外出，正气调和。适应病证主要为外感六淫表证，其他如麻疹初起、疹出不畅，水肿以腰以上为甚者，疮疡初起而有恶寒发热，疟疾、痢疾而有表证者均可应用。

2. 吐法　通过涌吐的方法，使停留在咽喉、胸膈、胃脘的痰涎、宿食或毒物从口中吐出的一类治法。适用于中风痰壅，宿食壅阻胃脘，毒物尚在胃中，痰涎壅盛之癫狂、喉痹，以及干霍乱吐泻不得等，属于病位居上、病势急暴、内蓄实邪、体质壮实之证。吐法易伤胃气，故体虚气弱、产妇、孕妇等均应慎用。

3. 下法　通过泻下、攻逐等作用，使停留于胃肠的宿食、燥屎、冷积、结痰、瘀血、停水等从下窍而出，以祛除病邪的一类治法。凡邪在肠胃而致大便不通、热结旁流，以及停痰留饮、瘀血积水等形症俱实之证，均可使用。

4. 和法　通过和解或调和的方法，使半表半里之邪，或脏腑、阴阳、表里失和之证得以解除的一类治法。适用于邪犯少阳半表半里，肝脾不和，寒热错杂，表里同病等证。和法是一种既能祛除病邪，又能调整脏腑功能的治法，无明显寒热补泻之偏，性质平和，全面兼顾。和法的应用范围较广，分类也多，其中主要有和解少阳、调和肝脾、调和肠胃、分消上下等。

5. 温法　通过温里祛寒的作用，以治疗里寒证的一类治法。里寒证的形成，或由寒邪直中于里，或因失治误治而损伤人体阳气，或因素体阳气虚弱所致。里寒证有部位浅深、程度轻重的差别，故温法有温中祛寒、回阳救逆和温经散寒的区别。由于里寒证形成和发展过程中，往往阳虚与寒邪并存，所以温法又常与补法配合运用。

6. 清法　通过清热、泻火、解毒、凉血等作用，以清除里热之邪的一类治法。适用于里热证，包括实热证、虚热证。由于里热证有热在气分、营分、血分、热壅成毒以及热在某一脏腑之分，因而在清法之中，又有清气分热、清营凉血、清热解毒、清脏腑热等不同。热证最易伤阴，大热又易耗气，所以清热剂中常配伍生津、益气之品。若温病后期，热灼阴伤，或久病阴虚而热伏于里的，又当清法与滋阴并用，不可纯用苦寒直折之法，热必不除。

7. 消法　通过消食导滞、行气活血、化痰利水、驱虫等方法，使气、血、痰、食、水、虫等渐积形成的有形之邪渐消缓散的一类治法。适用于饮食停滞、气滞血瘀、癥瘕积聚、水湿内停、痰饮不化、疳积虫积以及疮疡痈肿等病证。

消法与下法虽同是治疗内蓄有形实邪的方法，但下法所治病证，大抵病势急迫，形证俱实，邪在肠胃，必须从下窍速除。消法所治，主要是病在脏腑、经络、肌肉之间，邪坚病固而来势较缓，属渐积形成，多虚实夹杂，尤其是气血积聚而成之癥瘕痞块、痰核瘰疬等，必须渐消缓散。消法常与补法、下法配合运用。

8. 补法　通过补益气血阴阳，以主治各种虚弱证候的一类治法。适用于气虚、血虚、阴虚、阳虚及脏腑虚损的病证。此外，在正虚不能祛邪外出时，也可以补法扶助正气，并配合其他治法，达到助正祛邪的目的。虽然补法有时可收到间接祛邪的效果，但一般是在无外邪时使用，以避免“闭门留寇”之弊。

上述八种治法，适用于表里、寒热、虚实等不同的证候。对于多数疾病而言，病情往往是复杂的，不是单一治法能够符合治疗需要的，常需数种治法配合运用，才能治无遗邪，照顾全面，所以虽为八法，配合运用之后则变化多端。正如程钟龄《医学心悟》中说：“一法之中，八法备焉，八法之中，百法备焉。”

复习思考

一、选择题

（一）单项选择题

1. 指导遣药组方的主要依据是（　　）

A. 患者性别　　B. 患者年龄　　C. 患者体质
D. 治疗方法　　E. 气候因素

2. 治法是依据下列哪项内容确立的（　　）

A. 症　　B. 舌　　C. 证　　D. 脉　　E. 病因

3. 提出“八法”的医学著作是（　　）

A.《景岳全书》　　B.《医学心悟》　　C.《医方集解》
D.《医方考》　　E.《温病条辨》

4. 下列不属于“八法”内容的是（　　）

A. 汗　　B. 下　　C. 攻　　D. 和　　E. 温

5. 下列不属于“清”法范畴的是（　　）

A. 清气分热　　B. 清营凉血　　C. 清热解毒
D. 清脏腑热　　E. 分消上下

6. 下列病证不可用下法治疗的是（　　）
A. 痞块　B. 宿食　C. 瘀血　D. 燥屎　E. 痰饮

（二）多项选择题

1. 方剂与治法的关系是（　　）
A. 方从法出　　B. 以法统方　　C. 方剂是治法的体现
D. 治法是方剂的依据　　E. 以上都不是

2. 下列属于“消法”范畴的有（　　）
A. 水湿内停　　B. 痰饮不化　　C. 饮食停滞
D. 气滞血瘀　　E. 疳积虫积

3. 下列哪些属“和法”的范畴（　　）
A. 和解少阳　　B. 表里同治　　C. 滋补肝肾
D. 调和寒热　　E. 调和肝脾

二、名词解释

1. 方剂与治法的关系在《医学心悟》中是如何描述的？
2. 描述和法、消法的概念。

扫一扫，知答案

模块七

方剂的组成

扫一扫，看课件

【学习目标】

1. 掌握方剂的组成原则。
2. 熟悉方剂的组成及变化内容。
3. 了解方剂的分类。

案例导学

小建中汤

组成：桂枝 9g，甘草 6g，大枣 6 枚，芍药 18g，生姜 9g，胶饴 30g。

功用：温中补虚，和里缓急。

主治：中焦虚寒，肝脾不和证。

桂枝汤

组成：桂枝、芍药、生姜、甘草（炙）各 9g，大枣（切）3 枚 。

功用：解肌发表，调和营卫。

主治：外感风寒表虚证。

分析、讨论并回答，桂枝汤和小建中汤是否属于方剂组成变化？

一、方剂组成的基本结构

方剂要根据病情，在辨证立法的基础上选择合适的药物，妥善配伍而成。但在组织不同作用和地位的药物时，还应符合严密的组方基本结构，即“君、臣、佐、使”的组方形式。这样才能做到主次分明，全面兼顾，扬长避短，提高疗效。

“君、臣、佐、使”组方基本结构的理论，最早见于《黄帝内经》，《素问·至真要大论》说："主病之为君，佐君之为臣，应臣之为使。"现进一步分析归纳如下：

1. 君药　即针对主病或主证起主要治疗作用的药物。是方中不可缺少的药物。

2. 臣药　有两种意义：①辅助君药加强治疗主病或主证作用的药物；②针对重要的兼病或兼证起主要治疗作用的药物。

3. 佐药　有三种意义：①佐助药，即配合君、臣药以加强治疗作用，或直接治疗次要兼证的药物；②佐制药，即用以消除或减弱君、臣药的毒性，或能制约君、臣药峻烈之性的药物；③反佐药，即病重邪甚，可能拒药时，配用与君药性味相反而又能在治疗中起相成作用的药物，以防止药病格拒。

4. 使药　有两种意义：①引经药，即能引领方中诸药至特定病所的药物；②调和药，即具有调和方中诸药作用的药物。

综上所述，一个方剂中药物的君、臣、佐、使，主要是以药物在方中所起作用的主次地位为依据的。除君药外，臣、佐、使药都具两种以上的意义。在遣药组方时并没有固定的模式，既不是每一种意义的臣、佐、使药都必须具备，也不是每味药只任一职。每一方剂的具体药味多少，以及君、臣、佐、使是否齐备，全视具体病情及治疗要求的不同，以及所选药物的功能来决定。但是，任何方剂组成中，君药不可缺少。一般来说，君药的药味较少且用量比臣、佐、使药要大。

有些药味繁多的大方，或多个基础方剂组合而成的"复方"，分析时只需按其组成方药的功用归类，分清主次即可。

为进一步说明君、臣、佐、使理论的具体运用，以麻黄汤为例分析如下：

麻黄汤出自《伤寒论》，主治外感风寒表实证，症见恶寒发热、头痛身疼、无汗而喘、舌苔薄白、脉象浮紧等症状。其病机为外感风寒，卫阳被遏，营阴郁滞，肺气不宣。治法为辛温发汗，宣肺平喘。其方义分析如下：

君药——麻黄：辛温，发汗解表以散风寒；宣发肺气以平喘逆。

臣药——桂枝：辛甘温，解肌发表，助麻黄发汗散寒；温通经脉，解头身之疼痛。

佐药——杏仁：苦平，降肺气，助麻黄平喘（佐助药）。

使药——炙甘草：甘温，调和诸药。

通过以上分析，可见遣药组方既要针对病机合理配伍用药，又要按照组方基本要求，将方药组合成一个主次分明、全面兼顾的整体，从而发挥整体效果。

"君臣佐使"理论是组方的基本结构和形式，是体现治法、保障疗效的手段。只有正确把握君臣佐使的基本理论和技能，加之熟练的用药配伍技巧，才能组织好理想的有效方剂。

二、方剂组成的变化

在临证运用成方时，应根据病人体质、年龄、气候、地域差异，以及病情变化而灵活加减，做到“师其法而不泥其方，师其方而不泥其药。”方剂在运用时不可囿于成方，应当通过灵活变化来适应具体病情的需要。方剂的运用变化主要有以下形式：

1. 药味加减的变化　药物是决定方剂功用的主要因素。当方剂中的药物增加或减少时，必然要使方剂组成的配伍关系发生变化，并由此导致方剂功用的改变。这种变化主要用于临床选用成方，其目的是使之更加适合变化了的病情需要。必须指出，在此所指的药味增减的变化，是指在主病、主证、基本病机以及君药不变的前提下，改变方中的次要药物，以适应变化了的病情需要，即我们常说的“随证加减”。例如桂枝汤，该方由桂枝、芍药、生姜、大枣、甘草五味药组成，具有解肌发表、调和营卫之功，主治外感风寒表虚证，见有头痛发热、汗出恶风、脉浮缓或浮弱、舌苔薄白等症。若在此证候基础上，兼有宿疾喘息，则可加入厚朴以下气除满、杏仁降逆平喘（即桂枝加厚朴杏子汤）；若在桂枝汤证基础上，因风邪阻滞太阳经脉，以致津液不能敷布，经脉失去濡养，而见项背强几几者，可加葛根解肌舒筋（桂枝加葛根汤）；又如桂枝汤证因误下而兼见胸满，此时桂枝汤证仍在者，因方中芍药之酸收不利于胸满，故当减去，以专于解肌散邪（桂枝去芍药汤）。

上述三例都是在主病（太阳中风）、主症（恶风、发热、自汗）、君药（桂枝）不变的前提下，改变方中的次要药物（臣、佐等），以适合兼证变化的需要。由此可见，在选用成方加减时，一定要注意所治病证的病机、主证都与原方基本相符，否则是不相宜的。另外，对成方加减时，不可减去君药，否则就不能说是某方加减，而是另组新方了。

2. 药量增减的变化　药物的用量直接决定药力的大小。某些方剂中用量比例的变化还会改变方剂的配伍关系，从而可能改变该方功用和主治证候的主要方面。例如小承气汤与厚朴三物汤均有相同的药物组成，但因君、臣、佐、使药物不同，故作用不同，见表7－1。

表7－1　小承气汤与厚朴三物汤鉴别

方剂名称	方药组的配伍				主治	备注
	君	臣	佐	使		
小承气汤	大黄四两	枳实三枚	厚朴二两		阳明腑实证（热证） 潮热谵语，大便秘结，腹痛拒按	分二服
厚朴三物汤	厚朴八两	枳实五枚	大黄四两		气滞便秘证（气闭） 脘腹满痛不减，大便秘结	分三服

3. 剂型更换的变化　中药制剂种类较多，各有特点。由于剂型不同，在作用上也有区别。如理中丸是用治脾胃虚寒的方剂，若改为汤剂内服，则作用快而力峻，适用于证情

较急重者；反之，若证情较轻或缓者，不能急于求效，则可以改汤为丸，取丸剂作用慢而力缓，所以《伤寒论》中理中丸（人参、白术、干姜、甘草各等分）服法中指出“然不及汤”。这种以汤剂易为丸剂，意取缓治的方式，在方剂运用中极为普遍。此外，由于剂型的选择常决定于病情的需要和药物的特点，所以剂型更换的变化，有时也能改变方剂的功效和主治。又如《金匮要略》所载桂枝茯苓丸原为治疗瘀阻胞宫证而设，功能活血祛瘀，缓消癥块，但《济阴纲目》将本方改为汤剂，易名催生汤，改用于产妇临产，见腹痛、腰痛而胞浆已下时服，有催生之功。

上述药味、药量、剂型等的变化形式，可以单独应用，也可以相互结合使用，有时很难截然分开。但通过这些变化，能充分体现出方剂在临床中的具体运用特点，只有掌握这些特点，才能制裁随心，以应万变之病情，从而达到预期的治疗目的。

复习思考

一、选择题

（一）单项选择题

1. 组方原则的理论最早见于哪部医书（　　）

A.《五十二病方》　B.《黄帝内经》　C.《伤寒明理论》

D.《圣济总录》　E.《普济方》

2. 下列哪项不属于组方原则（　　）

A. 君　B. 臣　C. 复　D. 佐　E. 使

3. 君药的涵义，下列说法正确的是（　　）

A. 针对兼病或兼证起主要治疗作用的药物

B. 针对次要兼证起主要治疗作用的药物

C. 辅助臣药加强治疗主病或主证作用的药物

D. 针对主病或主证起主要治疗作用的药物

E. 减缓方中其他药物的毒性或峻烈性

4. 下列关于佐药的涵义不正确的说法是（　　）

A. 针对重要的兼病或兼证起主要治疗作用的药物

B. 直接治疗次要兼证的药物

C. 配合君、臣药以加强治疗作用

D. 能制约君、臣药峻烈之性的药物

E. 与君药性味相反，但在治疗中能起相成作用的药物

5. 下列关于臣药的说法，正确的是（　　）

A. 直接治疗次要的兼证的药物

B. 针对主病或主证起主要治疗作用的药物

C. 辅助君药起加强治疗主病或主证作用的药物

D. 引领方中诸药直达病所

E. 与君药性味相反而又能在治疗中起相成作用的药物

6. 小承气汤与厚朴三物汤两方的变化属于（ ）

A. 药味加减的变化 B. 药量加减的变化 C. 剂型更换的变化

D. 数方相合的变化 E. 煎煮方法的变化

（二）多项选择题

1. 下列关于使药的说法，不正确的是（ ）

A. 引领方中诸药以达病所

B. 治疗次要兼证的药物

C. 针对主病或主证起主要治疗作用的药物

D. 辅助君药加强治疗主病或主证作用的药物

E. 具有调和方中诸药作用的药物

2. 方剂的组成变化包括（ ）

A. 方名的变化 B. 药味增减变化 C. 剂型更换变化

D. 服药时间的变化 E. 药量增减变化

二、名词解释

1. 方剂组成的基本结构是什么?

2. 方剂组成的变化有哪几种形式?

3. 分别叙述君药、臣药、佐药、使药的含义

扫一扫，知答案

模块八

中药与方剂的用法

扫一扫，看课件

【学习目标】

1. 掌握一般煎法和特殊煎煮方法、各类中药的服用时间。
2. 熟悉一般药物的煎药方法、确定剂量的相关依据。
3. 了解中药剂量的概念、常见剂型的内容。

项目一　剂　量

案例导学

<table>
<tr><td colspan="2">中医处方笺
姓名：李某　性别：男　年龄：12 岁　日期：2015 年 3 月 1 日</td></tr>
<tr><td>患者发热 3 天，咳嗽 5 天，伴便秘，舌暗红脉弦。</td><td>麻黄 15g　桂枝 10g　生石膏 6g（先煎）
杏仁 10g　甘草 10g　大黄 6g（后下）
细辛 15g　番泻叶 10g（后下）
芒硝 30g（溶化，冲服）
水煎服，每日一剂，每日一次服，避风寒。
医师：王某</td></tr>
<tr><td colspan="2">剂数：7 剂　药价：91.00 元　调剂：　核对：</td></tr>
</table>

以上处方有什么问题？为什么？应当如何改正？

一、剂量的含义

中药的剂量指临床应用时的分量。它主要包括两个含义：一是指每味中药在汤剂中的成人一日量；二是指方剂中每味药之间的比较分量，也即相对剂量。

二、确定剂量的依据

药物剂量是否得当，是确保用药安全、有效的重要因素之一。临床上主要根据药物的性能、处方用药多少、剂型种类、病势轻重，以及年龄、体质的差别等具体情况全面考虑。

（一）根据药物性能、质地确定剂量

1. 药物性味　药性较强、作用峻烈的药物，用量宜轻；药性较弱，作用温和的药物，用量可稍重。无毒者用量变化幅度可稍大；有毒者则应将剂量严格控制在安全范围之内。

2. 药物质地　一般来说，花叶类质轻的药物，用量宜轻；矿石、贝壳类质重的药物，用量宜重；鲜品一般用量较大。

（二）根据用药目的、配伍、剂型确定用量

1. 用药目的　由于用药目的不同，同一药物的用量可不同。如槟榔，用以消积、行气、利水，常用量为6～15g，而用以驱虫时，需用60～120g。

2. 配伍　一般情况，处方用药多时，其中单味药剂量宜小；相反，处方用药少时，其中单味药剂量宜大。使用单味药治病时，剂量较复方为重。同一药物在复方中作主药时，一般较之作辅药时为重。

3. 剂型　多数药物作汤剂时，用量一般较之作丸、散剂时用量为重，作酒剂、浸膏剂时用量可稍大。

（三）根据病情确定剂量

1. 病程长短　新病患者正气损伤较小，用量可稍重；久病多体虚，用量宜轻。

2. 病势轻重　病急病重者用量宜重，病缓病轻者用量宜轻。如病重药轻，犹如杯水车薪，药力不能控制病势；若病轻药重，诛伐太过，药物会损伤正气。

3. 根据患者体质、年龄确定剂量　体质强壮者用量可重，体质虚弱者用量宜轻。由于小儿身体发育尚未健全，老年人气血渐衰，对药物的耐受力均较弱，故使用作用峻猛、容易损伤正气的药物时，用量均应低于青壮年的用药量。小儿3岁以下通常用成人量的1/4，3～6岁通常用成人量的1/3，6～12岁通常用成人量的1/2，12岁以上按成人量使用。

三、临床处方一般用量

1. 一般质地的药物　干燥品3g～9g（如麻黄、荆芥、知母等）。

2. 质地较轻的药物　1g～6g（如灯心草等），或3g～6g（如薄荷等）。

3. 质地较重的药物　9g～15g（如熟地黄等），或30g～60g（如石膏等）。

4. 无毒性或无副作用的中草药　一般用15g～30g。

5. 有毒药物　量要更小，如雄黄0.15g～1.5g，砒霜0.002g～0.004g等。

四、中药计量单位

自明清以来，我国普遍采用16进位制的“市制”计算方法，即1市斤=16两=160钱。从1979年1月1日起，全国中医处方用药计量单位一律以“g”为单位，为了调剂换算方便，按规定以如下近似值进行换算：1斤=0.5kg =500g，1市两（16进位制）=30g，1钱=3g，1分=0.3g，1厘=0.03g。

项目二　剂　型

一、剂型与中药制剂

1. 剂型　根据药物性质、用药目的和给药途径，将原料药加工制成适合于医疗和预防需要的不同给药形式，称为药物剂型，简称剂型。它是药物用于机体前的最后形式。如六味地黄丸、牛黄上清丸等为丸剂，元胡止痛片、牛黄解毒片等为片剂。

2. 制剂　根据药典、药品标准等将药物加工制成具有一定规格，可直接用于临床的药品，称为制剂。制剂的生产一般是在药厂或医院制剂室中进行。

3. 中药的剂型　我国古代中药具有悠久的用药历史和丰富的用药形式，早在《黄帝内经》中就有汤、丸、散、膏、酒、丹等剂型，历代医家又有很多发展，明代《本草纲目》所载剂型已有40余种。新中国成立以来，随着制药工业的发展，又研制了许多新的剂型如片剂、冲剂等。目前，中药剂型既有传统剂型丸、散、膏、丹、汤、酒、露、饮、胶、茶、糕、锭、线、条、棒、灸、熨、糊等，还包括了现代剂型如片剂、颗粒剂、胶囊剂、气雾剂、喷雾剂、注射剂等。所以，中医中药从来不是只有汤药的，而是根据疾病的类型、使用者的生活方式、所用药物的性质，来选择合适的剂型。

二、中药剂型的选择

剂型是药物使用的必备形式。药物疗效主要决定于药物本身，但一定条件下，剂型对药物疗效的发挥也可起到关键性作用。同一种药物，由于剂型不同，所选用的辅料不同，制备方法不同，以及工艺操作的差异，可导致药物的稳定性和药物起效时间、作用强度、作用部位、持续时间，以及副作用等出现较大的差异。同一药物因剂型不同、给药方式不同，会出现不同的药理作用；合理的剂型能增强疗效，减少毒副作用。

总之，从防病治病的角度选择剂型，急症用药宜选择发挥作用迅速的剂型，如注射剂、气雾剂、舌下片、口服液剂、合剂、保留灌肠剂等；而慢性病用药宜选择作用持久、缓和的剂型，如丸剂、缓释片剂、煎膏剂、长效缓释制剂等；皮肤病用药，可选用乳剂、油剂、橡皮膏剂、外用膜剂、涂膜剂等；而某些局部黏膜用药可选用栓剂、膜剂、条剂、线剂等。

三、常用剂型

1. 汤剂　古称汤液，又称煎剂，是将中药饮片加水或酒浸泡后，再煎煮一定时间，去渣取汁，制成的液体剂型。主要供内服，如麻黄汤、小承气汤等。外用的多作洗浴、熏蒸及含漱。汤剂的特点是吸收快、药效发挥迅速，而且可以根据病情的变化随证加减，能较全面、灵活地照顾到每个患者或各具体病变阶段的特殊性，适用于病证较重或病情不稳定的患者。汤剂的不足之处是服用量大，某些药的有效成分不易煎出或易挥发散失，不适于大量生产，亦不便于携带。

2. 丸剂　指饮片细粉或提取物加适宜的黏合剂或其他辅料制成的球形或类球形制剂。分为蜜丸、水蜜丸、水丸、糊丸和浓缩丸等类型。丸剂与汤剂相比，吸收较慢，药效持久，节省药材，便于服用与携带。适用于慢性、虚弱性疾病，如六味地黄丸等。但也有丸剂药性比较峻猛，多为芳香类药物与剧毒药物，不宜作汤剂煎服，如安宫牛黄丸等。

3. 散剂　指饮片或提取物经粉碎、均匀混合制成的粉末状制剂，分为内服散剂和外用散剂。内服散剂一般是研成细粉，以温开水冲服，量小者亦可直接吞服，如七厘散；亦有制成粗末，以水煎取汁服者，称为煮散，如银翘散。散剂的特点是制作简便，吸收较快，节省药材，便于服用及携带。外用散剂一般作为外敷，掺撒疮面或患病部位，如金黄散、生肌散；亦有作点眼、吹喉等用，如八宝眼药、冰硼散等。应研成极细粉末，以防刺激创面。

4. 膏剂　指将药物用水或植物油煎熬去渣而制成的剂型，有内服和外用两种。内服膏剂有煎膏、流浸膏、浸膏；外用膏剂分硬膏、软膏。

5. 酒剂　又称药酒，古称酒醴。酒剂系指饮片用蒸馏酒提取制成的澄清液体制剂，供内服和外用。酒有活血通络、易于发散和助长药效的特性，故常在祛风通络剂和补益剂中使用，如风湿药酒、参茸药酒、五加皮酒等。外用酒剂尚可祛风活血、止痛消肿。

6. 丹剂　丹剂并非一种固定的剂型，内服丹剂有丸剂，也有散剂，每以药品贵重或药效显著而名之曰丹，如至宝丹、活络丹等。外用丹剂亦称丹药，是以某些矿物类药高温烧炼制成的不同结晶形状的制品。常研粉涂撒疮面，亦可制成药条、药线和外用膏剂，主要用于外科的疮疡、痈疽、瘿瘤等病。

7. 茶剂　指饮片或提取物（液）与茶叶或其他辅料混合制成的内服剂型，可分为块状茶剂、袋装茶剂和煎煮茶剂。用时以沸水泡汁或煎汁，不定时饮用。大多用于治疗感冒、食积、腹泻，近年来又有许多健身、减肥的新产品，如午时茶、减肥茶等。

8. 露剂　亦称药露，系指含挥发性成分的饮片用水蒸气蒸馏法制成的芳香水剂。一般作为饮料及清凉解暑剂，常用的有金银花露、青蒿露等。

9. 栓剂　古称坐药或塞药，系指提取物或饮片细粉与适宜基质制成供腔道给药的固体制剂。栓剂发展较快，可用于治疗全身性疾病。它的特点是通过直肠（也有用于阴道）黏膜吸收，有50% ~70%的药物不经过肝脏而直接进入大循环，一方面减少药物在肝脏中的"首过效应"，同时减少药物对肝脏的毒性和副作用，还可以避免胃肠液对药物的影响及药物对胃黏膜的刺激作用。婴幼儿直肠给药尤为方便，常用的有小儿解热栓、消痔栓等。

10. 颗粒剂　指提取物与适宜的辅料或饮片细粉制成具有一定粒度的颗粒状制剂，分为可溶颗粒、混悬颗粒和泡腾颗粒。颗粒剂具有作用迅速、味道可口、体积较小、服用方便等特点，深受患者欢迎，常用的有感冒退热冲剂、复方羚角冲剂等。

11. 合剂　指饮片用水或其他溶剂，采用适宜方法提取、纯化、浓缩制成的内服液体制剂。单剂量灌装者也可称"口服液"。该制剂具有剂量较少、吸收较快、服用方便、口感适宜等优点。如藿香正气口服液、银黄口服液等。

项目三　用　法

案例导学

患者，头晕3天，便秘一周。舌暗红，脉弦。测血压：150/96 mmHg。主治医生医嘱，处方如下药物：

天麻10g　白芍12g　山栀子10g　黄芩10g　代赭石30g
全蝎6g　桃仁10g　牵牛子8g　浙贝10g　钩藤10g

水煎服，一日1剂，2次分服。

医师（签字）：

以上处方有什么问题？应当如何完善？为什么？

一、煎药方法

汤剂是临床常用剂型，为保证获得预期的疗效，须注意以下内容。

（一）煎药用具

以砂锅、砂罐为佳，因其性质稳定。也可用白色搪瓷器皿或不锈钢锅，忌用铁锅、铜锅、铝锅等化学性质不稳定的器具。

（二）煎药用水

一般以水质纯净为原则，如自来水、甜井水或蒸馏水等。用水量度视药物量大小而定，一般以漫过药物面 2cm 为宜。

（三）煎药火候

一般先武后文，即开始用武火至沸，沸后用文火煎煮。

（四）煎药方法

1. 一般煎法　煎药前，先将药物放于容器内，加冷水浸过药面，泡透后再煎煮，有效成分易于煎出。煎药时不宜频频打开锅盖，以尽量防止气味走失，降低药效。解表药、清热药、芳香类药物，宜武火急煎，以免药性挥发，降低药效。味厚滋补类药物，宜文火久煎，使药效尽出。如果药物煎糊应弃去，切勿加水再煎服。

2. 特殊煎服法　有些药物因性能、质地及临床应用的不同，尚有特殊煎服方法，处方必须在具体药物名的右上角进行脚注，介绍如下：

（1）先煎：介壳类、矿石类药物，如龟甲、石决明、赭石、生龙骨、生牡蛎、磁石、生石膏等，因质地坚实，有效成分难以煎出，应打碎先煎，待煮沸腾 30 ~ 40 分钟后再下其他药。对于毒性较强的药物，也宜先煎久煎以降低毒性，如川乌、附子。

（2）后下：气味芳香，含挥发油多的药物，其受热容易分解，一般在中药汤剂煎好前 5 ~ 10 分钟入药即可。如薄荷、藿香、木香、豆蔻、砂仁。

（3）包煎：凡粉末状，带细小绒毛、黏性强的药物，应先用纱布包好后再与其他药物同煎，如蒲黄、旋覆花、车前子等。以防止药液混浊或刺激咽喉，也免于粘于锅底引起糊化或焦化。

（4）另煎：一些贵重药材，应单独煎 1 ~ 2 小时甚至更长一些时间，以便充分煎出有效成分，同时也可避免煎出的有效成分被其他药渣吸附，造成浪费。煎液可以另服，也可与其他煎液混合服用，如人参、西洋参等。

（5）烊化：又称溶化，是将胶类药打碎，用热水或煎好的热药液将其加热溶化，以免煎煮时粘锅，如阿胶，龟甲胶等。

（6）冲服：指某些贵重药、芳香细料药，用量小或防止散失，需研粉用开水或其他药液冲服，如麝香、牛黄等；某些药物高温容易破坏药效或有效成分难溶于水的只能作冲剂用，如雷丸、朱砂等。还有一些液体药物，如竹沥汁、姜汁也需冲服。

（7）泡服：又叫焗服，某些有效成分易溶于水或煎煮容易破坏药效的药物，可用开水或热药液浸泡，加盖焖润，减少挥发，待药液温和后取液服用。如藏红花、番泻叶、胖大海等。

二、服药方法

（一）内服药剂

口服是临床使用中药的主要给药途经。口服给药的效果，除受到剂型等因素的影响外，还与服药的时间、服药多少和服药具体方法有关。

1. 服药时间　必须根据病情需要及药物特性来确定。

（1）峻下逐水药宜晨起空腹时服，因胃及十二指肠内均无食物，所服药物可充分发挥药效，不仅有利于药物迅速入肠发挥作用，且可避免晚间频频起床影响睡眠。

（2）滋补药、驱虫药、攻下药及其他治疗胃肠疾病的药物宜饭前服用。因胃中空虚，有利于药物的吸收，故多数药都宜饭前服用。

（3）对胃肠道有刺激性的药及消食的药宜饭后服。

（4）安神药宜睡前服用。

（5）一般药物无论饭前或饭后服，服药与进食都应间隔半小时左右，以免影响药物与食物的消化吸收与药效的发挥。

2. 服药次数　一般疾病服药，多采用每日1剂，每剂2～3次服。

（1）病情急重者，约每隔4小时服药1次，昼夜不停，使药力持续，利于顿挫病势。

（2）应用发汗药、泻下药时，若药力较强，服药应适可而止。一般以得汗、得下为度，不必尽剂，以免汗下太过，损伤正气。

（3）呕吐病人服药宜小量频服。

3. 服药方法　汤剂一般宜温服，发散风寒药最好热服。特殊情况，出现真寒假热证也有热药冷服或凉药热服的。丸、散等固体药剂，除特别规定以外，一般都用温开水送服。

（二）外用药剂

1. 汤剂　外用，可熏洗疮痈、痒疹和赤眼。

2. 散剂　外用，可撒布湿疮痒疹、溃疡、外伤出血。

3. 软膏药　常用以涂敷疮肿。

4. 硬膏药　可用以贴治风湿疼痛、跌打损伤及疮痈。

5. 酒剂　外用，可搽治风湿疼痛跌打损伤。

以上各药的用药次数和换药时间，可根据不同剂型的性能和所治病证而决定，一般可每日1～3次，硬膏药则可数日换药一次。

复习思考

一、选择题

（一）单项选择题

1. 下列关于剂量的论述，错误的是（　　）
   A. 同类药材质优者用量可适当加大
   B. 质地较轻的花叶类无毒药物用量一般为 3～9g
   C. 矿物贝壳类无毒药物用量一般为 10～30g
   D. 有毒药物用量宜小，并严格控制在安全范围之内
   E. 性味淡薄、作用缓和的药物用量可稍重
2. 下列说法错误的是（　　）
   A. 老年人用量宜大　B. 小儿用量宜小　C. 体质健壮者用量宜大
   D. 病势急重者用量宜大　E. 青壮年用量宜大
3. 汤剂的特点是（　　）
   A. 制作简便，吸收较快，节省药材
   B. 体积小，含量高，便于服用
   C. 易于发散，助长药效
   D. 吸收较慢，药效持久，节省药材
   E. 吸收快，能迅速发挥药效，能根据病情的变化而随证加减
4. 需后下的药是（　　）
   A. 磁石、牡蛎　B. 薄荷、豆蔻　C. 蒲黄、海金沙
   D. 人参、鹿茸　E. 芒硝、阿胶
5. 胶类药应当（　　）
   A. 先煎　B. 后下　C. 包煎　D. 烊化　E. 另煎
6. 入煎剂时，宜包煎的药物是（　　）
   A. 黄芩　B. 大黄　C. 知母　D. 牡蛎　E. 车前子
7. 以下服药方法中，错误的是（　　）
   A. 辛温解表药应当冷服　B. 呕吐病人服药宜小量频服
   C. 泻下药以得下为度　D. 消食药宜饭后服
   E. 对胃有刺激的药宜饭后服
8. 下列关于服药时间，不正确的是（　　）
   A. 驱虫药宜清晨空腹服　B. 攻下药宜饭前服　C. 消食药宜饭后服
   D. 安神药宜睡前服　E. 峻下逐水药宜饭后服

（二）多项选择题

1. 煎药器具最宜选用（　　）

A. 砂锅　B. 瓦罐　C. 铁锅　D. 不锈钢锅　E. 铝锅

2. 既可内服，又可外用的剂型有（　　）

A. 膏剂　B. 丹剂　C. 丸剂　D. 散剂　E. 汤剂

二、名词解释

1. 确定剂量的依据有哪些？

2. 药物的特殊煎法有哪些？各自的含义如何？

3. 举例说明不同作用的药物该如何选择服用时间。

扫一扫，知答案

中篇　常用中药

模块九

解表药

扫一扫，看课件

【学习目标】

1. 掌握解表药的适用范围、使用注意，以及麻黄、桂枝、紫苏、荆芥、防风、薄荷、柴胡、葛根的性能、功效、应用。

2. 熟悉羌活、白芷、细辛、生姜、香薷、牛蒡子、蝉蜕、桑叶、菊花的功效与主治；熟悉麻黄、香薷、细辛、荆芥、辛夷、薄荷、柴胡、葛根的用法用量；以及麻黄、桂枝、细辛、苍耳子、牛蒡子的使用注意。

3. 了解其他解表药的功效。

项目一　解表药基础

【概念】凡以发散表邪、治疗表证为主的药物，称为解表药。

【功效】发散表邪，兼有宣肺、利水、透疹、祛风湿等功效。

【适应病证】

1. 外感表邪所致的恶寒、发热、头身疼痛、无汗或汗出不畅、脉浮等表证。

2. 咳喘、水肿、疹发不畅、风湿痹痛、疮疡初起等兼有表证者。

【性能特点及分类】

1. 性能特点　大多味辛，主入肺经、膀胱经，性能发散，使肌表之邪外散或从汗而解。

2. 分类　根据药物性能及功效主治的不同，将解表药分为发散风寒药、发散风热药两类。

（1）发散风寒药（辛温解表药）：药物性味多辛温，主治风寒表证。

（2）发散风热药（辛凉解表药）：药物性味多辛苦而偏寒凉，主治风热表证以及温病初起邪在卫分。

【使用注意】

1. 根据季节特点及不同证候选择合适的药物。如冬季多风寒，夏季多夹暑湿。应针对表证的风寒、风寒夹湿、风热等不同证型选择适合的药物。

2. 虚人外感，可根据体质的不同，适当配伍具有补气、助阳、滋阴、补血作用的药物，以扶正祛邪。温病初起，应配伍清热解毒药。

3. 发汗力较强的解表药应注意控制用量。中病即止，以免汗出过多，耗伤阳气、损伤津液。还要注意因时、因地而异，如春夏腠理疏松，容易出汗，用量宜轻，南方炎热地区用量宜轻；冬季用量宜重，北方严寒地区用量宜重。

4. 解表药多为辛散轻扬之品，入汤剂不宜久煎。

5. 自汗、盗汗、热病伤津及久患疮痈、淋病及失血患者，虽有表证，也应慎重使用。

知识链接

常用解表药歌诀

解表辛散肌表邪，性温散寒凉散热。发散风寒桂麻黄，香薷白芷苏荆防，苍耳辛荑藁本羌，细辛胡荽与葱姜。发散风热蝉薄荷，牛蒡桑菊蔓荆葛，柴胡升麻淡豆豉，浮萍木贼愈风热。

项目二　发散风寒药

本类药物性味多辛温，主治风寒表证，症见恶寒发热、无汗或汗出不畅、头身疼痛、鼻塞流涕、口不渴、舌苔薄白、脉浮等。又可用治风疹瘙痒、风湿痹痛、咳喘、水肿，以及疮疡初起兼有风寒表证者。

麻　黄

Mahuang

为麻黄科植物草麻黄、中麻黄或木贼麻黄的干燥草质茎。秋季采割绿色的草质茎，阴干切段。生用、蜜炙或捣绒用。

【处方用名】麻黄、净麻黄、去节麻黄、炙麻黄、麻黄绒。

【性味归经】辛、微苦，温。归肺、膀胱经。

【功效】发汗解表，宣肺平喘，利水消肿。

【应用】

1. 风寒表实证　发汗力强，外感风寒，症见恶寒、发热、头身疼痛、无汗、脉浮紧等，常与桂枝相须为用，如麻黄汤。

2. 咳喘实证　用治肺气壅滞所致的咳嗽喘息，无论寒、热、痰、饮等，均可使用。治风寒咳喘，常配伍杏仁；外寒内饮的咳喘，常配伍细辛、干姜、五味子，如小青龙汤；肺热咳喘，与石膏、杏仁、甘草同用，即麻黄杏仁甘草石膏汤。

3. 风水水肿　本品能宣肺，利尿，用治风寒袭表、肺失宣降所致的水肿、小便不利兼有表证者，常与白术、生姜同用。

此外，麻黄能散寒通滞，可用治风寒湿痹、阴疽、痰核等。

【用法用量】煎服，2～10g。发汗解表宜生用；蜜麻黄润肺止咳，多用于表证已解，气喘咳嗽。

【使用注意】本品发汗宣肺之力较强，故用量不宜过大，表虚自汗、阴虚盗汗、肺虚作喘及肾虚喘咳者均当忌用。

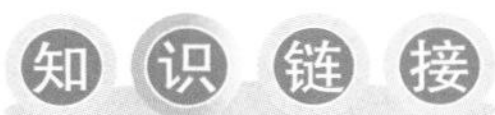

麻黄碱

麻黄碱是从麻黄中提取的生物碱，现已人工合成。麻黄碱能直接和间接激动α和β受体，有兴奋中枢、升压等作用，常被用于感冒药中治疗鼻黏膜充血所致的鼻塞。麻黄碱过量可引起失眠、心悸、高血压等，甚至导致心肌梗死或死亡。心脏病、精神病、孕妇应避免使用。

桂　枝
Guizhi

为樟科植物肉桂的干燥嫩枝。春、夏二季采收，除去叶，晒干，或切片晒干。生用。

【处方用名】桂枝、嫩桂枝、桂枝尖。

【性味归经】辛、甘，温。归心、肺、膀胱经。

【功效】发汗解肌，温通经脉，助阳化气，平冲降气。

【应用】

1. 风寒表证　开腠发汗之力较麻黄温和，风寒表实、表虚均可应用。治风寒表实无汗者，常配伍麻黄，如麻黄汤。治风寒表虚之恶风、有汗、脉浮缓等，常与白芍同用，如桂枝汤。

2. 寒凝血滞诸痛证　用治风寒湿痹，肩臂疼痛，可配伍附子、生姜，如桂枝附子汤；治心阳不足，心脉瘀阻之胸痹心痛，常配薤白、枳实，如枳实薤白桂枝汤；治中焦虚寒之脘腹冷痛，常配白芍、饴糖、甘草，如小建中汤；治血寒之痛经、经闭、产后腹痛，多与吴茱萸、当归等同用，如温经汤。

3. 痰饮、蓄水证　治脾阳不运，水湿内停所致的痰饮证，与茯苓、白术、甘草同用，即苓桂术甘汤；治膀胱蓄水证之水肿、小便不利等，与茯苓、泽泻等同用，如五苓散。

4. 奔豚证　治阳气衰微，阴寒内盛，下焦冲气上凌心胸所致的奔豚，常重用本品，如桂枝加桂汤。

此外，本品能助心阳、通血脉而止悸动，常配炙甘草、麦冬等，用治伤寒脉结代、心动悸者，如炙甘草汤。

【用法用量】煎服，3～10g。

【使用注意】本品辛温助热，易伤阴动血，故热病、阴虚火旺、血热出血等证忌用；孕妇及月经过多者慎用。

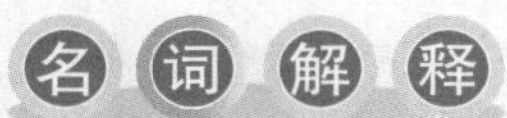

助阳化气

指温通阳气，促进脏腑气化功能的药物作用。适用于阳气虚弱或阴寒抑遏所致的血寒经闭、胸痹心痛、痹痛等；水湿阴邪，得阳始化，桂枝能增强化湿利水的功能，常配伍利水化湿药治疗痰饮及膀胱气化不利所致的水肿、小便不利等。

紫苏叶

Zisuye

为唇形科植物紫苏的干燥叶（或带嫩枝）。夏季枝叶茂盛时采收，除去杂质，晒干。生用。

【处方用名】紫苏、苏叶。

【性味归经】辛，温。归肺、脾经。

【功效】解表散寒，行气和胃，理气安胎，解鱼蟹毒。

【应用】

1. 风寒表证　解表散寒作用缓和，又能行气和胃，尤宜于风寒表证兼气滞，症见胸脘满闷，恶心呕逆者，常配伍陈皮、香附等；兼咳喘痰多者，常配伍杏仁、桔梗等。

2. 脾胃气滞之胸闷呕恶　能行气和胃止呕，可用治多种呕吐。如治胃寒呕吐，配合生姜、半夏等。治肝气郁结，痰凝气滞之梅核气，常配伍半夏、厚朴等，如半夏厚朴汤。

3. 妊娠恶阻，胎动不安　治胎气上逆，胸闷呕吐，胎动不安，常配伍砂仁、陈皮等。

4. 鱼蟹中毒，腹痛吐泻　单用，或与生姜煎汤服用。

【用法用量】煎服，5～10g。不宜久煎。

【附药】

紫苏梗 为唇形科植物紫苏的干燥茎。秋季果实成熟后采割，晒干，或趁鲜切片。性味辛、温。归肺、脾经。功能理气宽中，止痛，安胎。用于胸膈痞满，胃脘疼痛，嗳气呕吐，胎动不安。用法与用量：5～10g。

香　薷
Xiangru

为唇形科植物石香薷或江香薷的干燥地上部分。前者习称“青香薷”，后者习称“江香薷”。夏季茎叶茂盛、花盛时择晴天采割，除去杂质，阴干。切段，生用。

【处方用名】香薷、南香薷、西香薷。

【性味归经】辛，微温。归肺、胃经。

【功效】发汗解表，化湿和中，利水消肿。

【应用】

1. **暑湿感冒** 治夏季外感风寒，内伤暑湿的阴暑证，症见发热恶寒、头痛、无汗、腹痛吐泻等，常与厚朴、扁豆同用。前人称“香薷乃夏月麻黄”。

2. **水肿，小便不利** 可单用或与白术同用。

【用法用量】煎服，3～10g。用于解表，不宜久煎；用于利水消肿，量宜稍大，且需浓煎。

【使用注意】发汗力较强，表虚有汗及暑热证忌用。

荆　芥
Jingjie

为唇形科植物荆芥的干燥地上部分。夏、秋二季花开到顶、穗绿时采割，除去杂质，晒干。单用花穗者，名荆芥穗，发散力更强。生用或炒炭用。

【处方用名】荆芥、荆芥穗、芥穗。

【性味归经】辛，微温。归肺、肝经。

【功效】解表散风，透疹，消疮。

【应用】

1. **外感表证** 本品长于发表散风，且微温不烈，药性平和。对于外感表证，无论风寒、风热或寒热不明显者，均可使用。

2. **麻疹透发不畅，风疹瘙痒** 治麻疹初起，疹出不畅，常配伍蝉蜕、牛蒡子等；治风疹瘙痒，常与苦参、防风等配伍使用。

3. 疮疡初起兼有表证　本品能祛风透邪，宣通壅结而消疮，治疮疡初起而有表证。偏于风寒者，常与羌活、川芎等同用；偏于风热者，常与金银花、连翘等同用。

【用法用量】煎服，5～10g。不宜久煎。

【附药】

荆芥炭　取荆芥段，照炒炭法炒至表面焦黑色，内部焦黄色，喷淋清水少许，熄灭火星，取出，晾干。性味辛、涩，微温，归肺、肝经。功能收敛止血。用于便血，崩漏，产后血晕。5～10g，煎服。

防　风
Fangfeng

为伞形科植物防风的干燥根。春、秋二季采挖未抽花茎植株的根，除去须根和泥沙，晒干。切片，生用或炒炭用。

【处方用名】防风、关防风、炒防风、防风炭。

【性味归经】辛、甘，微温。归膀胱、肝、脾经。

【功效】祛风解表，胜湿止痛，止痉。

【应用】

1. 外感表证　本品微温不燥，甘润不峻，有“风药中之润剂”之称。可用治风寒、风热、风寒夹湿的表证，常与荆芥相须为用。治风寒表证，常配伍羌活、荆芥等，如荆防败毒散；治风湿外感，头痛如裹、身重肢痛者，常配伍羌活、藁本等，如羌活胜湿汤；治风热表证，咽痛口渴者，常配伍薄荷、连翘等；与黄芪、白术配伍，即玉屏风散，用治体虚肌表不固，而易感风邪者。

2. 风疹瘙痒　风寒者，常配伍麻黄、白芷等；风热者，常配伍薄荷、蝉蜕等；血虚风燥者，常配伍当归、地黄等，如消风散；若兼里实热结者，常配伍大黄、黄芩等，如防风通圣散。

3. 风湿痹痛　用治风寒湿痹，肢节疼痛，可配伍羌活、独活、姜黄等，如蠲痹汤。

4. 破伤风　本品辛散外风，又能息风止痉，有“治风之通用药”之称。治破伤风证，常配伍天南星、白附子等，如玉真散。

此外，以其升清燥湿性能，可用治脾虚湿盛的泄泻及脾虚肝郁之肝脾不和。

【用法用量】煎服，5～10g。

白　芷
Baizhi

本品为伞形科植物白芷或杭白芷的干燥根。夏秋间叶黄时采挖，除去须根和泥沙，晒干或低温干燥。切片，生用。

【处方用名】白芷、香白芷。

【性味归经】辛，温。归肺、胃经。

【功效】解表散寒，祛风止痛，宣通鼻窍，燥湿止带，消肿排脓。

【应用】

1. 风寒表证　尤宜于外感风寒或表证夹湿兼见头身疼痛、鼻塞者，常配伍羌活、防风等，如九味羌活汤。

2. 阳明头痛，鼻渊，牙痛，风湿痹痛等证　本品辛散温通，止痛力强，善入足阳明胃经，为治阳明头痛、牙龈肿痛及鼻渊头痛之要药。治阳明前额头痛、眉棱骨痛、头痛，属风寒者，与防风、细辛、川芎等药同用，如川芎茶调散；属风热者，常与薄荷、蔓荆子等药同用。

3. 带下证　善除阳明湿邪而燥湿止带，可用于赤白带下。

4. 疮疡肿痛　可散结消肿止痛。用治疮疡初起，红肿热痛，常与金银花、当归等药同用，如仙方活命饮；治脓成难溃者，常与黄芪、当归等药同用，以托毒排脓。

此外，本品还能祛风止痒，祛斑，外用治瘾疹瘙痒、湿疹等皮肤病。

【用法用量】煎服，3～10g。

【使用注意】本品辛香温燥，阴虚血热者忌用。

细　辛

Xixin

为马兜铃科植物北细辛、汉城细辛或华细辛的干燥根和根茎。前二种习称“辽细辛”。夏季果熟期或初秋采挖，除净地上部分和泥沙，阴干。切段，生用。

【处方用名】细辛、辽细辛、北细辛。

【性味归经】辛，温。归心、肺、肾经。

【功效】解表散寒，祛风止痛，通窍，温肺化饮。

【应用】

1. 风寒表证　尤宜于鼻塞、头身疼痛较甚者，常与羌活、白芷等药同用；阳虚外感之恶寒重、脉沉者，与麻黄、附子同用，即麻黄细辛附子汤。

2. 鼻渊，头痛，齿痛，风湿痹痛　本品辛香走窜，透达表里上下，能祛风散寒，宣通鼻窍，止痛力强。尤宜于风寒所致的各种疼痛。如治鼻渊之鼻塞、流涕、头痛，宜与白芷、辛夷、苍耳子配伍；细辛善散少阴寒邪，既可治少阴头痛，又可配伍独活、桑寄生等，治疗风寒湿痹，腰膝冷痛，如独活寄生丸。

3. 肺寒咳喘　风寒咳喘或寒饮咳喘之痰多稀白者，常与干姜、半夏等药同用。

【用法用量】煎服，1～3g；散剂，每次服0.5～1g。久煎可降低毒性。

【使用注意】气虚多汗、阴虚阳亢头痛、肺燥伤阴干咳者忌用。不宜与藜芦同用。

羌 活
Qianghuo

为伞形科植物羌活或宽叶羌活的干燥根茎和根。春、秋二季采挖，除去须根及泥沙，晒干。切片，生用。

【处方用名】羌活、川羌活、西羌活。

【性味归经】辛、苦，温。归膀胱、肾经。

【功效】解表散寒，祛风胜湿，止痛。

【应用】

1. 风寒表证　尤宜于外感风寒夹湿所致的头痛项强、肢酸楚疼痛者，常与细辛、川芎、防风等同用，如九味羌活汤。

2. 风湿痹痛　善入足太阳膀胱经，以祛头项肩背、上半身风寒湿痹见长，常与独活同用，如羌活胜湿汤。

【用法用量】煎服，3～10g。

【使用注意】本品辛香温燥之性较烈，阴血亏虚、燥热者慎服；用量过大，易致呕吐，脾胃虚弱者不宜服。

其他发散风寒药见表9－1。

表9－1　其他发散风寒药

药名	性味归经	功效	主治	用法用量
生姜	辛，微温 归肺、脾、胃经	发汗解表 温中止呕 温肺止咳	风寒感冒轻证 多种呕吐，胃寒呕吐尤宜，有“呕家圣药”之称 寒痰咳嗽	煎服，3～10g 或捣汁冲服
藁本	辛，温 归膀胱、肝经	祛风散寒 除湿止痛	风寒感冒，巅顶疼痛 风寒湿痹	煎服，3～10g
苍耳子	辛、苦，温 有毒，归肺经	祛风通窍 除湿止痛	鼻渊，风寒夹湿表证 风寒湿痹	煎服，3～10g 过量易致中毒
辛夷	辛，温 归肺、胃经	散风寒 通鼻窍	鼻渊 风寒表证	包煎，3～10g 外用适量

项目三　发散风热药

本类药物性味多辛苦而偏寒凉，主治风热表证以及温病初起邪在卫分，症见发热微恶风寒，咽干口渴、舌苔薄白而干或微黄、脉浮数等。也可用于风热所致的风疹瘙痒、麻疹不透、咳嗽、咽喉肿痛以及目赤多泪等证。

薄　荷
Bohe

为唇形科植物薄荷的干燥地上部分。夏、秋二季茎叶茂盛或花开至三轮时，选晴天，分次采割，晒干或阴干。鲜用或切段生用。

【处方用名】薄荷、苏薄荷、薄荷叶。

【性味归经】辛，凉。归肺、肝经。

【功效】发散风热，清利头目，利咽透疹，疏肝解郁。

【应用】

1. 风热感冒，温病初起　症见头痛、发热、咽喉肿痛等，常与金银花、连翘、桑叶、菊花等同用，如银翘散。

2. 风热头痛，咽喉肿痛，目赤　常与蔓荆子、牛蒡子、菊花等同用。

3. 麻疹不透，风疹瘙痒　轻清透散，用治风热束表麻疹不透，常与荆芥、牛蒡子、蝉蜕同用；治风疹瘙痒，可与荆芥、防风等祛风止痒药同用。

4. 肝郁气滞，胸胁胀痛　常配伍柴胡、白芍、当归等疏肝调经药，如逍遥散。

【用法用量】煎服，3～6g，后下，用于疏肝解郁时不需后下。

【使用注意】薄荷发汗力较强，故体虚多汗者不宜使用。

牛蒡子
Niubangzi

为菊科植物牛蒡的干燥成熟果实。秋季果实成熟时采收果序，晒干，打下果实，去杂质，晒干。生用或炒用，用时捣碎。

【处方用名】牛蒡子、牛蒡、牛子、大力子。

【性味归经】辛、苦，寒。归肺、胃经。

【功效】疏散风热，宣肺透疹，解毒利咽。

【应用】

1. 风热表证，温病初起　咽喉肿痛，咳嗽痰多不利者尤宜，常配伍金银花、桔梗等，如银翘散。

2. 麻疹不透，风疹瘙痒　常与麻黄、升麻、荆芥、防风等药同用。

3. 咽喉肿痛，痄腮，丹毒，痈肿疮毒　用治痄腮、喉痹等热毒证，多配伍玄参、黄芩、板蓝根等药，如普济消毒饮。治疮痈肿毒兼有便秘者，可配伍大黄、芒硝、栀子等药。

【用法用量】煎服，6～12g。炒用可缓其苦寒滑肠之性。

【使用注意】性寒滑肠，脾虚腹泻者慎用。

蝉　蜕
Chantui

为蝉科昆虫黑蚱的若虫羽化时脱落的皮壳。夏、秋二季采收，除去泥沙，晒干。生用。

【处方用名】蝉蜕、蝉衣。

【性味归经】甘，寒。归肺、肝经。

【功效】疏散风热，利咽，透疹，明目退翳，解痉。

【应用】

1. 风热表证，咽痛喑哑　多用于风热表证，症见咽喉肿痛或声音嘶哑者，常与牛蒡子、薄荷等药同用。

2. 麻疹不透，风疹瘙痒　用治皮肤瘙痒，常与防风、苦参、荆芥等药同用。

3. 目赤翳障　常与菊花、白蒺藜等药同用。

4. 急慢惊风，破伤风证　治疗小儿急惊风，可与天竺黄、栀子、僵蚕等药同用；治疗小儿慢惊风，常与全蝎、天南星等药同用。

此外，本品还可用治小儿夜晚惊啼不安。

【用法用量】煎服，3～6g。一般病证用量宜小，惊风抽搐需大剂量。

菊　花
Juhua

为菊科植物菊的干燥头状花序。9～11月花盛开时分批采收，阴干或焙干，或熏、蒸后晒干。生用。药材按产地和加工方法不同，分为“亳菊”“滁菊”“贡菊”“杭菊”“怀菊”。

【处方用名】菊花、白菊花、杭菊花。

【性味归经】甘、苦，微寒。归肺、肝经。

【功效】散风清热，平肝明目，清热解毒。

【应用】

1. 风热感冒，温病初起　见发热、头痛、咳嗽等，常与桑叶相须为用，如桑菊饮。

2. 肝阳上亢，头痛眩晕　常与白芍、石决明等药同用。

3. 目赤肿痛，眼目昏花　风热或肝热上攻之目赤肿痛，常配伍桑叶、夏枯草等药；肝肾阴血不足，视物昏花，常与枸杞子、熟地黄等同用，如杞菊地黄丸。

4. 疮痈肿毒　解毒消痈之力不及野菊花，临床较野菊花少用。

【用法用量】煎服或入丸散剂，5 ~ 10g。

【附药】

野菊花　为菊科植物野菊的干燥头状花序。秋、冬季花初开时采摘，晒干，或蒸后晒干。味苦、辛，微寒。归肝、心经。功能清热解毒，泻火平肝。用于疔疮痈肿，目赤肿痛，头痛眩晕。9 ~ 15g，外用适量，煎汤外洗或制膏外涂。

桑　叶

Sangye

为桑科植物桑的干燥叶。初霜后采收，除去杂质，晒干。生用或蜜炙用。

【处方用名】桑叶、霜桑叶、冬桑叶、炙桑叶。

【性味归经】甘、苦，寒。归肺、肝经。

【功效】疏散风热，清肺润燥，清肝明目。

【应用】

1. 外感风热，温病初起　症见头痛、咳嗽等，常与菊花同用，如桑菊饮。

2. 燥热咳嗽　治燥热伤肺，咳嗽痰少，色黄黏稠，或干咳、咽痒等，常与沙参、杏仁等同用，如桑杏汤。

3. 肝阳上亢眩晕头痛，目赤昏花　本品能清肝、平肝，可配伍菊花、蝉蜕等，治肝阳上亢、肝经风热或风热所致的头晕目眩、目赤涩痛。

【用法用量】5 ~ 10g，煎服或入丸散剂。外用煎水洗眼。肺燥咳嗽时宜用炙桑叶。

柴　胡

Chaihu

为伞形科植物柴胡或狭叶柴胡的干燥根。按性状不同，分别习称“北柴胡”和“南柴胡”。春、秋二季采挖，除去茎叶和泥沙，干燥。切段，生用或醋炙用。

【处方用名】柴胡、醋柴胡、炙柴胡、酒柴胡、鳖柴胡。

【性味归经】苦、辛，微寒。归肝、胆、肺经。

【功效】疏散退热，疏肝解郁，升举阳气。

【应用】

1. 表证发热，少阳证　本品退热作用佳，常用治外感发热。又善疏散半表半里之邪，尤宜于少阳证之寒热往来、胸胁苦满、口苦咽干、目眩等，常与黄芩同用，如小柴胡汤。

2. 肝郁气结，胸胁胀痛，月经不调　本品善畅达肝气，治疗肝郁气滞诸症，常与白芍同用，如逍遥散。

3. 气虚下陷　治脏器下垂、久泻脱肛等，常配伍黄芪、升麻等补气升阳药，如补中益气汤。

【用法用量】煎服，3～10g。解表退热宜生用，用量宜稍重；疏肝解郁宜醋炙，剂量宜中等；升举阳气宜生用或酒炙，用量宜稍轻。

【使用注意】柴胡性升散，阴虚阳亢、肝风内动、阴虚火旺及气机上逆者忌用或慎用。

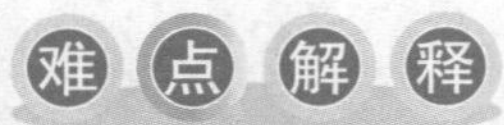

少阳证及“和解少阳”

在六经辨证中，三阳指太阳、阳明、少阳。太阳在表，阳明在里，少阳位于表里之间，即半表半里。少阳证是指邪犯少阳胆经及胆腑，致经气郁滞，枢机不运所致。柴胡透中有清，配伍黄芩，既能使外感侵于半表半里之邪，由半表半里出表而解，又能清泄少阳半里之郁热。这种作用常被称为“和解少阳”或“发表和里”。

葛　根
Gegen

为豆科植物野葛的干燥根。习称野葛。秋、冬二季采挖，趁鲜切成厚片或小块，干燥。生用或煨用。

【处方用名】葛根、粉葛、煨葛根。

【性味归经】甘、辛，凉。归脾、胃、肺经。

【功效】解肌退热，生津止渴，透疹，升阳止泻。

【应用】

1. 外感发热，项背强痛　风寒、风热均可应用。风寒所致的表实无汗、项背强痛者，常与麻黄、桂枝同用，如葛根汤；表虚有汗，恶风，项背强痛者，常与桂枝、白芍同用，如桂枝加葛根汤。

2. 热病口渴，阴虚消渴　热病伤津的口渴，常与天花粉、芦根等清热生津药同用；阴虚消渴，常配伍天花粉、麦冬等养阴清热药。

3. 麻疹初起或透发不畅　可与蝉蜕、荆芥等同用。

4. 湿热泻痢，脾虚泄泻　湿热泻痢，常配伍黄芩、黄连等，如葛根黄芩黄连汤；脾虚泄泻，可配伍党参、白术等补气健脾药。

本品尚能通经活络，解酒毒，用治中风偏瘫，胸痹心痛，酒毒伤中。

【用法用量】煎服，10～15g。升阳止泻宜煨用，退热、生津、透疹宜生用。

【附药】

1. 粉葛　为豆科植物甘葛藤的干燥根。性味归经、功效、应用、用法等同葛根。因粉葛与野葛成分含量差异较大，《中国药典》将粉葛单列。

2. 葛花　为豆科植物野葛和甘葛藤的干燥花。性味甘、平。功能解酒毒，清湿热。用于酒毒烦渴，湿热便血。3～5g。

其他发散风热药见表9－2。

表9－2　其他发散风热药

药名	性味归经	功效	主治	用法用量
升麻	甘、辛，微寒 归肺、脾、胃、大肠经	发表透疹 清热解毒 升举阳气	外感表证，麻疹不透 齿龈肿痛，疮痈，善解阳明热毒 久泻脱肛，胃下垂等	煎服，3～9g 阴虚火旺、肝阳上亢、麻疹已透者忌用
蔓荆子	辛、苦，微寒 归膀胱、肝、胃经	散风热 清利头目	风热头痛，目赤肿痛或风湿痹痛，牙痛等各种疼痛	煎服，5～10g
淡豆豉	苦、辛，凉 归肺、胃经	解表除烦 宣发郁热	外感表证 热病虚烦	煎服，10～15g

复习思考

一、选择题

（一）单项选择题

1. 与麻黄无关的功效是（　　）

A. 宣肺平喘　B. 利水消肿　C. 发汗解表
D. 发散风寒　E. 助阳化气

2. 具有透疹消疮功效的药物是（　　）

A. 麻黄　B. 桂枝　C. 防风　D. 紫苏　E. 荆芥

3. 风寒、风热表证均可使用的药物是（　　）

A. 麻黄　B. 荆芥　C. 紫苏　D. 细辛　E. 白芷

4. 善治少阳证的药物是（　　）

A. 香薷　B. 薄荷　C. 紫苏　D. 柴胡　E. 黄芩

5. 不宜与藜芦同用的药物是（　　）

A. 麻黄　　B. 桂枝　　C. 细辛　　D. 紫苏　　E. 荆芥

6. 葛根、柴胡都有的功效是（　　）

A. 清热解毒　　B. 疏肝解郁　　C. 透疹

D. 升举阳气　　E. 止痛

7. 李某，男，37 岁，外出受寒，恶寒发热，头身疼痛，无汗，咳喘，治疗宜首选（　　）

A. 麻黄　　B. 桂枝　　C. 白芷　　D. 防风　　E. 荆芥

8. 用于止血，宜炒炭用的药物是（　　）

A. 紫苏　　B. 荆芥　　C. 香薷　　D. 葛根　　E. 生姜

（二）多项选择题

1. 桂枝的功效是（　　）

A. 发汗解肌　　B. 温通经脉　　C. 助阳化气

D. 温肺化饮　　E. 升举阳气

2. 既能疏散风热，又能清热解毒的药物有（　　）

A. 薄荷　　B. 葛根　　C. 牛蒡子　　D. 升麻　　E. 柴胡

二、简答题

1. 简述解表药的适用范围、使用注意。

2. 试比较下列各组药物功效与主治证的异同：麻黄与桂枝，荆芥与防风，薄荷、牛蒡子与蝉蜕，柴胡、葛根与升麻，桑叶与菊花。

3. 准确表述麻黄、细辛、柴胡的用法用量、使用注意。

扫一扫，知答案

模块十 清热药

扫一扫，看课件

【学习目标】

1. 掌握清热药的适用范围、使用注意；石膏、知母、栀子、黄芩、黄连、黄柏、金银花、连翘、板蓝根、生地黄、玄参、牡丹皮、青蒿、地骨皮的性能、功效、应用。

2. 熟悉天花粉、芦根、夏枯草、大青叶、龙胆、苦参、鱼腥草、蒲公英、射干、白头翁、赤芍的功效、主治病证；熟悉石膏、知母、栀子、决明子、青黛、鸦胆子、水牛角、青蒿的用法用量，以及石膏、天花粉、苦参、鸦胆子、玄参、赤芍、紫草、青蒿的使用注意。

3. 了解其他清热药的功效。

项目一　清热药基础

【概念】凡以清泄里热、治疗里热证为主的药物，称为清热药。

【功效】分别具有清热泻火、清热燥湿、清热解毒、清热凉血、清虚热等作用。

【适应病证】表邪已解、内无积滞的里热证。

【性能特点及分类】

1. 性能特点　清热药的药性寒凉，具沉降之性，能入五脏六腑。

2. 分类　根据热证的不同证型和清热药功效及主治证的差异，将清热药分为五类。

（1）清热泻火药：主治气分热证及脏腑实热证。

（2）清热燥湿药：主治湿热证。

（3）清热解毒药：主治热毒证。

（4）清热凉血药：主治热入营血证。

（5）清虚热药：主治虚热证。

【使用注意】

1. 本类药物药性寒凉，易伤脾胃，凡脾胃虚弱、食少便溏者慎服。

2. 苦燥药易伤阴津，故热病伤津及阴虚者慎用。

3. 禁用于阴盛格阳或真假寒热证。

常用清热药歌诀

清热泻火燥湿强，解毒凉血退虚热。泻火石膏知芦粉，竹叶栀子决明草。三黄苦胆能燥湿，清热凉血水牛角。生地玄参紫丹芍，清热解毒银花翘。射干败酱青板蓝，三白地丁穿心莲。马勃红藤马齿苋，山豆土苓鸦胆子。虚热青蒿地骨皮，银柴退虚胡黄连。

项目二　清热泻火药

本类药物性味多苦寒或甘寒，清热力较强，以清气分邪热为主，用治温病热在气分之高热、口渴、汗出、烦躁，甚或神昏谵语、舌红苔黄、脉洪大或滑数者。因各药归经的不同，也用于肺热、胃火、心火、肝火等脏腑火热证。

石　膏

Shigao

硫酸盐类矿物硬石膏族石膏，主要成分为含水硫酸钙（$CaSO_4 \cdot 2H_2O$）。打碎，去杂石，粉碎成粗粉。

【处方用名】生石膏、石膏；煅石膏。

【性味归经】甘、辛，大寒。归肺、胃经。

【功效】清热泻火，除烦止渴；煅用：收湿，生肌，敛疮，止血。

【应用】

1. 温热病气分实热证　清泄力强，兼以透解，为气分实热证之要药。用治清气分实热之高热、口渴、烦躁、脉洪大等，常与知母相须为用，如白虎汤。

2. 肺热咳喘　常与麻黄、杏仁等止咳平喘药配用，如麻杏石甘汤。

3. 胃火牙痛，实热消渴　用治胃火上炎所致的头痛、牙龈肿痛，常配黄连、升麻等，如清胃散；治胃热消渴，常与麦冬、知母等同用，如玉女煎。

4. 疮疡不敛，湿疹，水火烫伤，外伤出血　煅后性涩，用治湿疹、烧烫伤，可与黄柏、枯矾等同用。

【用法用量】15～60g，先煎；外用：火煅研细末，适量，撒敷患处。

【使用注意】脾胃虚寒及阴虚内热者忌服。

知　母

Zhimu

为百合科植物知母的干燥根茎。春、秋二季采挖，除去须根和泥沙，晒干，习称“毛知母”；或除去外皮，晒干。

【处方用名】知母、盐知母、光知母。

【性味归经】苦、甘，寒。归肺、胃、肾经。

【功效】清热泻火，滋阴润燥。

【应用】

1. 温热病气分实热证　性寒质润，能泻火、滋阴。用治外感热病之高热烦渴，脉洪大等，常与石膏相须为用，如白虎汤。

2. 肺热咳嗽，阴虚燥咳　本品能清肺火，滋肺阴，润肺燥。用于肺热咳嗽常与黄芩、桑白皮等同用；治阴虚燥咳，与贝母同用，即二母散。

3. 胃火上炎，肠燥便秘　能清胃火，滋胃阴。用治胃火牙龈肿痛、头痛，常配黄连、升麻等；胃热阴虚之便秘，常配伍生地黄、麦冬等。

4. 阴虚火旺　用治阴虚火旺之骨蒸、盗汗等，常配黄柏、生地黄等，如知柏地黄丸。

【用法用量】6～12g，煎服，或入丸散；清泻实火宜生用，滋阴降火宜盐炙用。

【使用注意】本品性寒质润，有滑肠作用，故脾胃虚寒、大便溏泄者不宜。

天花粉

Tianhuafen

为葫芦科植物栝楼或双边栝楼的干燥根。秋、冬二季采挖，洗净，除去外皮，切段或纵剖成瓣，干燥。

【处方用名】天花粉、栝楼根、瓜蒌根、花粉。

【性味归经】甘、微苦，微寒。归肺、胃经。

【功效】清热泻火，生津止渴，消肿排脓。

【应用】

1. 热病烦渴，消渴　本品甘寒，清肺胃实热，又能生津止渴，为治渴要药。常用治热病烦渴，多与麦冬、芦根同用；用治消渴，可配伍知母、黄芪等。

2. 肺热燥咳　用治燥热伤肺，干咳少痰、痰中带血等，可配天冬、麦冬、生地黄等。

3. 痈肿疮疡　常与金银花、白芷、穿山甲等同用，如仙方活命饮。

【用法用量】10～15g，煎服。外用适量。

【使用注意】不宜与乌头类药材同用。

芦　根
Lugen

为禾本科植物芦苇的新鲜或干燥根茎。全年均可采挖，除去芽、须根及膜状叶，鲜用或晒干。

【处方用名】芦根、苇根、干芦根。

【性味归经】甘，寒。归肺、胃经。

【功效】清热泻火，生津止渴，除烦，止呕，利尿。

【应用】

1. 热病烦渴　性味甘寒，既能清透肺胃气分实热，又能生津止渴、除烦，常与天花粉同用，治疗热病烦渴。

2. 肺热咳嗽，肺痈吐脓　入肺经善清透肺热，祛痰排脓。肺热咳嗽，常配黄芩、瓜蒌；肺痈咳吐脓血，多与冬瓜仁、薏苡仁同用，如苇茎汤。

3. 胃热呕哕　清胃热而止呕逆，可与竹茹、生姜等同用。

4. 热淋涩痛　功能清热利尿。常配伍滑石、车前子等药。

【用法用量】15～30g，煎服；鲜品用量加倍，或捣汁饮，清热生津力佳。

栀　子
Zhizi

为茜草科植物栀子的干燥成熟果实。9～11月果实成熟呈红黄色时采收，除去果梗和杂质，蒸至上气或置沸水中略烫，取出，干燥。

【处方用名】栀子、山栀子、炒栀子、焦栀子。

【性味归经】苦，寒。归心、肺、三焦经。

【功效】泻火除烦，清热利湿，凉血解毒；外用消肿止痛。

【应用】

1. 热病心烦　能清泻三焦火邪，尤善清肝火、泻心火而除烦。为热病心烦、躁扰不宁之要药，可与豆豉同用，如栀子豉汤；用治三焦热盛，高热、烦躁、甚或谵语者，与黄芩、黄连、黄柏同用，即黄连解毒汤。

2. 湿热黄疸，湿热淋证　用治湿热黄疸，常与茵陈、大黄同用，如茵陈蒿汤；治血淋涩痛或湿热淋，常配木通、车前子、滑石等药，如八正散。

3. 血热出血证 用治血热妄行所致的吐血、尿血等多种出血，常配白茅根等，如十灰散。

4. 热毒疮肿，扭挫伤痛 用于外伤性肿痛，也可研末调敷，或用生品捣敷。

【用法用量】6～10g，煎服。外用生品适量，研末调敷。止血多用焦栀子。

【使用注意】苦寒伤胃，脾虚便溏者不宜用。

夏枯草

Xiaokucao

唇形科植物夏枯草的干燥果穗。夏季果穗呈棕红色时采收，除去杂质，晒干。

【处方用名】夏枯草、枯草穗、枯草。

【性味归经】辛、苦，寒。归肝、胆经。

【功效】清肝泻火，明目，散结消肿。

【应用】

1. 肝火上炎证 性寒入肝经，善泻肝火以明目。用治肝火上炎，目赤肿痛，可与桑叶、菊花、决明子等同用。

2. 瘰疬，瘿瘤，乳痈，乳房胀痛 用治肝郁化火，痰火凝聚之瘰疬，常配贝母、香附等药，如夏枯草汤；用治瘿瘤，常配昆布、玄参等，如夏枯草膏。

【用法用量】9～15g，煎服，单用可酌加；或入丸散或熬膏。

其他清热泻火药见表10－1。

表10－1 其他清热泻火药

药名	性味归经	功效	主治	用法用量
淡竹叶	甘、淡、寒 归心、胃、小肠经	清热泻火 除烦止渴 利尿通淋	热病烦渴 小便短赤，口舌生疮	煎服，6～10g
决明子	甘、苦、咸 微寒，归肝、大肠经	清热明目 润肠通便	肝火上炎之目赤涩痛 肝阳上亢之头痛眩晕 肠燥便秘	9～15g，用于通便，不宜久煎

项目三 清热燥湿药

本类药性味多苦寒，功能清热燥湿，兼以清热泻火，主治湿热证，如湿温、暑湿、湿热中阻、湿热泻痢、黄疸、带下、淋痛、疮疡，以及诸脏腑火热证。

黄 芩

Huangqin

为唇形科植物黄芩的干燥根。春、秋二季采挖，除去须根和泥沙，晒后撞去粗皮，晒干。

【处方用名】黄芩、子芩、条芩、酒芩。

【性味归经】苦，寒。归肺、胆、脾、大肠、小肠经。

【功效】清热燥湿，泻火解毒，止血，安胎。

【应用】

1. 湿温，暑湿，胸闷呕恶，痞满呕吐等湿热证　本品苦寒而燥，清热燥湿，可治各种湿热证。主入肺、胃、胆及大肠经，尤善清中上焦湿热，并能退壮热，尤宜于湿温及暑湿病之身热不扬、胸脘痞闷等症，常与滑石、豆蔻同用，如黄芩滑石汤。大肠湿热之痢疾、泄泻，可配黄连、葛根，如葛根黄芩黄连汤。

2. 肺热咳喘，热病烦渴　本品善清肺热、胆火及上焦实热，尤常用于肺热壅遏之咳嗽痰黄，单用即清金丸。

3. 血热吐衄　能清热泻火以凉血止血，用治血热妄行之吐血、衄血、崩漏等，常配伍大黄、地榆等。

4. 血热胎动不安　清热安胎，可与生地黄、白芍、白术等药同用。

【用法用量】3～10g，煎服。清热燥湿、泻火解毒宜生用，清上焦热可酒炙用，安胎多炒用，止血可炒炭用。

【使用注意】本品苦寒燥泄，脾胃虚寒，食少便溏者不宜用。

黄 连

Huanglian

为毛茛科植物黄连、三角叶黄连或云连的干燥根茎。以上三种分别习称“味连”“雅连”“云连”。秋季采挖，除去须根和泥沙，干燥，撞去残留须根。

【处方用名】黄连、味连、酒连、萸连、姜连。

【性味归经】苦，寒。归心、脾、胃、肝、胆、大肠经。

【功效】清热燥湿，泻火解毒。

【应用】

1. 湿热痞满，呕吐吞酸，湿热泻痢等诸湿热证　清热燥湿力强，尤长于清中焦湿热。用于湿热阻滞中焦，气机不畅所致的脘腹痞满、恶心呕吐，常配黄芩、干姜、半夏，如半夏泻心汤。本品善清脾、胃、大肠湿热，为治湿热痢疾要药，配伍木香，即香连丸。

2. 各种火热证　尤善清心火、胃火。用治心火亢盛所致的神昏、烦躁、谵语，与黄芩、黄柏、栀子同用，即黄连解毒汤；配伍肉桂，治心火旺、心肾不交之心悸不寐，如交泰丸。胃火牙痛，常配升麻、生地黄等，如清胃散；治胃火旺之消渴，常配生地黄、天花粉；若配吴茱萸，可治肝火犯胃之呕吐吞酸，如左金丸。

3. 痈肿疖疮，丹毒，湿疮，水火烫伤　内服外用，均能清热燥湿解毒，外科常用。善治痈肿、疔毒、丹毒，常配黄芩、黄柏等，如黄连解毒汤。治湿疹、湿疮等，可研末撒敷患处，煎汤湿敷，或制成软膏外敷。

【用法用量】2～5g，煎服。外用适量。生用长于泻火解毒燥湿。酒炒引药上行，并可缓和苦寒之性。姜汁或吴茱萸炒，可缓其苦寒之性，并增强止呕作用。

【使用注意】本品大苦大寒，过量或久服易伤脾胃，脾胃虚寒者忌服；胃苦燥伤阴，故阴虚津伤者慎用。

大苦大寒药的副作用

苦能清泻、降泻，苦能燥湿，寒能清热，故苦寒药往往有较强的清热泻火、清热燥湿的作用。同时应注意大苦大寒之品的副作用：一是寒凉伤阳，大寒的药容易损失人体阳气；二是苦寒败胃，苦寒药应用不当会克伐胃气，出现食少纳呆、便溏；三是苦燥伤津，易伤津液。

黄　柏

Huangbo

为芸香科植物黄皮树的干燥树皮。习称“川黄柏”。剥取树皮后，除去粗皮，晒干。

【处方用名】川黄柏、炒黄柏、酒黄柏、盐黄柏、黄柏炭。

【性味归经】苦，寒。归肾、膀胱经。

【功效】清热燥湿，泻火解毒，退虚热。

【应用】

1. 湿热带下，热淋涩痛，湿热黄疸，湿热泻痢，湿热脚气，痿证等湿热证　可治各种湿热证，尤善清下焦湿热。用治湿热下注所致足膝红肿、痿证，配伍苍术、薏苡仁、牛膝，即四妙丸。

2. 疮疡肿痛　用于疮痈疔疖，可与栀子、黄连同用，如黄连解毒汤。湿疹瘙痒也可配伍荆芥、白鲜皮等煎汤外洗。

3. 阴虚火旺　善“泻相火、退虚热”，用治阴虚火旺之骨蒸劳热、盗汗遗精，常与知母、地黄等同用，如知柏地黄丸。

【用法用量】3~12g，煎服。外用适量。清热燥湿泻火解毒宜生用；泄相火退虚热宜用盐黄柏。

其他清热燥湿药见表10－2。

表10－2　其他清热燥湿药

药名	性味归经	功效	主治	用法用量
龙胆	苦、寒 归肝、胆经	清热燥湿 泻肝胆火	下焦湿热证 肝火头痛，目赤耳聋 惊风抽搐	3~6g，煎服 脾胃虚寒者忌用
苦参	苦、寒 归肝、胃、大肠、膀胱经	清热燥湿 杀虫利尿	各种湿热证 湿热蕴结之小便不利 外治滴虫性阴道炎	4.5~9g，外用煎洗患处 反藜芦
白鲜皮	苦、寒 归脾、胃、膀胱经	清热燥湿 祛风解毒	湿热疮毒，湿疹，疥癣 风湿热痹，湿热黄疸	5~10g，煎服 外用适量
秦皮	苦、涩、寒 归肝、胆、大肠经	清热燥湿 止痢，止带，明目	湿热泻痢，带下阴痒 肝火目赤肿痛，翳障	煎服，5~10g 外用适量

项目四　清热解毒药

本类药物性味多苦寒，能热解毒，主治热毒炽盛之疮痈疔毒、温毒发斑、痄腮、丹毒、咽喉肿痛、痢疾等，以及癌肿、虫蛇咬伤、水火烫伤属热毒者。其他急性热病属热毒炽盛证者也可用本类药治疗。热毒之"毒"，即火热炽盛、郁结之意。

金银花

Jinyinhua

为忍冬科植物忍冬的干燥花蕾或带初开的花。夏初花开放前采收，干燥。

【处方用名】金银花、双花、二花、银花、忍冬花。

【性味归经】甘，寒。归肺、心、胃经。

【功效】清热解毒，疏散风热。

【应用】

1. 热毒疮痈　为治一切内痈、外痈之要药。痈疮初起，红肿热痛者，单用煎服，或配伍穿山甲、白芷等，如仙方活命饮；疔疮肿毒，坚硬根深者，常与紫花地丁、蒲公英、野菊花同用，如五味消毒饮。

2. 外感风热，温病初起　本品甘寒透散，清热中善透肺经热邪达于体表。治疗外感风热或温病初起，常与连翘相须为用，如银翘散。善清胃、心热毒，治疗热入营血之斑疹吐衄，舌绛神昏，心烦少寐，常与生地黄、水牛角、黄连同用，以透营转气，如清营汤。

3. 热毒血痢 用治热毒痢疾，大便脓血，可单用浓煎，或配伍黄连、白头翁等药。

【用法用量】6～15g，煎服。清热解毒，疏散风热宜生用；血痢及便血宜炒炭用；露剂多用于暑热烦渴。

【使用注意】脾胃虚寒及气虚疮疡脓清者忌用。

【附药】

忍冬藤 为忍冬科植物忍冬的干燥茎枝。又名银花藤。秋、冬二季采割，晒干。性味甘，寒。归肺、胃经。功能清热解毒，疏风通络。用于温病发热，热毒血痢，痈肿疮疡，风湿热痹，关节红肿热痛。9～30g，煎服。

连 翘

Lianqiao

为木犀科植物连翘的干燥果实。秋季果实初熟尚带绿色时采收，除去杂质，蒸熟，晒干，习称“青翘”；果实熟透时采收，晒干，除去杂质，习称“老翘”。

【处方用名】连翘、青翘、黄翘。

【性味归经】苦，微寒。归肺、心、小肠经。

【功效】清热解毒，消肿散结，疏散风热。

【应用】

1. 痈肿疮毒，瘰疬痰核 本品主入心经，清心火解疮毒，又能消肿散结，有“疮家圣药”之称。治疗痈肿疮毒，常配伍金银花、蒲公英等。治疗痰火郁结，瘰疬痰核，常与夏枯草、牡蛎等软坚散结药同用。

2. 外感风热，温病初起 常和金银花相须为用，如银翘散。治疗温热病热入心包者，连翘心与莲子心、麦冬同用，如清宫汤。与水牛角、生地黄等同用，可治疗热入营血证，如清营汤。

3. 热淋涩痛 本品苦寒清降，兼能清心利尿，用于热淋，小便短赤，淋漓涩痛，多与车前子、淡竹叶等利尿通淋药同用。

【用法用量】6～15g，煎服。

【使用注意】脾胃虚寒及气虚脓清者不宜服。

板蓝根

Banlangen

为十字花科植物菘蓝的干燥根。秋季采挖，除去泥沙，晒干。

【处方用名】板蓝根、大青根、蓝根。

【性味归经】苦，寒。归心、胃经。

【功效】清热解毒，凉血利咽。

【应用】

1. 温病初起，发热咽痛　本品性味苦寒，长于清热解毒，利咽散结。治疗咽喉肿痛，可配伍玄参、马勃、牛蒡子等。

2. 温毒发斑，喉痹口疮，痄腮，丹毒　主治多种热毒瘟疫。用治痄腮、丹毒、大头瘟，常与玄参、牛蒡子等同用，如普济消毒饮。

【用法用量】9～15g，煎服。

【使用注意】体虚无实热者忌服，脾胃虚寒者慎服。

【附药】

1. 大青叶　为十字花科植物菘蓝的干燥叶。性味苦、寒。归心、胃经。功能清热解毒，凉血消斑。主治温病高热，发斑发疹，痄腮，喉痹，丹毒，痈肿。煎服，9～15g，大剂量可用至30g。脾胃虚寒者忌服。

2. 青黛　为爵床科植物马蓝、蓼科植物蓼蓝或十字花科植物菘蓝的叶或茎叶经加工制得的干燥粉末、团块或颗粒。性味咸、寒，归肝经。功能清热解毒，凉血消斑，泻火定惊。用于温毒发斑，血热吐衄，胸痛咳血，口疮，痄腮，喉痹，小儿惊痫。1～3g，宜入丸散用。外用适量。

贯众

Guanzhong

为鳞毛蕨科植物粗茎鳞毛蕨的干燥根茎和叶柄残基。秋季采挖，削去叶柄，须根，除去泥沙，晒干。

【性味归经】苦，微寒；有小毒。归肝、胃经。

【功效】清热解毒，凉血止血，杀虫。

【应用】

1. 风热感冒，温毒发斑　性味苦寒，既入气分，又入血分，凡温热毒邪所致病证皆可用之。风热感冒或温病初起，常与薄荷、金银花等药同用。

2. 血热出血　可用于多种出血证，对子宫有收缩作用，尤善治崩漏下血。用治崩漏下血，常与五灵脂、艾叶等同用。

3. 虫疾　可用于驱杀绦虫、蛔虫、钩虫、蛲虫等多种肠道寄生虫。用治蛲虫，可单用浓煎，熏洗肛门周围。

【用法用量】4.5～9g，煎服。一般生用，止血宜炒炭用。

【使用注意】本品有小毒，用量不宜过大。服药时忌油腻。脾胃虚寒及孕妇慎用。

蒲公英

Pugongying

为菊科植物蒲公英、碱地蒲公英或同属数种植物的干燥全草。春至秋季花初开时采挖，除去杂质，洗净，晒干。生用或鲜用。

【处方用名】蒲公英、公英、黄花地丁。

【性味归经】苦、甘，寒。归肝、胃经。

【功效】清热解毒，消肿散结，利尿通淋。

【应用】

1. 痈肿疔毒，乳痈，内痈　本品清解热毒，又能降泄滞气，治疗痈肿疔毒，不论外痈或内痈，内服或外敷，均效。又因兼能疏郁通乳，为治疗乳痈的要药。用治乳痈肿痛，可与金银花、瓜蒌等同用，或以鲜品捣汁内服，渣外敷。

2. 湿热淋证，湿热黄疸　本品能清热利湿通淋。用治热淋涩痛，常与车前子、白茅根等同用；治疗湿热黄疸，常与茵陈、栀子、大黄同用。

此外，本品尚能清肝明目，用于目赤肿痛。

【用法用量】10～15g，煎服。外用适量鲜品捣敷或煎汤外洗患处。

【使用注意】用量过大可致缓泻，脾虚便溏者慎服。

鱼腥草

Yuxingcao

为三白草科植物蕺菜的新鲜全草或干燥地上部分。鲜品全年均可采割；干品夏季茎叶茂盛花穗多时采割，除去杂质，晒干。

【处方用名】鱼腥草、蕺菜、侧耳根。

【性味归经】辛，微寒。归肺经。

【功效】清热解毒，消痈排脓，利尿通淋。

【应用】

1. 肺痈吐脓，肺热喘咳　常配伍桔梗、瓜蒌、芦根等，治疗痰热胸痛，咳吐脓血，为治肺痈之要药。常与黄芩、贝母等清肺化痰药同用，治疗肺热咳嗽，痰黄气急。

2. 热毒疮痈　常与金银花、蒲公英、紫花地丁等药同用，或鲜品捣敷。

3. 湿热淋证，湿热痢疾　常与车前子、白茅根等药同用，治疗小便淋沥涩痛。

【用法用量】15～25g，煎服。鲜品用量加倍，水煎或捣汁服。外用适量，捣敷或煎汤熏洗患处。

【使用注意】不宜久煎。虚寒证及阴性疮疡忌用。

射 干
Shegan

为鸢尾科植物射干的干燥根茎。春初刚发芽或秋末茎叶枯萎时采挖，除去须根和泥沙，干燥。

【处方用名】射干、乌扇。

【性味归经】苦，寒。归肺经。

【功效】清热解毒，消痰，利咽。

【应用】

1. 热毒咽喉肿痛　为咽喉肿痛常用药，用治咽喉肿痛属痰热者，常与牛蒡子、桔梗、玄参同用。

2. 痰盛咳喘　长于祛痰。用治痰热咳喘，常与桑白皮、黄芩等药同用。风寒咳嗽，痰多清稀者，可与麻黄、细辛、生姜同用，如射干麻黄汤。

【用法用量】3～10g，煎服。

白头翁
Baitouweng

为毛茛科植物白头翁的干燥根。春、秋二季采挖，除去泥沙，干燥。

【性味归经】苦，寒。归胃、大肠经。

【功效】清热解毒，凉血止痢。

【应用】

1. 热毒血痢　本品苦寒清泄，尤善清胃肠湿热及血分热毒，为治疗热毒血痢之要药。治疗痢疾腹痛，便下脓血，里急后重，可单用，或配伍黄连、黄柏、秦皮，如白头翁汤。用治赤痢腹痛便血，腹内冷痛，经久不愈，可配伍阿胶、干姜、赤石脂等药。

2. 疮痈肿毒，阴痒带下　治阴痒带下，尤宜于煎汤灌洗阴道，可单用，亦可配伍苦参、百部等药。

此外，尚可用于温疟发热烦躁及血热出血。

【用法用量】9～15g，鲜品15～30g，煎服。外用适量。

【使用注意】虚寒泻痢者忌服。

其他清热解毒药见表10－3。

表10－3　其他清热解毒药

药名	性味归经	功效	主治	用法用量
穿心莲	苦、寒 归心、肺、大肠、膀胱经	清热解毒 凉血，消肿	感冒发热、咽喉肿痛、肺热咳嗽、痈肿疮疡、蛇虫咬伤等热毒证 泄泻、痢疾、热淋等湿热证	6～9g。外用适量
紫花地丁	苦、辛，寒 归心、肝经	清热解毒 凉血消肿	多种热毒证，善治疔毒	10～30g，煎服或鲜品捣敷
土茯苓	甘、淡，平 归肝、胃经	解毒除湿 通利关节	梅毒要药 淋浊，带下，湿热疮痈	15～60g，煎服 服药时忌茶
山豆根	苦，寒。有毒 归肺、胃经	清热解毒 消肿利咽	热毒咽喉肿痛要药 齿龈肿痛	3～6g，煎服 用量不宜过大
大血藤，又名红藤	苦、平 归大肠、肝经	清热解毒，活血祛风，止痛	肠痈腹痛，热毒疮疡 经闭痛经，跌仆肿痛，风湿痹痛	6～15g，煎服 孕妇慎服
败酱草	辛、苦，寒 归胃、大肠、肝经	清热解毒 消肿排脓 祛瘀止痛	肠痈，肺痈，痈肿疮毒，治肠痈要药 产后瘀阻腹痛	6～15g，煎服，食少泄泻者忌服
马齿苋	酸，寒 归肝、大肠经	清热解毒 凉血止血 止痢	热毒血痢，治痢疾常用药 热毒疮痈 血热出血证	9～15g，煎服，外用适量捣敷
鸦胆子	苦，寒。有小毒 归大肠、肝经	清热解毒 截疟，止痢 外用蚀赘疣	热毒血痢，休息痢 疟疾 赘疣，鸡眼	0.5～2g，用龙眼肉或胶囊包裹吞服，胃肠出血及肝肾功能不全者忌慎
白花蛇舌草（蛇舌草）	苦、甘，寒 归心、肝、脾经	清热解毒 活血消痈 利尿消肿	疮痈，咽喉肿痛，多种癌 热淋涩痛 外治痈肿疮疡、蛇虫咬伤	15～30g，煎服 鲜外用适量
白蔹	苦，微寒 归心、胃经	清热解毒 消痈散结 敛疮生肌	疮痈肿毒，瘰疬痰核 烧烫伤，手足皲裂	5～10g，煎服 外用适量 反乌头

项目五　清热凉血药

本类药味多苦、甘、咸，性寒，入血分，多归心、肝经。有清解营血分热邪的作用，主要用于温病热入营血等实热证。如热入营分之舌绛、身热夜甚、心烦不寐、斑疹隐隐等；热陷心包之神昏、谵语、舌强、肢厥、舌质红绛等；热入血分之斑疹紫暗、躁扰不宁，甚或昏狂、舌绛起芒刺、吐血、衄血等。也可用于杂病血热出血证。

生地黄

Shengdihuang

为玄参科植物地黄的新鲜或干燥块根。秋季采挖，除去芦头、须根及泥沙，鲜用；或将地黄缓缓烘焙至约八成干。前者习称“鲜地黄”，后者习称“生地黄”。

【处方用名】生地黄、干地黄、怀生地、鲜生地。

【性味归经】甘、苦，寒。归心、肝、肾经。

【功效】清热凉血，养阴生津。

【应用】

1. 温病热入营血　本品能凉血、止血、养阴生津，为清热凉血要药。温热病热入营分，常配玄参、金银花等药，如清营汤；治热入血分之血热吐衄，多与大黄同用，如大黄散；治气血两燔，可配石膏、知母，如化斑汤。

2. 热病口渴，消渴，阴虚内热，肠燥便秘　本品甘寒养阴，苦寒泄热。用于热病伤津之口渴、便秘，常配麦冬、玄参等；用治阴虚火旺，潮热盗汗等，常配知母、地骨皮，如地黄膏；阴虚消渴，可配天花粉、葛根等药。

【用法用量】10～15g，煎服，或入丸散。

【使用注意】本品寒滑腻滞，故脾虚食少便溏及湿滞中满者忌服。

玄　参

Xuanshen

为玄参科植物玄参的干燥根。冬季茎叶枯萎时采挖，除去根茎、幼芽、须根及泥沙，晒或烘至半干，堆放3～6天，反复数次至干燥。

【处方用名】玄参、黑参、元参、乌玄参。

【性味归经】甘、苦、咸，微寒。归肺、胃、肾经。

【功效】清热凉血，滋阴降火，解毒散结。

【应用】

1. 温邪入营，热陷心包，气血两燔　清热凉血养阴功似地黄而稍逊，常与地黄相须为用。用治热入营分，常与连翘、地黄同用，如清营汤；治热陷心包，神昏谵语，常配麦冬、竹叶卷心、连翘心等，如清宫汤；温病气血两燔，身发斑疹，多与石膏、知母等同用，如化斑汤。

2. 热病伤阴，津伤便秘，骨蒸劳嗽　热病津伤便秘，常配生地黄、麦冬等，如增液汤；劳嗽咳血，常配川贝母、百合等，如百合固金丸。

3. 目赤，咽痛，白喉，瘰疬，痈肿疮毒　功善滋阴降火、解毒散结、利咽。咽喉肿痛、白喉，常配黄芩、连翘、板蓝根等，如普济消毒饮；配牡蛎、贝母、夏枯草等，则散结消瘰，如消瘰丸；配银花、当归、甘草，则解毒消肿治脱疽，如四妙勇安汤。

【用法用量】9～15g，煎服，或入丸散。

【使用注意】本品寒滑腻滞，故脾虚食少便溏者忌服。反藜芦。

牡丹皮

Mudanpi

为毛茛科植物牡丹的干燥根皮。秋季采挖根部，除去细根和泥沙，剥取根皮，晒干或刮去粗皮，除去木心，晒干。前者习称连丹皮，后者习称刮丹皮。生用或酒炙用。

【处方用名】牡丹皮、丹皮、粉丹皮。

【性味归经】苦、辛，微寒。归心、肝、肾经。

【功效】清热凉血，活血祛瘀。

【应用】

1. 温毒发斑，血热吐衄　能清营血分实热而凉血止血。用于温病热入血分，发斑、吐衄，常配地黄、赤芍同用，如犀角地黄汤。

2. 虚热证　苦辛性寒，善清透阴分伏热，为治无汗骨蒸要药，常配青蒿、知母、鳖甲等药，如青蒿鳖甲汤；治阴虚潮热、骨蒸等，可配知母、地黄等，如知柏地黄丸。

3. 经闭痛经，跌仆伤痛，痈肿疮毒　治血滞经闭、痛经，可配桃仁、桂枝、川芎等，如桂枝茯苓丸；治湿热瘀结之肠痈初起，可配大黄、桃仁等，如大黄牡丹皮汤。

【用法用量】6～12g，煎服。清热凉血宜生用，活血化瘀宜酒炙用。

【使用注意】血虚有寒、孕妇及月经过多者不宜服。

赤　芍

Chishao

为毛茛科植物芍药或川赤芍的干燥根。春、秋二季采挖，除去根茎、须根及泥沙，晒干。

【处方用名】赤芍、赤芍药。

【性味归经】苦，微寒。归肝经。

【功效】清热凉血，散瘀止痛。

【应用】

1. 温毒发斑，吐血衄血　善清泄血分郁热而凉血止血。治温毒发斑，可配水牛角、牡丹皮等；治血热吐衄，可配生地黄、白茅根等。

2. 血瘀证　能活血散瘀止痛，用治血滞经闭、痛经，跌打伤痛等。如治血瘀经闭、癥瘕腹痛，常与当归、川芎等同用，如少腹逐瘀汤。

3. 目赤肿痛，肝郁胁痛，痈肿疮疡　本品入肝经血分，能清肝火，散瘀止痛。治目赤肿痛，可配薄荷、黄芩等，如芍药清肝散；热毒疮疡初起，可与银花、天花粉同用，如仙方活命饮。

【用法用量】煎服，6～12g。

【使用注意】反藜芦。

其他清热凉血药见表10－4。

表10－4　其他清热凉血药

药名	性味归经	功效	主治	用法用量
紫草	甘、咸，寒 归心、肝经	清热凉血 活血解毒 透疹消斑	血热毒盛，斑疹紫黑，麻疹不透 疮疡，湿疹，水火烫伤	5～10g。外用适量 熬膏或用植物油浸泡涂擦
水牛角	苦，寒 归心、肝经	清热凉血 解毒，定惊	血热之斑疹、吐衄 痈肿疮疡，咽喉肿痛 温病高热，惊风，癫狂	15～30g，宜先煎3小时以上

项目六　清虚热药

本类药物性寒凉，主入阴分，以清解虚热为主要作用。主要用于肝肾阴虚，虚热内扰之骨蒸潮热、午后发热、手足心热、虚烦不眠、盗汗遗精、舌红少苔、脉细数，以及热病后期，邪热未尽，伤阴劫液，而致夜热早凉、热退无汗、舌质红绛、脉细数等虚热证。部分药物兼清实热，也可用于实热证。

青蒿

Qinghao

为菊科植物黄花蒿的干燥地上部分。秋季花盛开时采割，除去老茎，阴干。

【处方用名】青蒿、香青蒿。

【性味归经】苦、辛，寒。归肝、胆经。

【功效】清虚热，解暑，截疟。

【应用】

1. 阴虚发热　长于清透阴分伏热、凉血除蒸。用治温病后期，夜热早凉，或低热不退，常配鳖甲、知母、生地黄等，如青蒿鳖甲汤。

2. 暑热外感　辛香透散，善解暑热。治疗外感暑热之头晕头痛、发热、口渴等，常与滑石、西瓜翠衣同用。

3. 疟疾　长于截疟，尤善除疟疾寒热，为治疗疟疾要药。用治疟疾，可单用大剂量鲜品，捣汁服，或配伍黄芩、草果等药。

【用法用量】煎服，6～15g，后下。

【使用注意】脾虚肠滑者不宜服。

知识链接

解　暑

有两种含义，一是清解暑热，用于夏季感受暑热所致的身热、烦渴、舌红苔黄、脉洪数等，药如金银花、青蒿等；二是化湿解暑，用于夏月感受暑湿所致的恶寒发热、呕吐泄泻等，药如广藿香、滑石等。

地骨皮

Digupi

为茄科植物枸杞或宁夏枸杞的干燥根皮。春初或秋后采挖根部，洗净，剥取根皮，晒干。

【处方用名】地骨皮、枸杞根皮。

【性味归经】甘，寒。归肺、肝、肾经。

【功效】凉血除蒸，清肺降火。

【应用】

1. 阴虚潮热，骨蒸盗汗　甘寒清润，能清虚热，除有汗之骨蒸，为退虚热、除骨蒸之佳品。用治阴虚发热，常与知母、鳖甲等同用，如地骨皮汤。

2. 肺热咳嗽　善清泄肺热，除肺中伏火。用治肺火郁结之咳嗽气喘，皮肤蒸热，常与桑白皮、甘草同用，如泻白散。

3. 血热出血　能清热、凉血、止血。用治血热之咳血、衄血、尿血等，可配伍白茅根、侧柏叶等药。

【用法用量】煎服，9～15g。

【使用注意】脾虚便溏及外感风寒发热者不宜用。

其他清虚热药见表10－5。

表 10-5 其他清虚热药

药名	性味归经	功效	主治	用法用量
白薇	苦、咸 归胃、肝、肾经	清热凉血 利尿通淋 解毒疗疮	阴虚发热，产后发热 热淋，血淋 疮痈，咽痛，毒蛇咬伤 阴虚外感	煎服，5~10g 脾虚食少便溏者不宜
银柴胡	甘，微寒 归肝、胃经	清虚热 除疳热	阴虚发热 疳积发热	煎服，3~10g
胡黄连	苦，寒 归肝、胃、大肠经	退虚热 除疳热 清湿热	骨蒸潮热 小儿疳热 湿热泻痢	煎服，3~10g

复习思考

一、选择题

（一）单项选择题

1. 石膏的主治病证不包括（　　）

A. 肺热咳喘　B. 胃火牙痛　C. 温病气分证
D. 阴虚燥咳　E. 实热消渴

2. 既能清热泻火，又可滋阴润燥的药物是（　　）

A. 知母　B. 芦根　C. 石膏　D. 竹叶　E. 夏枯草

3. 栀子不具有的功效是（　　）

A. 泻火除烦　B. 清热利湿　C. 凉血解毒
D. 滋阴润燥　E. 消肿止痛

4. 不宜与乌头同用的药物是（　　）

A. 栀子　B. 石膏　C. 夏枯草　D. 知母　E. 天花粉

5. 既能清肝明目，又可散结消肿的药物是（　　）

A. 石膏　B. 夏枯草　C. 知母　D. 决明子　E. 木贼

6. 素有“疮家圣药”之称的是（　　）

A. 牡丹皮　B. 夏枯草　C. 连翘　D. 穿心莲　E. 生地黄

7. 能清热解毒、排脓消痈，为治肺痈要药的是（　　）

A. 青黛　B. 鱼腥草　C. 大血藤　D. 大青叶　E. 连翘

8. 板蓝根、大青叶、青黛均具有的功效是（　　）

A. 清热解毒、凉血　B. 滋阴润燥　C. 清肝泻火
D. 利水消肿　E. 息风定惊

9. 青蒿的主治病证不包括（　　）

A. 阴虚发热　　B. 脾虚肠滑　　C. 疟疾寒热

D. 吐血衄血　　E. 暑热外感

10. 能退虚热，凉血清热，利尿通淋，解毒疗疮的药物是（　　）

A. 青蒿　　B. 地骨皮　　C. 白薇　　D. 连翘　　E. 胡黄连

（二）多项选择题

1. 黄芩的功效有（　　）

A. 止血　　B. 清热燥湿　　C. 泻火解毒

D. 安胎　　E. 息风定惊

2. 生地黄的主治病症有（　　）

A. 热入营血　　B. 温毒发斑　　C. 舌绛烦渴

D. 津伤便秘　　E. 阴虚发热

3. 能清热解毒、利咽的药物有（　　）

A. 山豆根　　B. 板蓝根　　C. 射干　　D. 赤芍　　E. 胡黄连

4. 青蒿的功效是（　　）

A. 清虚热　　B. 除骨蒸　　C. 解暑热　　D. 截疟　　E. 退黄

5. 可治疗虚热证的药物有（　　）

A. 知母　　B. 地骨皮　　C. 牡丹皮　　D. 黄柏　　E. 胡黄连

二、简答题

1. 简述清热泻火药的适用范围、使用注意。

2. 比较下列各组药物功效的异同：石膏与知母，夏枯草与决明子，黄芩、黄连与黄柏，生地黄与玄参，金银花与连翘。

3. 准确表述石膏、黄连、青蒿的用法用量、使用注意。

扫一扫，知答案

模块十一

泻下药

【学习目标】

1. 掌握泻下药的适用范围、使用注意，以及大黄的性能、功效、应用。

2. 熟悉芒硝、巴豆的功效、主治病证，以及大黄、芒硝、番泻叶、甘遂、牵牛子、巴豆的用法用量、使用注意。

3. 了解其他药物的功效。

项目一　泻下药基础

【概念】凡能引起腹泻，或润滑肠道，促进排便，主要用治大便秘结等里实积滞证的药物，称为泻下药。

【功效】以泻下通便为主要作用，或清热泻火，或逐水退肿。

【适应病证】

1. 大便秘结，胃肠积滞。

2. 实热内结，水肿停饮。

3. 部分药物兼治疮痈肿毒、瘀血阻滞等。

【性能特点及分类】

1. 性能特点　多味苦，偏寒，主入胃、大肠经，具有沉降趋势。峻下逐水药大多有毒。

2. 分类　根据泻下药的作用特点和适应证的不同，分为攻下药、润下药、峻下逐水药三类。

（1）攻下药：主治实热积滞便秘证。

（2）润下药：主治肠燥便秘。

（3）峻下逐水药：主治水肿、胸腹积水、痰饮喘满等证。

【使用注意】

1. 中病即止：切勿过剂，以免损伤胃气。应用作用峻猛而有毒性的泻下药时，一定要严格遵守炮制法度，控制用量，确保用药安全。

2. 病症禁忌：攻下药、峻下逐水药作用峻猛，或具有毒性，易伤正气，故年老体弱、脾胃虚弱者当慎服。妇女胎前产后及月经期应当忌用。

常用泻下药歌诀

攻下苦寒泻实热，大黄芒硝芦荟叶。润下性缓治肠燥，郁李火麻松子仁。

峻下逐水效力猛，水饮内停服最佳，巴豆性烈应制霜，甘遂牵牛毒性强。

项目二　常用泻下药

大　黄

Dahuang

为蓼科植物掌叶大黄、唐古特大黄或药用大黄的干燥根和根茎。秋末茎叶枯萎或次春发芽前采挖，除去细根，刮去外皮，切瓣或段，绳穿成串干燥或直接干燥。

【处方用名】大黄、生大黄、川军、熟大黄、酒大黄、西大黄。

【性味归经】苦，寒。归脾、胃、大肠、肝、心包经。

【功效】泻下攻积，清热泻火，凉血解毒，逐瘀通经，利湿退黄。

【应用】

1. 便秘及胃肠积滞　为治疗积滞便秘之要药。因其苦寒沉降，善泄热，尤宜于实热便秘。常与芒硝、厚朴、枳实配伍，用治阳明腑实证，如大承气汤；若配附子、细辛等，也可治寒积便秘，如大黄附子汤。

2. 血热吐衄，目赤咽痛，牙龈肿痛　本品苦寒，既能降泄上炎之火，又能凉血止血。治血热妄行之吐血、衄血、咯血等上部出血，常与黄连、黄芩同用，如泻心汤；治疗火热上炎之目赤头痛、牙龈肿痛等，多与黄芩、栀子同用，如凉膈散。

3. 热毒疮疡，烧烫伤　本品能清热解毒、活血消肿。用治热毒疮疡，不论内痈、外痈，内服、外用，均有良效。治热毒痈肿疔疮，常与金银花、蒲公英、连翘等同用；治烧烫伤，可单用其粉，或配地榆粉，麻油调敷患处。

4. 血瘀　本品能活血逐瘀通经，既可下瘀血，又能清瘀热，为治疗瘀血证的常用药物。治妇女瘀血经闭，可与桃核、桂枝等配伍，如桃核承气汤；治跌打损伤，多与桃仁、红花同用，如复元活血汤。

5. 湿热　本品具有泻下通便、导湿热外出之功，常用治下焦湿热证。如治湿热痢疾之腹痛、里急后重等，单用，或与黄连、木香、白芍等同用，如芍药汤；治湿热黄疸，常配茵陈、栀子，如茵陈蒿汤；治湿热淋证，常配木通、车前子、栀子等，如八正散。

【用法用量】煎服，3～15g，用于泻下，宜生用且后下，或用开水泡服。酒大黄多用于血瘀证；熟大黄泻下力缓，多用于湿热证或不宜峻下者；大黄炭多用于出血证。

【使用注意】本品苦寒易伤胃气，妇女妊娠期、月经期、哺乳期应慎服或忌服。脾胃虚弱者慎服。

芒　硝

Mangxiao

为硫酸盐类矿物芒硝族芒硝，经加工精制而成的结晶体。主要成分为含水硫酸钠（$Na_2SO_4 \cdot 10H_2O$）。

【处方用名】芒硝、牙硝。

【性味归经】咸、苦，寒。归胃、大肠经。

【功效】泻下通便，润燥软坚，清热消肿。

【应用】

1. 实热积滞，大便燥结　苦寒清热泻下，咸能软坚润燥，故尤宜于实热积滞、大便燥结者，常与大黄相须，如大承气汤。

2. 口疮，咽痛，目赤，疮痈肿痛　外用清热消肿止痛作用良好。口疮、咽痛，可配合硼砂、冰片等外吹患处，如冰硼散；如痔疮肿痛、皮肤疮疹赤热、痒痛，可用本品煎汤外洗；乳痈初起，可用本品外敷。

【用法用量】6～12g，溶入煎好的汤液中服用。外用适量。

【使用注意】孕妇慎用；不宜与硫黄、三棱同用。

【附药】

玄明粉　为芒硝经风化干燥制得，又名元明粉、风化硝。主含硫酸钠（Na_2SO_4）。性能、功效、应用、用法与使用注意似芒硝。3～9g。

火麻仁

Huomaren

为桑科植物大麻的干燥成熟果实。秋季果实成熟时采收，除去杂质，晒干。生用或炒用。捣碎。

【处方用名】火麻仁、大麻仁、麻子仁、麻仁。

【性味归经】甘，平。归脾、胃、大肠经。

【功效】润肠通便。

【应用】

血虚津亏，肠燥便秘　本品甘平油润，润燥通便，又兼滋养补虚，为治肠燥便秘要药。治疗老、弱及产后津血不足的肠燥便秘，单用即效，或配伍郁李仁、瓜蒌仁等；燥热便秘者，可配大黄、厚朴等，如麻子仁丸。

【用法用量】煎服，10～15g。

【使用注意】超大量食用可引起中毒，症见恶心、呕吐、腹泻抽搐、神经错乱、昏迷及瞳孔散大。

郁李仁

Yuliren

为蔷薇科植物欧李、郁李或长柄扁桃的干燥成熟种子。前二种习称“小李仁”，后一种习称“大李仁”。夏、秋二季采收成熟果实，除去果肉和核壳，取出种子，干燥。生用。捣碎。

【处方用名】郁李仁、山梅子。

【性味归经】辛、苦、甘，平。归脾、大肠、小肠经。

【功效】润肠通便，利水消肿。

【应用】

1. 肠燥便秘　润肠，兼行大肠气滞。常配伍火麻仁、柏子仁等，如五仁丸。

2. 水肿，脚气，小便不利　可与桑白皮、赤小豆等同用。

【用法用量】煎服，6～10g。

【使用注意】故孕妇慎服。

甘　遂

Gansui

为大戟科植物甘遂的干燥块根。春季开花前或秋末茎叶枯萎后采挖，撞去外皮，晒干。

【处方用名】甘遂、生甘遂、醋甘遂。

【性味归经】苦，寒；有毒。归肺、肾、大肠经。

【功效】泻水逐饮，消肿散结。

【应用】

1. 水肿胀满，胸腹积水　善行经隧之水湿。治疗水肿、臌胀、胸胁停饮而正气未衰者，常与京大戟、芫花为末，枣汤送服，如十枣汤。

2. 痈肿疮毒　外用消肿散结止痛，可研末水调敷。

【用法用量】有效成分不溶于水，宜入丸散剂，每次0.5～1.5g。外用适量，生用。内服宜醋炙用，以降低毒性。

【使用注意】孕妇及体虚者忌用。反甘草。

京大戟

Jingdaji

为大戟科植物大戟的干燥根。秋、冬二季采挖，洗净，晒干。

【处方用名】京大戟、醋京大戟。

【性味归经】苦，寒；有毒。归肺、脾、肾经。

【功效】泻水逐饮，消肿散结。

【应用】

1. 水肿，鼓胀，胸胁停饮　本品泻水逐饮功似甘遂而力稍逊，以泻脏腑之水湿见长。治水肿、臌胀，正气未衰者，常与甘遂、芫花同用，如十枣汤；胸胁停饮，胁痛痰稠者，多配甘遂、白芥子等，如控涎丹。

2. 疮痈肿毒，瘰疬痰核　本品消肿散结，内服外用均可。治疗热毒痈肿疮毒，可鲜用捣烂外敷；治颈项间痈疽，配当归、白术、生半夏为丸服用；治痰水凝聚的瘰疬痰核，可用大戟与鸡蛋同煮，食鸡蛋。

【用法用量】煎服，1.5～3g；入丸散，每次lg。内服宜醋制以减轻毒性；外用适量，生用。

【使用注意】体虚者及孕妇禁用。反甘草。

芫　花

Yuanhua

为瑞香科植物芫花的干燥花蕾。春季花未开放时采收，除去杂质，干燥。

【处方用名】芫花、醋芫花。

【性味归经】苦、辛，温；有毒。归肺、脾、肾经。

【功效】泻水逐饮，祛痰止咳；外用杀虫疗疮。

【应用】

1. 胸胁停饮，水肿，臌胀　本品泻水逐饮之功与甘遂、京大戟相似而力稍逊，以泻胸胁水饮见长，并能祛痰止咳。常与甘遂、京大戟相须为用，如舟车丸。

2. 用于气逆咳喘　治疗肺气壅实，寒饮内停之咳嗽有痰、气喘息粗者，多配桑白皮、葶苈子等同用；若久咳寒饮不化，可配伍干姜、细辛等。

3. 疥癣秃疮，痈肿　可研末单用，或与雄黄共研细末，猪脂调膏外涂。

【用法用量】煎服，1.5～3g；入丸散，每次0.6～0.9g。外用适量，生用。内服宜醋炙。

【使用注意】体虚及孕妇禁用。反甘草。

巴　豆
Badou

为大戟科植物巴豆的干燥成熟果实。秋季果实成熟时采收，堆置2～3天，摊开，干燥。取仁生用或制霜用。

【处方用名】巴豆、江子、刚子。

【性味归经】辛，热；有大毒。归胃、大肠经。

【功效】峻下冷积，逐水退肿，豁痰利咽；外用蚀疮。

【应用】

1. 寒积便秘、腹满胀痛　本品性热毒大力猛，善攻下冷积，治疗寒积便秘。

2. 喉痹，结胸　巴豆性热，归兼肺、胃经，善祛痰利咽，治寒实结胸及喉风、喉痹痰阻。

3. 疥癣恶疮，疣痣　本品外用有蚀腐肉、疗疮毒作用，治痈肿成脓未溃、疥癣恶疮，疣痣。

【用法用量】入丸散或胶囊剂，每次0.1～0.3g。外用适量。内服宜制成巴豆霜用，以降低毒性。

【使用注意】孕妇及体弱者忌服。畏牵牛子。服用巴豆时，不宜食用热粥等热物，以免加剧腹泻。服用巴豆后如泻下不止，可用黄连、黄柏煎汤冷服缓解。

牵牛子
Qianniuzi

为旋花科植物裂叶牵牛或圆叶牵牛的干燥成熟种子。秋末果实成熟，果壳未开裂时采割植株，晒干，打下种子，除去杂质。

【处方用名】牵牛子、二丑、黑白丑。

【性味归经】苦、寒；有毒。归肺、肾、大肠经。

【功效】泻水通便，消痰涤饮，杀虫攻积。

【应用】

1. 水肿胀满　本品既泻下，又利尿，能通利二便，使水湿从二便排出。其逐水作用较甘遂、京大戟稍缓。可单用研末服，或与茴香为末，姜汁调服。

2. 痰饮咳喘　本品能泻肺气、逐痰饮。治肺气壅滞，痰饮咳喘，面目水肿者，常与葶苈子、杏仁、橘皮同用，如牵牛子散。

3. 热结便秘，食积　本品治肠胃实热积滞，便秘腹胀，单用研末服，或配槟榔、大黄等同用；食积便秘，可与山楂、麦芽等配伍，如山楂化滞丸。

4. 虫积腹痛　本品可借其泻下通便作用以排出虫体，常配槟榔、使君子等同用，以治蛔虫、绦虫。

【用法用量】煎服，3～6g；入丸散剂，每次1.5～3g。

【使用注意】孕妇禁用。不宜与巴豆、巴豆霜同用。

其他泻下药见表11－1。

表11－1　其他泻下药

药名	性味归经	功效	主治	用法用量
番泻叶	甘、苦、寒 归大肠经	泻热行滞 通便，利水	热结便秘 食积腹胀 水肿胀满	2～6g，后下或开水泡服
芦荟	苦、寒 归肝、胃、大肠经	泻下，清肝，杀虫	热结便秘，小儿疳积 惊痫抽搐 外治癣疮	2～5g，宜入丸散，外用适量，研末敷患处
松子仁	温、甘 归大肠、肺经	润肺 滑肠	慢性便秘 肺燥咳嗽	5～12g，打碎煎或入丸剂

复习思考

一、选择题

（一）单项选择题

1. 大黄的功效不包括（　　）

A. 泻下攻积　　B. 清热泻火　　C. 凉血解毒

D. 利湿退黄　　E. 安胎

2. 芒硝的功效是（　　）

A. 泻下软坚，清热回乳　　B. 泻热通便，清肝杀虫

C. 泻下通便，活血化瘀　　D. 泻下通便，消积利水

E. 泻下通便，散结消肿

3. 宜用开水泡服的药物是（　　）

A. 火麻仁　B. 郁李仁　C. 番泻叶　D. 松子仁　E. 牵牛子

4. 能润肠通便，略兼滋补的药物是（　　）

A. 大黄　B. 芦荟　C. 番泻叶　D. 火麻仁　E. 芒硝

5. 能润肠通便，利水消肿的药物是（　　）

A. 香薷　B. 郁李仁　C. 麻黄　D. 火麻仁　E. 决明子

6. 大黄泻下通便宜选择（　　）

A. 酒大黄　B. 生大黄　C. 醋炙大黄　D. 盐炙大黄　E. 大黄炭

7. 牵牛子不具有的功效是（　　）

A. 泻下　B. 去积　C. 逐水　D. 杀虫　E. 破血

（二）多项选择题

1. 具有润肠通便功效的药物是（　　）

A. 松子仁　B. 郁李仁　C. 番泻叶　D. 火麻仁　E. 芒硝

2. 泻下药的适应证是（　　）

A. 大便秘结　B. 胃肠积滞　C. 湿热内结　D. 水饮内停　E. 肝热惊风

二、简答题

1. 简述泻下药的适用范围、使用注意。
2. 比较下列各组药物功效的异同：大黄与芒硝，火麻仁与郁李仁，牵牛子与巴豆。
3. 复述大黄、芒硝、火麻仁的用法用量、使用注意。

扫一扫，知答案

模块十二

祛风湿药

扫一扫，看课件

【学习目标】

1. 掌握祛风湿药的适用范围、使用注意，以及独活、蕲蛇、木瓜、秦艽、桑寄生的性能、功效、应用。

2. 熟悉威灵仙、川乌、乌梢蛇、防己、五加皮的功效、主治，以及川乌、蕲蛇、豨莶草的用法，以及川乌、防己的使用注意。

3. 了解其他祛风湿药的功效。

项目一 祛风湿药基础

【概念】凡以祛除风寒湿邪，治疗风湿痹证为主的药物，称为祛风湿药。

【功效】祛风湿，兼有散寒、舒筋、通络、止痛、活血或补肝肾、强筋骨等功效。

【适应病证】祛风湿药主要用于风湿痹证之肢体疼痛，关节不利、肿大，筋脉拘挛等症。部分祛风湿药还可以用于治疗腰膝酸软、下肢痿弱等。

【性能特点及分类】

1. 性能特点　祛风湿药味多辛苦，性或温或凉，能祛除留于肌肉、经络、筋骨的风湿之邪。

2. 分类　根据祛风湿药的药性及功效主治的不同，可分为祛风寒湿药、祛风湿热药及祛风湿强筋骨药三类。

（1）祛风寒湿药：主治风寒湿痹，肢体关节疼痛，筋脉拘挛，痛有定处，遇寒加重等。

（2）祛风湿热药：主治风湿热痹，关节红肿热痛等症。

（3）祛风湿强筋骨药：主治风湿日久，肝肾虚损，腰膝酸软，脚弱无力等。风湿日久，易损肝肾；肝肾虚损，风寒湿邪又易犯腰膝部位。

【使用注意】辛温性燥的祛风湿药，易伤阴耗血，故阴血亏虚者慎用。

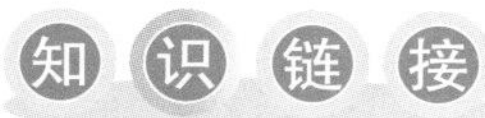

常用祛风湿药歌诀

独活灵仙川蕲蛇，木瓜乌梢海风藤，祛风散寒功效佳。防己秦艽臭梧桐，桑枝豨莶络石藤，功善祛风又清热。五加寄生和狗脊，千年能健筋和骨。

项目二　祛风寒湿药

祛风寒湿药味多辛、苦，性温，入肝、脾、肾经。辛能行散祛风，苦能燥湿，温能祛寒，有祛风、散寒、除湿、止痛、通经络等作用，以止痛为其特点。适用于风寒湿痹，肢体关节疼痛，筋脉拘挛，痛有定处，遇寒后痛加重等。经配伍亦可用于风湿热痹。

独　活
Duhuo

为伞形科植物重齿毛当归的干燥根。春初或秋末采挖，除去须根及泥沙，烘至半干，堆置2~3天，发软后再烘至全干。切片，生用。

【处方用名】独活、大活、川独活。

【性味归经】辛、苦，微温。归肾、膀胱经。

【功效】祛风湿，止痛，解表。

【应用】

1. 风寒湿痹　本品功善祛风湿，止痹痛，为治风湿痹痛主药，凡风寒湿邪所致之痹痛，无论新久均可应用；因其性善下行，尤以腰膝、腿足关节疼痛属下部寒湿者为宜。治风寒湿邪的风寒湿痹，肌肉、腰背、手足疼痛，与当归、白术、牛膝等同用，如独活汤；治痹证日久正虚，腰膝酸软，关节屈伸不利，与桑寄生、杜仲、人参等配伍使用，如独活寄生汤。

2. 风寒夹湿表证　本品能散风寒湿而解表，治外感风寒夹湿所致的头痛头重，常配伍羌活、藁本、防风等，如羌活胜湿汤。

3. 少阴头痛　本品善入肾经搜伏风，治疗风扰肾经，伏而不出之少阴头痛，常与细辛、川芎等配伍，如独活细辛汤。

此外，取独活祛风止痒的作用，还可用治皮肤瘙痒，内服外洗皆可。

【用法用量】煎服，3~10g。外用，适量。

【使用注意】本品辛温性燥，易伤阴耗血，阴血亏虚者慎用。

威灵仙
Weilingxian

为毛茛科植物威灵仙、棉团铁线莲或东北铁线莲的干燥根及根茎。秋季采挖，除去泥沙，晒干。切段，生用。

【处方用名】威灵仙、灵仙、铁脚威灵仙。

【性味归经】辛、咸，温。归膀胱经。

【功效】祛风湿，通络止痛，消骨鲠。

【应用】

1. 风湿痹证　本品能祛风湿，通经络止痛，为治风湿痹痛要药。凡风湿痹痛，肢体麻木，筋脉拘挛，屈伸不利，无论上下皆可使用，尤宜于风邪偏盛，拘挛掣痛者。可单用为末服，如威灵仙散；与当归、肉桂用，可治风寒腰背疼痛，如神应丸。

2. 咽喉骨鲠　可单用或与砂糖、醋煎后慢慢咽下。与砂仁、砂糖煎服亦有较好疗效。

此外，取本品宣通经络止痛的作用，可治跌打伤痛、头痛、牙痛、胃脘痛等；还能消痰逐饮，用于痰饮、噎膈、痞满积聚。

【用法用量】煎服，6～9g。治骨鲠可用至30g。

【使用注意】本品辛散走窜，气血虚弱者慎服。

川　乌
Chuanwu

为毛茛科植物乌头的干燥母根。6月下旬至8月上旬采挖，除去子根、须根及泥沙，晒干。生用或水浸、煮透、切片，制后用。

【处方用名】生川乌、乌头、制川乌。

【性味归经】辛、苦，热；有大毒。归心、脾、肝、肾经。

【功效】祛风湿，温经止痛。

【应用】

1. 风寒湿痹　本品善祛风除湿、温经散寒、止痛，为风寒湿痹之佳品，尤善治寒邪偏盛之痹痛。治寒湿侵袭、历节痛风，不可屈伸者，常与麻黄、芍药、甘草等配伍，如乌头汤；治寒湿瘀血留滞经络，肢体挛痛，关节屈伸不利，久不愈者，与草乌、地龙、乳香等配伍，如活络丹。

2. 心腹冷痛，寒疝疼痛　治阴寒内盛之心腹冷痛常配赤石脂、干姜等，如乌头赤石脂丸；治寒疝腹痛，手足厥冷者，与蜂蜜同煎，即大乌头煎。

3. 跌打损伤，麻醉止痛　治骨折瘀肿疼痛，多与自然铜、地龙、乌药等同用，如回生续命丹。古方以本品为麻醉止痛药，可内服、外敷。

【用法用量】煎服，1.5～3g。宜先煎、久煮。外用，适量。

【使用注意】孕妇忌用；不宜与贝母类、半夏、白及、白蔹、天花粉、瓜蒌类同用；内服一般应炮制用，生品内服宜慎用；酒浸、酒煎服易中毒，应慎用。

【附药】

草乌　为毛茛科植物北乌头的干燥根。性能、功效、应用、用法用量、使用注意与川乌同，毒性更强。一般宜炮制后用，炮制方法同川乌。

木　瓜
Mugua

为蔷薇科植物贴梗海棠的干燥近成熟果实。习称“皱皮木瓜”。安徽宣城产者称“宣木瓜”，质量较好。夏、秋二季果实绿黄时采收，置沸水中烫至外皮灰白色，对半纵剖，晒干。切片，生用。

【处方用名】木瓜、宣木瓜、皱皮木瓜。

【性味归经】酸，温。归肝、脾经。

【功效】舒筋活络，和胃化湿。

【应用】

1. 风湿痹证　本品善舒筋活络，且能去湿除痹，尤为湿痹、筋脉拘挛要药，亦常用于腰膝关节酸重疼痛。治筋急项强，不可转侧，常与乳香、没药、生地黄同用，如木瓜煎。治脚膝疼重，不能远行久立者，与羌活、独活、附子配伍，如木瓜丹。

2. 脚气水肿　本品祛湿舒筋，为脚气水肿常用药，治感受风湿，脚气肿痛不可忍者，多配吴茱萸、槟榔、苏叶等，如鸡鸣散。

3. 吐泻转筋　治湿阻中焦之腹痛吐泻转筋，偏寒者，常配吴茱萸、茴香、紫苏等，如木瓜汤；偏热者，多配蚕沙、薏苡仁、黄连等，如蚕矢汤。

此外，本品有消食作用，用于消化不良；并能生津止渴，可治津伤口渴。

【用法用量】煎汤，6～9g。

【使用注意】内有郁热，小便短赤者忌服。

蕲　蛇
Qishe

为蝰科动物五步蛇的干燥体。多于夏、秋二季捕捉，剖开蛇腹，除去内脏，洗净，干燥。去头、鳞，切段生用、酒炙，或黄酒润透，去鳞、骨用。

【处方用名】蕲蛇、白花蛇。

【性味归经】甘、咸，温。有毒。归肝经。

【功效】祛风，通络，止痉。

【应用】

1. 风湿顽痹，中风半身不遂　本品性走窜，能内走脏腑、外达肌表而透骨搜风，为截风要药；又能通经络，凡风湿痹证无不宜之，尤善治病深日久之风湿顽痹，麻木拘挛，以及中风口眼歪斜，半身不遂者，常与防风、羌活、当归等配伍，如白花蛇酒。

2. 小儿惊风，破伤风　本品既能祛外风，又能息内风，为治抽搐痉挛常用药。治小儿急慢惊风、破伤风之抽搐痉挛，多与乌梢蛇、蜈蚣同用，如定命散。

3. 麻风、疥癣　治麻风，配伍大黄、蝉蜕、皂角刺等，如追风散；治疥癣，配荆芥、薄荷、天麻等，如驱风膏。

此外，本品有毒，能以毒攻毒，可治瘰疬、梅毒、恶疮。

【用法用量】煎汤，3～9g。研末吞服，1 次 1～1.5g，1 日 2～3 次。或酒浸、熬膏、入丸散服。

【使用注意】阴虚内热者忌服。

【附药】

1. 金钱白花蛇　为眼镜蛇科动物银环蛇的幼蛇干燥体。夏、秋二季捕捉，剖开蛇腹，除去内脏，干燥。切段用。性能、功效、应用与蕲蛇相似而力较强。煎服，3～4.5g；研粉吞服 1～1.5g.

2. 乌梢蛇　为游蛇科动物乌梢蛇的干燥体。多于夏、秋二季捕捉，剖开蛇腹或先剥去蛇皮留头尾，除内脏，干燥。去头及鳞片，切段生用、酒炙，或黄酒闷透，去皮骨用。性能、功效、应用与蕲蛇相似。

3. 蛇蜕　为游蛇科动物王锦蛇、红点锦蛇和黑眉锦蛇等多种蛇脱下的皮膜。全年均可收集，去净泥沙，晾干。性味甘、咸、平。归肝经。功能祛风，定惊，退翳，解毒止痒。适用于惊风癫痫，翳障，喉痹，口疮，痈疽疔毒，瘰疬，皮肤瘙痒，白癜风等。煎汤，1.5～3g；研末，每次 0.3～0.6g。外用适量。孕妇忌用。

其他祛风寒湿药见表 12－1。

表 12－1　其他祛风寒湿药

药名	性味归经	功效	主治	用法用量
青风藤	苦、辛，平 归肝、脾经	祛风湿，通经络 利小便	风湿痹痛，关节肿胀 水肿，脚气肿痛	煎服，9～15g
海风藤	辛、苦，微温 归肝经	祛风湿，通经络 止痹痛	风寒湿痹 跌打损伤	煎服，9～15g
伸筋草	微苦、辛，温 归肝、脾、肾经	祛风湿 舒筋活络	风寒湿痹 跌打损伤	煎服，3～12g 孕妇慎服

项目三　祛风湿热药

本节药物味多为辛、苦，性寒。入肝、脾、肾经。辛行散，苦降泄，寒清热，具有祛风除湿，通络止痛，清热消肿等作用。主治风湿热痹，关节红肿热痛等。经配伍亦可用于风寒湿痹。

秦　艽
Qinjiao

为龙胆科植物秦艽、麻花秦艽、粗茎秦艽或小秦艽的干燥根。前三种按性状不同分别习称“秦艽”和“麻花艽”，后一种习称“小秦艽”。春秋二季采挖，除去泥沙；秦艽及麻花艽晒软，堆置“发汗”至表面呈红黄色或灰黄色时，摊开晒干，或不经“发汗”直接晒干；小秦艽趁鲜时挫去黑皮，晒干。切片，生用。

【处方用名】秦艽、左秦艽、西秦艽。

【性味归经】辛、苦，平。归胃、肝、胆经。

【功效】祛风湿，通络止痛，退虚热，清湿热。

【应用】

1. 风湿痹证　本品为风药中之润剂。能祛风湿，舒筋络，利关节，止痹痛，广泛用于各种痹痛。因其性偏寒能清热，故尤宜于热痹。治风湿热痹之关节红肿、疼痛，常配伍黄柏、忍冬藤等。

2. 中风不遂　治中风半身不遂，口眼歪斜，四肢拘急，舌强不语等，单用大量水煎服即能奏效。治中风口眼歪斜，言语不利者，配升麻、葛根、防风等，如秦艽升麻汤。

3. 骨蒸潮热，疳积发热　治骨蒸日晡潮热，配知母、鳖甲等，如秦艽鳖甲散；治小儿疳积发热，配薄荷、炙甘草等。

4. 湿热黄疸　单用研末服，或配伍茵陈、栀子，如山茵陈丸。

【用法用量】煎服，3～9g。

防　己
Fangji

为防己科植物粉防己干燥根。习称“汉防己”。秋季采挖，洗净，除去粗皮，切段，粗根纵切两半，晒干。切厚片，生用。

【处方用名】防己、汉防己、粉防己。

【性味归经】辛、苦，寒。归膀胱、肺经。

【功效】祛风湿，止痛，利水消肿。

【应用】

1. 风湿痹证　性寒，对热痹之肢体酸重、关节红肿热痛者，尤为要药，常配薏苡仁、蚕沙等，如宣痹汤；治风寒湿痹之关节冷痛，可配伍麻黄、附子等药。

2. 水肿，腹水，脚气　本品能清湿热，利小便。用治头面或全身水肿，小便不利之风水证，配伍茯苓、黄芪等，如防己黄芪汤。

3. 湿疹疮毒　本品能清热燥湿，治湿疹疮毒，常配苦参、金银花等。

【用法用量】煎服，5～10g。

【使用注意】本品苦寒易伤胃气，胃纳不佳及阴虚体弱者慎服。

豨莶草

Xixiancao

为菊科植物豨莶、腺梗豨莶或毛梗豨莶的干燥地上部分。夏、秋二季花开前及花期均可采割，除去杂质，晒干。切段，生用或黄酒蒸制用。

【处方用名】豨莶、豨莶草、制豨莶草。

【性味归经】辛、苦，寒。归肝、肾经。

【功效】祛风湿，利关节，解毒。

【应用】

1. 风湿痹痛，中风半身不遂　治风湿痹痛，筋骨无力，腰膝酸软，四肢麻痹，与臭梧桐同用，即豨桐丸。治中风半身不遂，可配黄芪、当归等。

2. 风疹，湿疮，疮痈　生用清热燥湿，治风疹湿疮，可单用内服或外洗，或配地肤子、蒺藜等。

【用法用量】煎服，9～12g。治风湿痹痛、半身不遂宜制用，治风疹湿疮、疮痈宜生用。

其他祛风湿热药见表12－2。

表12－2　其他祛风湿热药

药名	性味归经	功效	主治	用法用量
臭梧桐	辛、苦、甘，凉 归肝经	祛风湿，通经络 平肝阳	风湿痹证 风疹，湿疹 头痛眩晕	煎服，5～15g 研末服，每次3g 外用适量
络石藤	苦，微寒 归心、肝、肾经	祛风通络 凉血消肿	风湿热痹 喉痹，痈肿 跌仆损伤	煎服，6～12g 外用适量，鲜品捣敷

续表

药名	性味归经	功效	主治	用法用量
桑枝	微苦，平 归肝经	祛风湿 利关节	风湿痹证，肩臂、关节酸痛麻木	煎服，9～15g 外用适量
穿山龙	苦，微寒 归肝、肺经	祛风湿 活血通络 清肺化痰	风湿痹证 痰热咳喘	煎服，10～15g；或酒浸服 外用适量

项目四　祛风湿强筋骨药

本类药物主入肝、肾经，除祛风湿外，兼有一定的补肝肾、强筋骨的作用，主要用于风湿日久，肝肾虚损，腰膝酸软，脚弱无力等。亦可用于肾虚腰痛，骨痿，软弱无力者。

桑寄生

Sangjisheng

为桑寄生科植物桑寄生的干燥带叶茎枝。冬季至次春采割，除去粗茎，切段，干燥，或蒸后干燥。切厚片，生用。

【处方用名】桑寄生、寄生。

【性味归经】苦、甘，平。归肝、肾经。

【功效】祛风湿，补肝肾，强筋骨，安胎。

【应用】

1. 风湿痹证　对痹证日久，伤及肝肾，腰膝酸软，筋骨无力者尤宜，配伍独活、牛膝、杜仲等，如独活寄生丸。

2. 崩漏经多，妊娠漏血，胎动不安　治肝肾亏虚，月经过多，崩漏，妊娠下血，胎动不安者，可配阿胶、续断、菟丝子，如寿胎丸。

【用法用量】煎服，9～15g。

五加皮

Wujiapi

为五加科植物细柱五加的干燥根皮。习称“南五加皮”。夏、秋采挖，剥取根皮，晒干。切厚片，生用。

【处方用名】五加、五加皮、五夹皮。

【性味归经】辛、苦，温。归肝、肾经。

【功效】祛风湿，补肝肾，强筋骨，利水。

【应用】

1. 风湿痹证　治风湿痹证，腰膝疼痛，筋脉拘挛，可单用或配伍当归、牛膝等，如五加皮酒。

2. 筋骨痿软，小儿行迟，体虚乏力　治肝肾不足之筋骨痿软，常配牛膝、杜仲，如五加皮散。

3. 水肿，脚气　治水肿，小便不利，配茯苓皮、大腹皮、生姜皮，如五皮散。

【用法用量】煎服，5～10g。

其他祛风湿强筋骨药见表12－3。

表12－3　其他祛风湿强筋骨药

药名	性味归经	功效	主治	用法用量
狗脊	苦，甘，温 归肝、肾经	祛风湿 补肝肾 强筋骨	风湿痹证 腰膝酸软，下肢无力 遗尿，白带过多	煎服，6～12g
千年健	苦，平 归肝、肾经	祛风湿 健筋骨	风湿痹痛，腰膝酸软	煎服，10～15g.

复习思考

一、选择题

（一）单项选择题

1. 性善下行，主治下半身风寒湿痹痛的药物是（　　）

A. 羌活　　B. 独活　　C. 桑枝　　D. 威灵仙　　E. 川乌

2. 痹证见关节红肿疼痛，宜选用（　　）

A. 独活　　B. 威灵仙　　C. 羌活　　D. 防风　　E. 防已

3. 功能祛风湿利关节，善治上肢肩臂疼痛的药物是（　　）

A. 桑枝　　B. 桂枝　　C. 独活　　D. 威灵仙　　E. 络石藤

4. 功能祛风、通络、定惊止痉的药物是（　　）

A. 防风　　B. 蝉蜕　　C. 威灵仙　　D. 蕲蛇　　E. 木瓜

5. 被称为“风药中之润剂”的药物是（　　）

A. 威灵仙　　B. 防已　　C. 蕲蛇　　D. 川乌　　E. 秦艽

6. 既能祛风湿，又能退虚热的药物是（　　）

A. 地骨皮　　B. 青蒿　　C. 胡黄连　　D. 秦艽　　E. 黄柏

7. 肝肾不足所致之胎动不安，应选用（　　）

A. 紫苏　　B. 青蒿　　C. 桑寄生　　D. 秦艽　　E. 黄柏

（二）多项选择题

1. 独活的功效是（　　）

A. 清湿热　　B. 祛风湿　　C. 活血　　D. 解表　　E. 止痛

2. 桑寄生、五加皮、狗脊的共同功效是（　　）

A. 祛风湿　　B. 安胎　　C. 补肝肾　　D. 调经止血　　E. 强筋骨

二、简答题

1. 简述祛风湿药的适用范围、使用注意。

2. 比较独活与羌活、桑寄生与五加皮的功效异同。

扫一扫，知答案

模块十三

化湿药

扫一扫，看课件

【学习目标】

1. 掌握化湿药的适用范围、使用注意，以及广藿香、苍术、厚朴的性能、功效、应用。

2. 熟悉砂仁、豆蔻的功效、主治及用法用量。

3. 了解其他药物的功效。

项目一 化湿药基础

【概念】以化湿运脾为主要作用，治疗湿阻中焦证为主的药物，称为化湿药。

【功效】化湿，兼有解暑、避秽、开窍、截疟等功效。

【适应病证】主要用于湿浊内阻，脾为湿困，运化失常所致的脘腹痞满、呕吐泛酸、大便溏薄、食少体倦、舌苔白腻等。有的药物兼能化湿解暑，故可用于湿温、暑湿证。

【性能特点】辛香温燥，主入脾、胃经，能促进脾胃运化，消除湿浊，前人谓之“醒脾”“醒脾化湿”等。同时，辛香行气，能宣畅气机，以解除因湿浊引起的脾胃气滞诸症。

【使用注意】

1. 化湿药物气味芳香，多含挥发油，一般以散剂疗效较好；入汤剂宜后下。

2. 本类药物多辛温香燥，易耗气伤阴，故阴虚血燥及气虚者慎用。

外湿与内湿

湿邪分外湿、内湿。外湿因久居湿地，或长期熬夜，损伤阳气，湿浊无法排出所致；内湿因过食生冷肥甘，脾肾虚寒，水谷精微不得运化而生湿浊。外湿阻滞肌表、经脉、肌肉、筋骨，治疗宜祛风湿；内湿侵袭脾、肺、肾，致功能失调，治疗宜分别芳香化湿、燥湿、淡渗利湿。临床用药时宜根据湿邪与风、寒、热邪夹杂的情况，分别佐以祛风、散寒、清热之品。

项目二　常用化湿药

广藿香

Guanghuoxiang

为唇形科植物广藿香的地上部分。夏秋季枝叶茂盛时采割。切段生用。

【处方用名】藿香、藿香叶、藿香梗。

【性味归经】辛，微温。归脾、胃、肺经。

【功效】化湿，止呕，解暑。

【应用】

1. 湿阻中焦　本品气味芳香，为芳化湿浊要药。因其性微温，多用于寒湿困脾所致的脘腹痞闷，少食作呕，神疲体倦等，常与苍术、厚朴同用，如不换金正气散。

2. 呕吐　本品既能化湿，又能和中止呕，尤宜于湿浊中阻之呕吐，可单用，或配伍半夏。通过配伍，可用于寒湿、湿热、妊娠、胃虚多种呕吐。

3. 暑湿，湿温初起　治暑月外感风寒，内伤生冷所致恶寒发热，头痛脘闷，呕恶吐泻，常配伍紫苏、厚朴等，如藿香正气散。

【用法用量】煎服，5～10g。鲜品加倍。

【使用注意】阴虚血燥者不宜用。

苍　术

Cangzhu

为菊科多年生草本植物茅苍术或北苍术的干燥根茎。春、秋二季采挖，晒干。切片，生用、麸炒或米泔水炒用。

【处方用名】苍术、麸炒苍术、焦苍术。

【性味归经】辛，苦，温。归脾、胃、肺经。

【功效】燥湿健脾，祛风散寒，明目。

【应用】

1. 湿阻中焦，痰饮，水肿　本品芳香燥烈，祛湿力强，尤宜于寒湿较重者。治湿阻中焦所致的脘腹胀闷，呕恶食少，吐泻乏力，舌苔白腻等症，常配陈皮、厚朴，如平胃散；若脾虚湿聚、水湿内停之痰饮或外溢的水肿，同茯苓、猪苓、泽泻同用，如胃苓汤；

若湿热或暑湿证，则可与黄芩、黄连等清热燥湿药同用。

2. 风湿痹证　本品内燥湿浊，外散风湿，故痹证湿胜，肢麻沉重疼痛者尤宜，常配独活、薏苡仁等；若湿热痹痛，可配石膏、知母等，如白虎加苍术汤；若湿热痿证，配黄柏、薏苡仁、牛膝，即四妙散。

3. 风寒夹湿表证　本品兼发汗解表，尤宜于风寒表证夹湿者，常配羌活、白芷等。

4. 夜盲症及眼目昏涩　可单用，或与羊肝、猪肝蒸煮同食。

【用法用量】煎服，5～10g。

【使用注意】阴虚内热，气虚多汗者忌用。

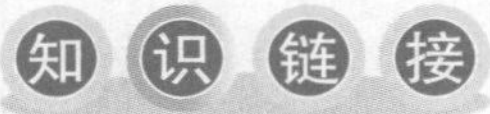

薰苍术能预防流感

苍术是一味健脾燥湿的常用药。现代药理研究发现，苍术能抗病毒。取苍术15～25g，不加锅盖加水煎煮约半小时，可杀灭空气中的病毒。

厚　朴
Houpo

为木兰科植物厚朴或凹叶厚朴的干燥干皮、根皮及枝皮。4～6月剥去，根皮及枝皮直接阴干，干皮置沸水中微煮后堆置阴湿处，“发汗”至内表面变紫褐色或棕褐色时，蒸软取出，卷成筒状，干燥。切丝，姜制用。

【处方用名】厚朴、川朴、姜厚朴。

【性味归经】辛，苦，温。归脾、胃、肺、大肠经。

【功效】燥湿消痰，下气除满。

【应用】

1. 脘腹胀满　本品即可消有形实满，又可散无形实满，为消除胀满要药。治湿阻中焦、脾胃气滞所致的脘腹胀满、腹痛呕逆，常配伍苍术、陈皮，如平胃散。大便秘结，腹满胀痛，常配伍大黄、枳实，如厚朴三物汤、大承气汤、小承气汤。

2. 痰饮喘咳，梅核气　若痰饮阻肺，肺气不降，咳喘胸闷者，可配苏子、陈皮，如苏子降气汤；若宿有喘病，因外感风寒而发者，配伍桂枝、杏仁，如桂枝加厚朴杏子汤；若痰凝气滞所致梅核气，与半夏、茯苓同用，如半夏厚朴汤。

【用法用量】煎服，3～10g。或入丸散。

【使用注意】本品苦温燥湿，易耗气伤津，故气虚津亏者及孕妇慎用。

【附药】

厚朴花　为本植物的干燥花蕾。味苦，性微温。善于理气宽中，芳香化湿，其功似厚朴而力缓，主治脾胃湿阻气滞之胸腹胀满疼痛，纳少苔腻等证。用量3～9g。

砂　仁

Sharen

为姜科植物阳春砂、绿壳砂或海南砂的干燥成熟果实。于夏、秋间果实成熟时采收，晒干或低温干燥。用时打碎，生用。

【处方用名】砂仁、缩砂仁、阳春砂。

【性味归经】辛，温。归脾、胃、肾经。

【功效】化湿行气，温中止泻，安胎。

【应用】

1. 湿阻中焦，脾胃气滞　本品化湿醒脾、行气温中之效均佳，为醒脾调胃要药。湿阻或气滞所致之脘腹胀痛等脾胃不和诸证常用。尤其是寒湿气滞者最为适宜，常配厚朴、枳实等药物；脾虚兼气滞腹胀，可与人参、茯苓同用，如香砂六君子汤。

2. 脾胃虚寒吐泻　单用研末吞服，或配伍附子、干姜等温中之品。

3. 气滞妊娠恶阻及胎动不安　若妊娠呕逆不能食，可单用，如缩砂散；若气血不足，胎动不安者，与人参、白术等同用，如泰山磐石散。

【用法用量】煎服，3～6g，入汤剂宜后下。

【使用注意】阴虚血燥者慎用。

豆　蔻

Doukou

为姜科植物白豆蔻或爪哇白豆蔻的干燥成熟果实。于秋季果实由绿色转成黄绿色时采收，晒干生用，用时捣碎。

【处方用名】豆蔻、白豆蔻。

【性味归经】辛，温。归肺、脾、胃经。

【功效】化湿行气，温中止呕。

【应用】

1. 湿阻中焦及脾胃气滞证　本品可化湿行气，常与藿香、陈皮等同用；若脾虚湿阻气滞之胸腹虚胀，食少无力者，常与黄芪、白术、人参等同用。另外，本品辛散入肺而宣化湿邪，故还常用于湿温初起，胸闷不饥证。

2. 呕吐　本品能行气宽中，温胃止呕。尤以胃寒湿阻气滞呕吐最为适宜。

【用法用量】煎服，3～6g。入汤剂宜后下。

【使用注意】阴虚血燥者慎用。

其他化湿药见表13－1。

表13－1 其他化湿药

药名	性味归经	功效	主治	用法用量
佩兰	辛，平 归脾、胃、肺经	化湿，解暑	湿阻中焦，口中甜腻 暑湿，湿温初起	煎服，5～10g 鲜品加倍
草豆蔻	辛，温 归脾、胃经	燥湿行气 温中止呕	寒湿中阻证 寒湿呕吐	煎服，3～6g 宜后下
草果	辛，温 归脾、胃经	燥湿温中 除痰截疟	寒湿中阻证 疟疾	煎服，3～6g

复习思考

一、选择题

（一）单项选择题

1. 化湿药入汤剂应（　　）

A. 另煎　B. 先煎　C. 后下　D. 包煎　E. 久煎

2. 广藿香尤宜用于（　　）

A. 胃寒呕吐　B. 湿浊呕吐　C. 胃虚呕吐　D. 胃热呕吐　E. 食积呕吐

3. 善燥湿下气除满，为消除胀满要药的是（　　）

A. 广藿香　B. 苍术　C. 砂仁　D. 厚朴　E. 豆蔻

4. 功能祛风散寒、明目的化湿药是（　　）

A. 佩兰　B. 砂仁　C. 厚朴　D. 广藿香　E. 苍术

（二）多项选择题

1. 厚朴的功效是（　　）

A. 燥湿　B. 补脾　C. 平喘　D. 下气　E. 除胀

2. 具有安胎作用的药物是（　　）

A. 藿香　B. 苍术　C. 砂仁　D. 紫苏　E. 黄芩

二、简答题

1. 简述化湿药的适用范围、使用注意。
2. 比较下列药物功效与主治的异同点：苍术与厚朴、砂仁与豆蔻、广藿香与佩兰。

扫一扫，知答案

模块十四

利水渗湿药

扫一扫，看课件

【学习目标】

1. 掌握利水渗湿药的适应范围和使用注意，以及茯苓、薏苡仁、车前子、茵陈、金钱草的性能、功效、应用。

2. 熟悉猪苓、泽泻、滑石、虎杖的功效、主治，以及薏苡仁、车前子、滑石、海金沙的用法。

3. 了解其他利水渗湿药的功效。

项目一　利水渗湿药基础

【概念】凡能通利水道，渗泄水湿，治疗水湿内停病证为主的药物，称为利水渗湿药。

【功效】利水消肿，利尿通淋，利湿退黄等功效。

【适应病证】用于小便不利、水肿、泄泻、痰饮、淋证、黄疸、湿疹、带下、湿温等水湿所致的各种病证。

【性能特点及分类】

1. 性能特点　味多甘淡，"淡能渗湿"，主入膀胱、小肠经，偏于下行。能通利小便，使体内水湿饮浊从小便排出。

2. 分类　根据药物作用特点及临床应用不同，利水渗湿药分为利水消肿药、利尿通淋药和利湿退黄药三类。

（1）利水消肿药：主治水湿内停之水肿、小便不利，以及泄泻、痰饮等证。

（2）利尿通淋药：主治小便短赤，热淋，血淋，石淋及膏淋等证。

（3）利湿退黄药：主治湿热黄疸。

【使用注意】易耗伤津液，对阴亏津少、肾虚遗精遗尿者，宜慎用或忌用，有些药物有较强的通利作用，孕妇应慎用。

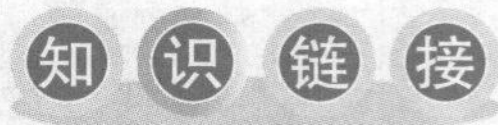

知识链接

常用利水渗湿药歌诀

利水渗湿通水道，水肿淋痛黄疸愈。利水消肿茯苓薏，猪苓泽泻香加皮。

利尿通淋车前子，木通通草瞿滑石，地肤海金沙石韦，萹蓄萆薢冬葵子。

退黄金钱草茵陈，虎杖地耳草垂盆。

项目二　利水消肿药

本类药物味多甘淡，性平或微寒，淡能渗利水湿，服药后能使小便通畅，排除水饮，消除水肿，具有利水消肿作用。用于水湿内停之水肿、小便不利、泄泻、痰饮等证。

茯　苓

Fuling

为多孔菌科真菌茯苓的干燥菌核。寄生于松科植物赤松或马尾松等树根上。多于7～9月采挖，挖出后除去泥沙，堆置“发汗”后，摊开晾至表面干燥，再“发汗”，反复数次至现皱纹、内部水分大部散失后，阴干，称为“茯苓个”。取之浸润后稍蒸，及时切片，晒干；或将鲜茯苓按不同部位切制，阴干，分别称“茯苓块”和“茯苓片”。生用。

【处方用名】茯苓、云苓。

【性味归经】甘、淡，平。归心、肺、脾、肾经。

【功效】利水渗湿，健脾，宁心。

【应用】

1. 水肿　味淡能渗能利，利水又能健脾，为利水消肿要药。可用治寒热虚实各种水肿。治疗水湿内停之水肿、小便不利，配伍猪苓、泽泻等，如五苓散；治脾肾阳虚水肿，与附子、白术同用，如真武汤；用于水热互结伤阴之小便不利、水肿，配阿胶、泽泻等药，如猪苓汤。

2. 痰饮　健脾又能渗泄水湿，使湿无所聚，痰无由生，以治生痰之源。用治痰饮之目眩心悸，配以桂枝、白术等，如苓桂术甘汤；若饮停于胃而呕吐者，与半夏、生姜同用，如小半夏加茯苓汤。

3. 脾虚泄泻　本品能健脾渗湿而止泻，尤宜于脾虚湿盛泄泻，配伍山药、薏苡仁等，如参苓白术散；治疗脾胃虚弱，食少便溏，如四君子汤。

4. 心悸，失眠　能益心脾而宁心安神。常用治心脾两虚、气血不足之心悸、失眠、食少、便溏，如归脾汤；治心气虚，不能藏神，惊恐而不安卧者，如安神定志丸。

【用法用量】煎服，9～15g。

【使用注意】虚寒精滑者忌服。服药时忌醋。

【附药】

1. 茯苓皮　为茯苓菌核的黑色外皮。性味归经同茯苓。功能利水消肿。长于行皮肤水湿，多用治皮肤水肿。用量15～30g。

2. 茯神　为茯苓菌核中间带有松根的部分。性味归经同茯苓。功能宁心安神，专治心神不安、惊悸、健忘等。用量同茯苓。

薏苡仁
Yiyiren

为禾本科植物薏苡的干燥成熟种仁。秋季果实成熟时采割植株，晒干，打下果实，再晒干，除去外壳、黄褐色种皮及杂质，收集种仁。生用或炒用。

【处方用名】薏苡仁、苡仁、苡米、米仁。

【性味归经】甘、淡，凉。归脾、胃、肺经。

【功效】利水渗湿，健脾，除痹，清热排脓。

【应用】

1. 水肿，小便不利，脚气　本品既利水消肿，又健脾补中。常用于脾虚湿盛之水肿腹胀，小便不利，多与茯苓、白术、黄芪同用；治水肿喘急，可与郁李仁汁煮饭服食；治脚气浮肿可与防己、木瓜、苍术同用。

2. 脾虚泄泻　尤宜治脾虚湿盛之泄泻，可与山药、白术同用，如参苓白术散。

3. 湿痹拘挛　本品能渗湿除痹，舒筋脉。常用治湿痹而筋脉挛急疼痛者，与独活、防风、苍术同用，如薏苡仁汤；治风湿久痹，筋脉挛急，可用薏苡仁煮粥服，如薏苡仁粥；本品药性偏凉，能清热利湿，配杏仁、白豆蔻、滑石，可治湿温初起或暑湿邪在气分，头痛恶寒，胸闷身重等，如三仁汤。

4. 肺痈，肠痈　本品清肺肠之热，排脓消痈。

【用法用量】煎服，9～30g。清利湿热宜生用，健脾止泻宜炒用。

【使用注意】津液不足者慎用。

猪苓
Zhuling

为多孔菌科真菌猪苓的干燥菌核。寄生于桦树、枫树、柞树的根上。春秋二季采挖，去泥沙，晒干。切片入药，生用。

【处方用名】猪苓、粉猪苓。

【性味归经】甘、淡，平。归肾、膀胱经。

【功效】利水渗湿。

【应用】

水肿，小便不利，泄泻　本品利水作用强于茯苓，用于水湿停滞的各种水肿，单味应用即可。治疗水湿内停所致之水肿、小便不利，常与泽泻、茯苓、白术等同用，如四苓散；治肠胃寒湿，濡泻无度，常与肉豆蔻、黄柏同用，如猪苓丸。本品药性沉降，善通利水道，配生地黄、滑石、木通等，治热淋，小便不通，淋沥涩痛，如十味导赤汤。

【用法用量】煎服，6～12g。

【使用注意】无水湿停聚者忌服。

泽　泻
Zexie

为泽泻科植物泽泻的干燥块茎。冬季茎叶开始枯萎时采挖，洗净，干燥，除去须根及粗皮，以水润透切片，晒干。麸炒或盐水炒用。

【处方用名】泽泻、建泽泻。

【性味归经】甘，寒。归肾、膀胱经。

【功效】利水消肿，渗湿，泄热。

【应用】

1. 水肿，小便不利，泄泻　本品利水作用较强，治疗水湿停蓄之水肿，小便不利，常和茯苓、猪苓、桂枝配用，如五苓散；泽泻能利小便而实大便，治脾胃伤冷，水谷不分，泄泻不止，与厚朴、苍术、陈皮配用，如胃苓汤；本品泻水湿，行痰饮，常治痰饮停聚、清阳不升之头目昏眩，配白术同用，如泽泻汤。

2. 淋证，遗精　本品既能清膀胱之热，又能泄肾经之虚火，下焦湿热尤为适宜。治湿热淋证，可配用木通、车前子等。也可治疗肾阴相对不足，相火偏亢之遗精、潮热，常配伍熟地黄、山茱萸等，如六味地黄丸。

【用法用量】煎服，5～10g。

项目三　利尿通淋药

本类药物性味多苦寒，或甘淡而寒。苦能降泄，寒能清热，走下焦，尤能清利下焦湿热，以利尿通淋为主要作用。主要用于小便短赤，热淋，血淋，石淋及膏淋等证。

车 前 子

Cheqianzi

为车前科植物车前或平车前的干燥成熟种子。夏、秋二季种子成熟时采收果穗。晒干，搓出种子，除去杂质。生用或盐水炙用。

【处方用名】车前子、炒车前子、盐车前子。

【性味归经】甘，寒。归肝、肾、肺、小肠经。

【功效】利尿通淋，渗湿止泻，明目，祛痰。

【应用】

1. 淋证，水肿　本品利水又能清热。治疗湿热下注膀胱之小便淋沥涩痛，多与瞿麦、滑石等同用，如八正散；治肾阳不足，腰重脚肿，多与牛膝、熟地黄等同用，如济生肾气丸。

2. 泄泻　本品能分清浊而止泻，即利小便以实大便。尤宜于小便不利之水泻，可单用本品研末，米饮送服。

3. 虚实目疾　本品善清肝热而明目，可治目赤涩痛；治肝肾阴亏，两眼昏花，可与菟丝子、熟地黄同用，如驻景丸。

4. 痰热咳嗽　多与浙贝母、枇杷叶等清肺化痰药同用。

【用法用量】煎服，9～15g，包煎。

【使用注意】肾虚精滑者慎用。

【附药】

车前草　为车前的全草。性能功用与车前子相似，兼有清热解毒功效。多用于热毒痈肿，内服或用鲜草捣烂外敷。用量10～20g。鲜品加倍。外用适量。

车前子的用法

车前子是细小的种子，不易滤净，且易糊锅。传统认为，车前子入汤剂宜用纱布包煎。由于其富含黏液质，易致纱布网眼通透性变弱，水液不易渗透药物，导致药物有效成分难以溶出，故有些医家主张车前子入煎剂宜炒黄研末冲服。

滑 石

Huashi

为硅酸盐类矿物滑石族滑石，主要成分为含水硅酸镁［Mg_3·（Si_4O_{10}）·（$OH)_2$］，全年可采。采挖后，除去泥沙及杂石，洗净，砸成碎块，研粉用，或水飞晾干用。

【处方用名】滑石、飞滑石。

【性味归经】甘、淡，寒。归膀胱、肺、胃经。

【功效】利尿通淋，清热解暑，祛湿敛疮。

【应用】

1. 热淋，石淋，尿热涩痛　本品能清膀胱湿热而通利水道，是治湿热淋证常用药。治湿热下注之小便不利，热淋及尿闭，常与木通、车前子同用，如八正散；也可用于石淋，多与金钱草、海金沙等配用。

2. 暑湿，湿温　本品既能利水湿，又能解暑热，是治暑湿常用药。治暑热烦渴，小便短赤，配伍甘草，即六一散；治湿温初起及暑温夹湿，头痛恶寒，身重胸闷等，配伍白蔻仁、杏仁、薏苡仁等，如三仁汤。

3. 湿疮，湿疹，痱子　本品外用有清热收湿敛疮作用。

【用法用量】煎服，10～20g。宜先煎、包煎。外用适量。

【使用注意】脾虚、热病伤津及孕妇忌用。

川木通

Chuanmutong

为毛茛科植物小木通或绣球藤的干燥藤茎。春、秋二季采收。除去粗皮，晒干，或趁鲜切薄片，晒干。生用。

【性味归经】苦，寒。归心、小肠、膀胱经。

【功效】利尿通淋，清心除烦，通经下乳。

【应用】

1. 热淋涩痛，水肿　本品能利水消肿，下利湿热，使湿热之邪下行从小便排出。治膀胱湿热，小便短赤，淋沥涩痛，常与车前子、滑石等利尿通淋药同用；治水肿，多配茯苓、猪苓等利水消肿药同用。

2. 口舌生疮，心烦尿赤　常与生地黄、淡竹叶、甘草等配伍，治心火上炎之口舌生疮，或心火下移之心烦尿赤。

3. 经闭乳少　用治血瘀经闭，可与红花、桃仁、川牛膝等活血通经药同用；治乳汁短少或不通，可与猪蹄炖服，或与王不留行、穿山甲等通经下乳药同用。

4. 湿热痹痛　本品通经脉以除痹痛，尤宜治湿热痹证见关节红肿热痛者，可与防己、桑枝、络石藤等祛风除湿、清热通络之品同用。

【用法用量】煎服，3～6g。

【附药】

木通　为木通科植物木通、三叶木通或白木通的干燥藤茎。性味苦、寒。归心、小肠、膀胱经。功能利尿通淋，清心除烦，通经下乳。用于胸中烦热，喉痹咽痛，尿赤，五淋，水肿，周身挛痛，经闭乳少等。煎服，3～6g。为古代用品种，目前药材资源少。临床以川木通为主。

其他利尿通淋药见表14－1。

表14－1　其他利尿通淋药

药名	性味归经	功效	主治	用法用量
瞿麦	苦，寒 归心、小肠、膀胱经	利尿通淋 活血通经	淋证 闭经，月经不调	煎服，10～15g 孕妇慎用
地肤子	甘，寒 归膀胱、小肠经	利尿通淋 清热利湿 杀虫止痒	淋证 阴痒带下，风疹，湿疹	煎服，10～15g 外用适量
海金沙	辛，温 归脾、胃、肾经	利尿通淋 止痛	淋证，善治尿道疼痛，诸淋涩痛要药 水肿	煎服，6～15g；宜包煎 肾阴亏虚者慎用
萆薢	苦，平 归肾、胃经	利湿去浊 祛风除痹	膏淋，白浊 风湿痹痛	煎服，10～15g 肾阴亏虚遗精者慎服
石韦	甘、苦，微寒 归肺、膀胱经	利尿通淋 清肺止咳 凉血止血	血淋，石淋，热淋 肺热喘咳 血热出血	煎服，6～12g
萹蓄	苦，微寒 归膀胱经	利尿通淋 杀虫止痒	淋证 湿疹，阴痒	煎服，10～15g；鲜品加倍。脾虚者慎用
通草	甘、淡，微寒 归肺、胃经	清热利尿 通气下乳	湿热淋，水肿尿少 产后乳汁不下	煎服，3～5g 孕妇慎用

项目四　利湿退黄药

本类药物性味多苦寒，主入脾、胃、肝、胆经。苦寒则清泄湿热，故以利湿退黄为主要作用，主要用于湿热黄疸，症见目黄、身黄、小便黄等。临证须根据湿热轻重而选择适当的配伍。若配伍温里药、化湿药，亦可用于寒湿黄疸。

茵　陈
Yinchen

为菊科植物滨蒿或茵陈蒿的干燥地上部分。春季幼苗高6～10cm时采收或秋季花蕾长成时采割。春季采收的习称“绵茵陈”，秋季采割的称“茵陈蒿”。除去杂质及老茎，晒干。生用。

【处方用名】茵陈、绵茵陈

【性味归经】苦、辛，微寒。归脾、胃、肝、胆经。

【功效】利湿退黄，解毒疗疮。

【应用】

1. 黄疸　本品善清利脾胃肝胆湿热，使之从小便而出，为治黄疸要药。用治湿热黄疸，常与栀子、大黄同用，如茵陈蒿汤；治黄疸湿重于热者，可配伍茯苓、猪苓，如茵陈五苓散；治脾胃寒湿郁滞，阳气不得宣通之阴黄，多与附子、干姜同用，如茵陈四逆汤。

2. 湿疮瘙痒　本品有解毒疗疮之功，治湿热内蕴之湿疮瘙痒，可煎汤外洗，或配伍黄柏、苦参等。

【用法用量】煎服，6～15g。外用适量。煎汤熏洗。

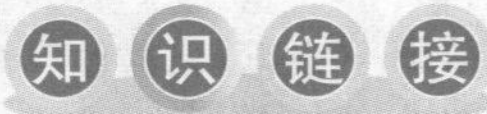

茵陈药力与时令

茵陈蒿经冬不死，春天陈根再生，至夏其苗变为蒿子，故名因陈、茵陈、茵陈蒿。其嫩苗可以蒸食，长大后入药。阴历三月是阳气上升、百草发芽的时机，三月的茵陈蒿药力最强，故有“三月茵陈四月蒿，传于后人切记牢。三月茵陈治黄痨（黄痨指黄疸伴有形体消瘦），四月青蒿（此处的青蒿指青色的茵陈蒿）当柴烧”的名言绝句。

金钱草

Jinqiancao

为报春花科植物过路黄的干燥全草。江南各省均有分布。夏、秋二季采收。除去杂质，晒干，切段生用。

【处方用名】金钱草、大金钱草

【性味归经】甘、咸，微寒。归肝、胆、肾、膀胱经。

【功效】利湿退黄，利尿通淋，解毒消肿。

【应用】

1. 湿热黄疸　本品能清肝胆之火，除下焦湿热，而能清热利湿退黄，为治湿热黄疸良药，常与茵陈、栀子、大黄同用。

2. 石淋，热淋　本品善消结石，尤宜于石淋。治石淋，可用单用大剂量煎汤代茶饮，或配伍海金沙、鸡内金等；还能清肝胆湿热，消胆石，治肝胆结石，如利胆排石片。

【用法用量】煎服，15～60g。鲜品加倍。外用适量。

【附药】

1. 连钱草　为唇形科植物活血丹的干燥地上部分。性味微苦、微寒。归肝、肾、膀胱经。功能利湿通淋，清热解毒，散瘀消肿。用于热淋，石淋，湿热黄疸，疮痈肿痛，跌打损伤。15～30g，煎服。外用适量，煎汤洗。

2. 广金钱草　为豆科植物广金钱草的干燥地上部分。性味甘、淡、凉。归肝、胃、膀胱经。功能利湿退黄，利尿通淋。用于热淋、砂淋、石淋、小便涩痛、水肿尿少、黄疸、尿赤、尿路结石。内服：煎汤，25～50g（鲜用50～100g）。外用：捣敷。

虎　杖

Huzhang

为蓼科植物虎杖的干燥根茎和根。春秋二季采挖，除去须根，洗净，趁新鲜切短段或厚片，晒干。生用或鲜用。

【处方用名】虎杖、虎杖根、花斑竹。

【性味归经】微苦，微寒。归肝、胆、肺经。

【功效】利湿退黄，清热解毒，散瘀止痛，止咳化痰。

【应用】

1. 湿热黄疸，淋浊，带下　治湿热黄疸，可单用本品煎服即效，可与茵陈、黄柏、栀子配伍；治湿热蕴结膀胱之小便涩痛，淋浊、带下，单用即效，亦可配伍车前子、滑石等药。

2. 水火烫伤，痈肿疮毒，毒蛇咬伤　本品入血分，能凉血清热解毒。治水火烫伤，可单用研末，香油调敷，亦可与地榆、冰片共研末，调敷患处；治痈肿疮毒，常配伍金银花、蒲公英等；治毒蛇咬伤，可取鲜品捣烂敷患处，或煎浓汤内服。

3. 经闭，癥瘕，跌打损伤　本品有活血散瘀止痛之功，可用治血瘀诸证。

4. 肺热咳嗽　本品既能苦降泄热，又能化痰止咳，治肺热咳嗽，可配伍黄芩、杏仁等。

此外，本品尚能泻热通便，可用于热结便秘。

【用法用量】煎服，10～15g。外用适量，制成煎液或油膏涂敷。

【使用注意】孕妇慎用。

其他利湿退黄药见表14－2。

表14－2 其他利湿退黄药

药名	性味归经	功效	主治	用法用量
垂盆草	甘、淡、凉 归肝、胆、小肠经	利湿退黄 清热解毒	黄疸 痈肿疮疡，喉痛，蛇伤，烫伤	煎服，15～30g 外用适量

复习思考

一、选择题

（一）单项选择题

1. 车前子止咳，是由于它能（　　）

A. 清肺　B. 宣肺　C. 敛肺　D. 润燥　E. 降气

2. 治疗淋证的常用药是（　　）

A. 茵陈　B. 地肤子　C. 海金沙　D. 薏苡仁　E. 猪苓

3. 金钱草的适应证不包括（　　）

A. 热淋、砂淋　B. 湿热黄疸　C. 肝胆结石

D. 恶疮肿毒　E. 肺热咳喘

4. 心烦尿赤、口舌生疮等症，宜首选（　　）

A. 绵萹蓄　B. 茯苓　C. 滑石　D. 木通　E. 金钱草

5. 功能利湿退黄，利尿通淋的药物是（　　）

A. 茵陈蒿　B. 金钱草　C. 茯苓　D. 车前子　E. 滑石

6. 茯苓与薏苡仁的共有功效，除利水渗湿外，还有（　　）

A. 清肺　B. 排脓　C. 除痹　D. 安神　E. 健脾

7. 脾虚水肿，首选（　　）

A. 泽泻　B. 茯苓皮　C. 猪苓　D. 茯苓　E. 车前子

（二）多项选择题

1. 茯苓常用治（　　）

A. 脾虚泄泻　B. 水肿　C. 痰饮目眩　D. 心悸　E. 失眠

2. 可用于产后乳汁不通的药物是（　　）

A. 萹蓄　B. 石韦　C. 瞿麦　D. 通草　E. 木通

3. 入汤剂宜包煎的药物是（　　）

A. 车前子　B. 泽泻　C. 滑石　D. 海金沙　E. 木通

二、简答题

1. 简述利水渗湿药的适用范围、使用注意。
2. 比较茯苓与猪苓的功效异同。

扫一扫，知答案

模块十五

温里药

扫一扫，看课件

【学习目标】

1. 掌握温里药的适用范围、注意事项，以及附子、干姜、肉桂、吴茱萸的性能、功效、应用。

2. 熟悉小茴香的功效、主治，以及附子、肉桂、吴茱萸、花椒的用法用量，附子、肉桂、丁香的使用注意。

3. 了解其他温里药的功效。

项目一 温里药基础

【含义】凡以温里祛寒为主要功效，主治里寒证的药物，称为温里药，又称祛寒药。

【功效】以温里祛寒、温经止痛为主要功效，部分药物兼有助阳、回阳、止呕等作用。

【适应病证】本类药主要用于里寒证。包括寒邪直中脾胃或脾胃虚寒所致的脘腹冷痛，呕吐泻利；肺寒痰饮所致的咳喘痰鸣，痰白清稀；寒侵肝脉之少腹冷痛，痛经，寒疝腹痛以及厥阴头痛；阳气衰弱，阴寒内盛，症见畏寒肢冷，面色苍白，腰膝冷痛，小溲清长，舌淡苔白；或亡阳证，症见四肢厥冷，脉微欲绝等。

【性能特点】温里药多味辛，性温热。辛能行、散，温能温通。主入脾、胃、肝、肾经。

【注意事项】温里药多辛热燥烈，应用不当易伤阴耗津，故热证、阴虚证者以及孕妇均当忌用或慎用。

常用温里药歌诀

温里散寒附姜桂，良姜小茴吴茱萸，花椒丁香里寒祛。

项目二　常用温里药

附　子
Fuzi

为毛茛科植物乌头的子根的加工品。6 月下旬至 8 月上旬采挖，除去母根、须根及泥沙，习称“泥附子”，加工成盐附子、黑顺片、白附片。

【处方用名】制附子、炮附片、黑顺片、淡附子、白附片、生附子。

【性味归经】辛、甘，大热。有毒。归心、肾、脾经。

【功效】回阳救逆，补火助阳，散寒止痛。

【应用】

1. 亡阳证　本品纯阳燥烈，上助心阳，中温脾阳，下补肾阳，为“回阳救逆第一品药”。用于亡阳证之四肢厥冷，脉微欲绝，常与干姜、炙甘草同用，如四逆汤。出血过多，气随血脱引起的手足厥冷、神疲脉微者，须与人参配伍。

2. 阳虚证　能温一身阳气，凡阳气虚衰、阴寒内盛证，均可用之。治肾阳不足、命火虚衰之畏寒肢冷、阳痿、尿频，多与肉桂、熟地黄等同用，如肾气丸；治脾肾阳虚之脘腹冷痛、大便溏泄，配伍人参、白术、干姜等，如附子理中丸；治阴寒水肿、小便不利，与白术、白芍、茯苓配伍，如真武汤；治心阳衰弱之心悸、气短自汗，可与人参、桂枝同用；治阳虚外感风寒，与麻黄、细辛同用，即麻黄细辛附子汤。

3. 寒痹证　本品能温通经络，散寒止痛，用治风寒湿痹，尤宜于寒痹痛剧者，常与桂枝、甘草同用，如甘草附子汤。

【用法用量】煎服，3～15g，宜先煎 0.5～1 小时，至口尝无麻辣感为度。

【使用注意】热证、阴虚阳亢及孕妇忌用。反半夏、瓜蒌、贝母、白蔹、白及。因有毒，内服必须炮制。若炮制、煎煮不当或内服过量，可引起中毒。

干　姜
Ganjiang

姜科植物姜的干燥根茎。冬季采收，切片，晒干或低温烘干。生用。

【处方用名】干姜、炮姜。

【性味归经】辛，热。归脾、胃、心、肺经。

【功效】温中散寒，回阳通脉，温肺化饮。

【应用】

1. 脾胃寒证 为温中散寒要药。治胃寒冷痛、呕吐，与高良姜同用，即二姜丸；治脾胃虚寒之呕吐泄泻、脘腹冷痛，与党参、白术、炙甘草同用，如理中丸。

2. 亡阳证 本品与附子相须为用，能增强回阳救逆作用，同时减缓附子毒性。

3. 寒饮喘咳 本品能温肺散寒化饮，用治寒饮咳喘之形寒背冷、痰多清稀，常与细辛、五味子、炙甘草等同用，如小青龙汤。

【用法用量】煎服，3～10g。

【使用注意】本品辛温燥烈，阴虚有热、血热妄行者忌用。

肉 桂

Rougui

樟科植物肉桂的干燥树皮。多于秋季剥取，阴干。生用。用时捣碎。

【处方用名】肉桂、官桂、桂心、玉桂、企边桂。

【性味归经】辛、甘，热。归脾、肾、心经。

【功效】补火助阳，引火归原，散寒止痛，温经通脉。

【应用】

1. 肾阳虚衰 本品辛甘大热，能补火助阳，为治肾阳不足要药，常与附子相须，并配伍山茱萸、山药等，如肾气丸；为治下元虚衰、虚阳上浮之要药，症见面赤、虚喘、汗出、心悸、失眠，多与山茱萸、五味子等同用。

2. 脾胃寒证 治寒邪内侵或脾胃虚寒之脘腹冷痛，呕吐泄泻，可研末冲服，或与干姜、高良姜同用。

3. 寒凝血滞之胸痹，痛经，寒疝腹痛，风湿痹痛，阴疽 本品能温通经脉，散寒止痛。治寒凝血滞经脉之闭经、痛经，常配当归、川芎、小茴香等，如少腹逐瘀汤。治风寒湿痹，常与独活、桑寄生、杜仲等同用，如独活寄生汤。

此外，对于久病气虚血少之证，在补养气血方剂中，加入少量肉桂，可鼓舞气血生长。

【用法用量】煎服，2～6g，宜后下。研末冲服，每次1～2g。

【使用注意】阴虚火旺，内有实热，有出血倾向者及孕妇慎用。不宜与赤石脂同用。

引火归原

引火原元中的“火”为肾虚后上浮的虚阳，“原”即肾。“引火归原”是指肉桂能使下元虚衰后上浮的虚阳回归原来所在处（肾），从而消除因元阳亏虚、虚阳上浮所致的面赤、虚喘、汗出、心悸、失眠等诸症。

吴茱萸
Wuzhuyu

芸香科植物吴茱萸、石虎或疏毛吴茱萸的干燥近成熟果实。生用，或甘草汤炙用。

【处方用名】吴茱萸、吴萸、制吴萸。

【性味归经】辛、苦，热。有小毒。归肝、脾、胃、肾经。

【功效】散寒止痛，降逆止呕，助阳止泻。

【应用】

1. 寒凝疼痛　本品主入肝经，能散寒、疏肝、止痛，为治肝寒气滞诸痛或中寒肝逆之要药。治厥阴头痛，呕吐涎沫，每与生姜、人参等同用，如吴茱萸汤；治寒疝腹痛，常与乌药、小茴香等同用；治妇女少腹冷痛、经行后期，可配伍桂枝、当归、川芎等药，如温经汤。

2. 胃寒呕吐　入胃能温中散寒、降逆止呕，治中焦虚寒之脘腹冷痛，呕吐泛酸，常配伍人参、生姜等，如吴茱萸汤；治肝火犯胃之胁痛口苦、呕吐吞酸，配伍黄连以清胃止呕，即左金丸。

3. 虚寒泄泻　能燥湿助阳止泻，治脾肾阳虚之五更泄泻，与补骨脂、肉豆蔻、五味子同用，即四神丸。

【用法用量】煎服，2～5g。外用适量。

【使用注意】本品不宜多服、久服。阴虚有热者忌用。

其他温里药见表15－1。

表15－1　其他温里药

药名	性味归经	功效	主治	用法用量
小茴香	辛、温 归肝、肾、脾、胃经	散寒止痛 理气和胃	寒疝腹痛，睾丸偏坠胀痛，少腹冷痛，痛经；脘腹胀痛	煎服，5～10g 外用适量
高良姜	辛，热 归脾、胃经	散寒止痛 温胃止呕	胃寒脘腹冷痛 胃寒呕吐	煎服，5～10g 研末服，每次3g
丁香	辛，温 归脾、胃、肾经	温中降逆 散寒止痛 温肾助阳	胃寒呕吐，呃逆 脘腹冷痛 肾虚阳痿宫冷	煎服，5～10g 畏郁金
花椒	辛，热 归脾、胃经	温中止痛 杀虫止痒	中寒腹痛，寒湿吐泻 虫积腹痛，湿疹瘙痒	煎服，3～6g 外用适量煎汤熏洗

复习思考

一、选择题

（一）单项选择题

1. “回阳救逆第一品药”是指（　　）

A. 附子　B. 干姜　C. 丁香　D. 吴茱萸　E. 小茴香

2. 具有回阳通脉、温肺化饮功效的药物是（　　）

A. 附子　B. 干姜　C. 肉桂　D. 吴茱萸　E. 丁香

3. 辛甘温热，善于引火归原的药物是（　　）

A. 附子　B. 干姜　C. 肉桂　D. 吴茱萸　E. 丁香

4. 附子入汤剂宜（　　）

A. 冲服　B. 后下　C. 先煎　D. 烊化　E. 另煎

5. 吴茱萸尤善治（　　）

A. 胃脘灼痛　B. 风湿痹痛　C. 厥阴头痛

D. 虫积腹痛　E. 脘腹冷痛

6. 具有温中降逆，温肾助阳功效的药物是（　　）

A. 附子　B. 干姜　C. 肉桂　D. 小茴香　E. 丁香

7. 患者，男，79 岁。久病卧床，现四肢厥逆，冷汗自出，舌淡苔白，脉微欲绝。宜选用（　　）

A. 附子、干姜　B. 附子、人参　C. 附子、肉桂

D. 吴茱萸、附子　E. 肉桂、吴茱萸

（二）多项选择题

1. 肉桂的功效是（　　）

A. 补火助阳　B. 引火归原　C. 散寒止痛　D. 温通经脉　E. 温中降逆

2. 具有温肾助阳功效的药物是（　　）

A. 附子　B. 肉桂　C. 吴茱萸　D. 丁香　E. 干姜

二、简答题

1. 简述温里药的适应证及使用注意。

2. 比较附子与肉桂、附子与干姜功效主治的异同。

3. 说出附子、肉桂、吴茱萸的使用注意事项。

扫一扫，知答案

模块十六
理气药

扫一扫，看课件

【学习目标】

1. 掌握理气药的适应范围、使用注意，以及陈皮、枳实、木香、香附的性味归经、功效、应用。

2. 熟悉青皮、川楝子、乌药、薤白的功效、主治，以及木香、檀香的用法，川楝子的使用注意。

3. 了解其他理气药的功效。

项目一 理气药基础

【概念】凡以疏理气机，治疗气滞或气逆证为主要作用的药物，称为理气药，又名“行气药”，其中作用特别强的称为“破气药”。

【功效】疏理气机，具有理气健脾、疏肝解郁、理气宽胸、行气止痛、破气散结等功效。

【适应病证】

1. 脾胃气滞所致的脘腹胀痛、嗳气吞酸、恶心呕吐、腹泻或便秘等。

2. 肝气郁滞所致的胁肋胀痛、抑郁不乐、疝气疼痛、乳房胀痛、月经不调等。

3. 肺气壅滞所致的胸闷胸痛、咳嗽气喘等。

【性能特点】

性味多辛、苦、温而芳香，辛能行，苦能泄，芳香走窜，性温能通行，故有疏理气机的功效。因肺主气，肝主疏泄，脾升胃降，故主要入肺、肝、脾、胃经。

【使用注意】

1. 理气药多气味芳香，入汤剂不宜久煎。

2. 本类药多辛温香燥，易耗气伤阴，气虚及阴亏者慎用。破气药孕妇忌用。

项目二　常用理气药

陈　皮
Chenpi

为芸香科常绿小乔木植物橘及其栽培变种的干燥成熟果皮。以陈久者为佳。切丝，生用。

【处方用名】陈皮、橘皮、广陈皮、新会皮。

【性味归经】苦、辛，温。归脾、肺经。

【功效】理气健脾，燥湿化痰。

【应用】

1. 脾胃气滞　寒湿中阻之气滞不畅者，用之尤为适宜，常与苍术、厚朴等同用，如平胃散；脾虚气滞者，可与党参、白术、茯苓等同用，如异功散；若脾胃气滞较甚，脘腹胀痛较剧者，与木香、枳实等同用，以增强行气止痛之功。

2. 湿痰、寒痰咳嗽　为治痰要药。治湿痰咳嗽，常与半夏、茯苓等同用，如二陈汤；寒痰咳嗽，常与细辛、干姜、五味子等同用，如苓甘五味姜辛汤。

3. 呕吐、呃逆　常与生姜、竹茹、大枣等同用，如橘皮竹茹汤。

【用法用量】煎服，3～10g。

【使用注意】本品辛温苦燥，助热伤津，舌赤少津、内有实热者需慎用。

【附药】

1. 橘核　为橘的种子。性味苦，平。归肝、肾经。功能理气，散结，止痛。用于疝气痛、睾丸肿痛，及乳房结块等证。用量3～10g，煎服。

2. 化橘红　为芸香科植物化州柚或柚的未成熟或近成熟的外层果皮。性味苦、辛，温。归肺、脾、胃经。功能燥湿化痰，理气宽中。用于痰多咳嗽、食积、脘腹胀痛等症。用量3～10g，煎服。

青　皮
Qingpi

为芸香科常绿小乔木植物橘及其栽培变种的幼果或未成熟果实的果皮。生用，或醋炙用。

【处方用名】青皮、四花青皮、个青皮、炒青皮、醋青皮。

【性味归经】苦、辛，温。归肝、胆、胃经。

【功效】疏肝破气，消积化滞。

【应用】

1. 肝气郁滞　治胁肋胀痛，常配柴胡、郁金、香附等；治乳房胀痛或结块，常与瓜蒌、香附、橘叶、浙贝母等同用；若寒疝腹痛，多与乌药、小茴香、木香等同用，如天台乌药散。

2. 食积气滞　本品消积散滞之力较强。治食积不化，胃脘胀痛，常与神曲、山楂、麦芽等同用，如青皮丸。

3. 癥瘕积聚、久疟痞块　本品能破气散结，对气滞血瘀所致的癥瘕积聚、久疟痞块等，多与三棱、莪术、郁金等同用。

【用法用量】煎服，3～10g。醋炙增强疏肝止痛功效。

【使用注意】本品性烈耗气，气虚及孕妇慎用。

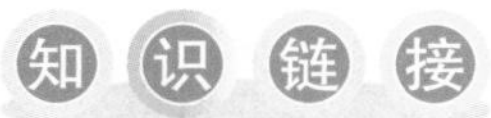

陈皮、青皮的比较

二者的不同可概括为："一老一嫩，一高一低，一缓一峻。"来源相同，但陈皮为成熟果皮，青皮为幼果或未成熟的果皮；陈皮主入脾、肺经，青皮主入肝、胆、胃经；陈皮力缓，长于理气健脾，燥湿化痰；青皮峻猛，长于疏肝破气，散结止痛。

枳　实
Zhishi

为芸香科植物酸橙及栽培变种或甜橙的干燥幼果。生用或麸炒用。

【处方用名】枳实、炒枳实。

【性味归经】苦、辛、酸，微寒。归脾、胃、大肠经。

【功效】破气消积，化痰除痞。

【应用】

1. 食积气滞，脘腹痞满　治饮食积滞，见脘腹胀满、嗳腐奇臭者，常配山楂、麦芽、神曲等，如曲麦枳术丸；若胃肠积滞，热结便秘，腹满胀痛者，则与大黄、芒硝、厚朴等同用，如大承气汤；治湿热泻痢、里急后重，多与黄芩、黄连同用，如枳实导滞丸。

2. 痰浊阻滞，胸痹，结胸　本品能行气化痰以消痞，破气除满而止痛，为治疗胃肠积滞及痰滞胸痞的要药。治胸阳不振、痰阻胸痹，常配薤白、桂枝、瓜蒌等，如枳实薤白桂枝汤；若痰热结胸，可与黄连、瓜蒌、半夏同用，如小陷胸加枳实汤；治心下痞满，食欲不振，可与半夏曲、厚朴等同用，如枳实消痞丸。

此外，本品尚可用于胃扩张、胃下垂、子宫脱垂、脱肛等，可单用，或配伍补中益气之品黄芪、白术等以增强疗效。

【用法用量】煎服，3～10g，大剂量可用至30g。炒后性较平和。

【使用注意】脾胃虚弱及孕妇慎用。

【附药】

枳壳　为芸香科植物酸橙及栽培变种的接近成熟之果实（去瓤），生用或麸炒用。性味、归经、功用及用量与枳实同，但作用较缓和，以行气宽中为主。用法、用量同枳实，脾胃虚弱者及孕妇慎用。

胸痹

多因寒邪内侵、饮食不当、情志失调等致胸阳失运、心脉痹阻的病证。以胸部憋闷、疼痛，甚则胸痛彻背，短气，喘息不得卧等为主要表现。

木　香

Muxiang

为菊科多年生高大草本植物云木香、川木香的根。生用或煨用。

【处方用名】木香、广木香、云木香、川木香、煨木香。

【性味归经】辛、苦，温。归脾、胃、大肠、胆、三焦经。

【功效】行气止痛，健脾消食。

【应用】

1. 脾胃气滞　本品为行气调中止痛的要药。治脾胃气滞。脘腹胀痛，常配枳壳、川楝子、延胡索等同用；若脾胃气滞。脘腹胀满，食少便溏，常配党参、白术、陈皮等同用，如香砂六君子汤；若食积气滞，常配山楂、青皮等同用，如匀气散。

2. 大肠气滞　本品为湿热泻痢里急后重之要药，常与黄连配伍，如香连丸；若食积内停致脘腹胀痛、大便秘结或泻而不爽，可与槟榔、青皮、大黄等同用，如木香槟榔丸。

3. 肝胆气滞　腹痛，胁痛，黄疸，常与郁金、大黄、茵陈等同用。

此外，木香常用于补益剂中，以醒脾开胃，使补益药补而不滞，如归脾汤。

【用法用量】煎服，3～10g。行气滞宜生用，止泻痢宜煨用。

【使用注意】本品辛温香燥，凡阴虚火旺者慎用。

香 附

Xiangfu

为莎草科植物莎草的根茎。生用，或醋炙用。用时碾碎。

【处方用名】香附、醋香附、香附米。

【性味归经】辛、微苦、微甘，平。入肝、脾、三焦经。

【功效】疏肝解郁，理气宽中，调经止痛。

【应用】

1. 肝郁气滞　本品为疏肝解郁、行气止痛的要药。治肝气郁结之胁肋胀痛，常与柴胡、枳壳等同用，如柴胡疏肝散；若肝气犯胃，可与木香、佛手等同用；若寒凝气滞，胃脘疼痛，常与高良姜配伍，如良附丸；若寒疝腹痛，常与小茴香、乌药等同用。

2. 月经不调，痛经及乳房胀痛　本品为妇科调经要药。治月经不调、痛经，可单用或与柴胡、当归、白芍等配伍；若乳房胀痛或结块，常与柴胡、青皮、瓜蒌皮等同用。

3. 脾胃气滞　本品能消食下气，宽中除痞。用治脾胃气滞之胀痛、吞酸等，常与苏叶、砂仁、乌药同用，如缩砂香附汤。

【用法用量】煎服，6～12g。醋炙止痛力增强。

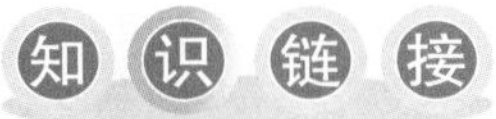

木香与香附的比较

二者均能理气止痛，宽中消食。然木香药性温燥，主入脾胃，善治脾胃气滞之食少、腹胀、泻痢里急后重，兼治胁痛、黄疸、疝气疼痛以及胸痹心痛，为理气止痛之要药；香附性质平和，主入肝经，以疏肝解郁、调经止痛见长，主治肝气郁结之胁肋胀痛、乳房胀痛、月经不调、癥瘕疼痛等，为妇科调经之要药。

川 楝 子

Chuanlianzi

为楝科植物川楝的干燥成熟果实。生用或炒用。用时打碎。

【处方用名】川楝子、炒川楝子、金铃子。

【性味归经】苦，寒。有小毒。归肝、胃、小肠、膀胱经。

【功效】疏肝泄热，行气止痛，杀虫疗癣。

【应用】

1. 肝郁化火诸痛　本品善于清肝火、泄郁热而理气止痛，为肝郁化火诸痛之要药，常与延胡索配伍，如金铃子散；若肝胃不和之胁肋作痛，多与柴胡、白芍等同用；若寒疝腹痛，可配小茴香、吴茱萸、木香等同用，如导气汤。

2. 虫积腹痛　常配槟榔、使君子等同用；此外，以本品烤黄研末，与猪板油或凡士林配成油膏外涂，可治头癣。

【用法用量】煎服，3～10g；外用适量。炒用寒性减低。

【使用注意】本品有毒，不宜过量或持续服用。

乌　药
Wuyao

为樟科灌木或小乔木植物乌药的根。晒干。生用或麸炒用。

【处方用名】乌药、台乌药、天台乌药。

【性味归经】辛，温。归肺、脾、肾、膀胱经。

【功效】行气止痛，温肾散寒。

【应用】

1. 寒凝气滞致胸腹诸痛　本品行气散寒止痛，可治三焦寒凝气滞诸痛。治胸腹胁肋闷痛，常与薤白、瓜蒌皮、郁金、延胡索等同用；治脘腹胀痛，可配伍木香、吴茱萸、枳壳等同用；治寒疝腹痛，常与青皮、小茴香、高良姜等同用，如天台乌药散；治行经腹痛，可与香附、当归、木香等同用，如乌药汤。

2. 尿频、遗尿　常配山药、益智仁等同用，如缩泉丸。

【用法用量】煎服，3～10g。

薤　白
Xiebai

为百合科多年生草本植物小根蒜和薤的地下鳞茎。晾干。生用。

【性味归经】辛、苦，温。入肺、胃、大肠经。

【功效】通阳散结，行气导滞。

【应用】

1. 胸痹　本品辛开苦降温通，能散阴寒凝滞，为治胸痹之要药。治寒痰阻滞、胸阳不振所致之胸痹证，常与瓜蒌、半夏、枳实等同用，如瓜蒌薤白半夏汤；若胸痹兼有血瘀阻滞，可与丹参、红花、赤芍等同用。

2. 胃肠气滞，泻痢里急后重　常与木香、枳实等同用；若湿热泻痢，可与黄芩、黄连等同用。

【用法用量】煎服，5～10g。

其他理气药见表 16－1。

表 16－1　其他理气药

药名	性味归经	功效	主治	用法用量
沉香	辛、苦，温 归脾、胃、肾经	行气止痛 温中止呕 纳气平喘	胸腹胀闷疼痛 胃寒呕吐呃逆 肾虚气逆喘急	煎服，1～5g，后下 或入丸散，每次 0.5～1g
檀香	辛，温 归脾、胃、心、肺经	行气止痛 散寒调中	寒凝气滞，胸腹冷痛，胃痛食少 冠心病，心绞痛	煎服，1～3g，宜后下 或入丸散
佛手	辛、苦，温 归肝、脾、胃、肺经	舒肝解郁 理气和中 燥湿化痰	肝郁气滞，胸胁胀痛 脾胃气滞胀痛 久咳痰多，胸闷胁痛	煎服，3～10g
荔枝核	辛、微苦，温 归肝、胃经	行气散结 散寒止痛	疝气痛，睾丸肿痛	煎服，5～10g；用时捣碎
大腹皮	辛，微温 归脾、胃、大肠、小肠经	行气宽中 利水消肿	脘腹闷胀，大便不爽 水肿，脚气，小便不利	煎服，5～10g
玫瑰花	甘、微苦，温 归肝、脾经	行气解郁 和血止痛	肝胃气痛，食少呕恶 月经不调，跌仆伤痛	煎服，3～6g
柿蒂	苦、涩，平 归胃经	降气止呃	呃逆证，为止呃要药	煎服，6～10g

复习思考

一、选择题

（一）单项选择题

1. 陈皮的功效是（　　）

A. 疏肝解郁，化湿止呕　　B. 理气健脾，燥湿化痰

C. 温肺化痰，行气止痛　　D. 温经散寒，行气活血

E. 理气调中，温肾纳气

2. 具有行气调中止痛功效的药物是（　　）

A. 柿蒂　B. 木香　C. 香附　D. 乌药　E. 薤白

3. 治疗肝气郁滞之胁肋作痛，食积不化，应选用的药物是（　　）

A. 青皮　B. 陈皮　C. 柴胡　D. 香附　E. 川楝子

4. 既能用于食积停滞，腹痛便秘，泻痢不畅，里急后重，又能用于痰浊阻塞气机，胸脘痞满的药物是（　　）

A. 枳实　B. 陈皮　C. 青皮　D. 香附　E. 木香

5. 功似枳实，但作用缓和，以行气宽中除胀为主的药物是（　　）

A. 佛手　B. 枳壳　C. 木香　D. 陈皮　E. 青皮

6. 常用于治疗肝气郁结所致月经不调的是（　）

A. 香附　B. 木香　C. 枳实　D. 橘皮　E. 川楝子

7. 治疗月经不调，伴有乳房胀痛，胁肋胀满，舌苔薄白，脉弦者，应首选（　　）

A. 木香　B. 香附　C. 当归　D. 红花　E. 川楝子

8. 患者，男，42 岁。胁肋胀痛，脘腹灼热疼痛，口苦，舌质红，脉弦数。用药应首选（　　）

A. 木香　B. 香附　C. 乌药　D. 佛手　E. 川楝子

（二）多项选择题

1. 善于疏肝解郁的药物是（　　）

A. 陈皮　B. 青皮　C. 枳实　D. 香附　E. 佛手

2. 能行气止痛的药物是（　　）

A. 香附　B. 木香　C. 青皮　D. 乌药　E. 枳实

二、简答题

1. 简述枳实、乌药的功效及应用。
2. 比较木香与香附、陈皮与青皮功用的异同点。
3. 在使用枳实、木香、川楝子时应注意什么？

扫一扫，知答案

模块十七

消食药

扫一扫，看课件

【学习目标】

1. 掌握消食药的适应范围、使用注意，以及山楂、莱菔子、鸡内金的性味归经、功效、应用。

2. 熟悉麦芽、神曲的功效、主治病证，以及鸡内金、麦芽的用法，麦芽、莱菔子的使用注意。

3. 了解其他消食药的功效。

项目一　消食药基础

【概念】凡以消化饮食积滞为主要功效的药物，称为消食药，又叫消导药。

【功效】消食化积、健脾开胃、和中等功效。

【适应病证】

食积停滞所致的脘腹胀满，嗳气泛酸，恶心呕吐，不思饮食，大便失常，以及脾胃虚弱、消化不良等证。

【性能特点】

多味甘、性平，主归脾、胃二经，味甘能缓、能和，可缓中焦之急、和脾胃，以促进食物的消化吸收。

【使用注意】

本类药物虽多数效缓，但仍不乏有耗气之弊，故气虚而无积滞者慎用。

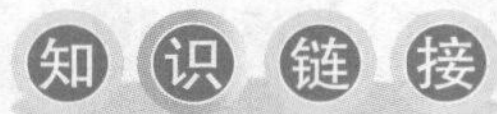

常用消食药歌诀

消食化积健脾胃，味甘性平和中强。山楂神曲谷麦芽，莱菔鸡内金中求。

项目二　常用消食药

山　楂
Shanzha

为蔷薇科落叶灌木或小乔木山里红或山楂的成熟果实。习称北山楂。秋季果实成熟时采收。晾干，切片，生用或炒用。

【处方用名】山楂、焦山楂、山楂炭。

【性味归经】酸、甘，微温。归脾、胃、肝经。

【功效】消食健胃，行气散瘀，化浊降脂。

【应用】

1. 肉食积滞　本品为消化油腻肉食之要药。治肉食积滞之脘腹胀满、嗳气吞酸、腹痛便溏者，单用煎服或常配莱菔子、神曲、麦芽等同用，如保和丸；若脾胃虚弱食滞，宜配伍党参、陈皮等同用，如健脾丸。

2. 泻痢及瘀阻腹痛　治泻痢腹痛，可用焦山楂水煎服，亦可与木香、槟榔、枳壳等同用；若疝气、睾丸肿痛，可与荔枝核、小茴香等同用；若产后瘀阻腹痛、恶露不尽，或痛经，可单用煎服或配当归、川芎、益母草等同用；若瘀滞胸胁疼痛，可与桃仁、红花、川芎等同用。

此外，临床常以生山楂用于冠心病、高血压病及高脂血症治疗。

【用法用量】煎服，9～12g。焦山楂多用于食积；山楂炭用于虚性泻痢及出血。

【使用注意】脾胃虚弱而无积滞者或胃酸分泌过多者慎服。

麦　芽
Maiya

为禾本科一年生草本植物大麦的成熟果实经发芽干燥而成。晒干。生用、炒黄或炒焦用。

【处方用名】麦芽、炒麦芽、焦麦芽。

【性味归经】甘，平。归脾、胃、肝经。

【功效】行气消食，健脾开胃，回乳消胀。

【应用】

1. 食积证　本品能促进淀粉性食物的消化，尤善米面薯芋食积。常配山楂、神曲、鸡内金等同用。治脾虚食少，食后腹胀者，可与白术、茯苓、陈皮等同用；若小儿乳食停滞，可单用本品煎服或研末，开水调服。

2. 断乳及乳汁郁积致乳房胀痛　单用生麦芽或炒麦芽120g（或生、炒麦芽各60g）煎服。

此外，本品又兼能疏肝解郁，用于肝郁胁痛或肝胃气痛，可与川楝子、柴胡等同用。

【用法用量】煎服，10～15g，回乳炒用60g。生麦芽偏消食健胃，疏肝理气；炒麦芽行气消食回乳，而焦麦芽偏于消食化滞。

【使用注意】哺乳期妇女不宜使用。

【附药】

谷芽　为禾本科植物粟的成熟果实经发芽而成。性味甘，温。归脾、胃经。功能消食和中、健脾开胃。用于食积证。消食作用似麦芽而力稍缓。用量10～15g，煎服。

神　曲

Shenqu

为面粉和其他药物混合后经发酵后加工制成。切块。生用或炒用。

【处方用名】神曲、炒神曲、焦神曲。

【性味归经】辛、甘，温。归脾、胃经。

【功效】消食和胃。

【应用】食积证。本品善消米面食积。治食滞脘腹胀满、食少纳呆、肠鸣腹泻者，可与山楂、麦芽、木香等同用；若脾胃虚弱食滞，宜配伍党参、陈皮等同用，如健脾丸。

本品又兼解表之功，故外感食滞者用之尤宜。

此外，凡丸剂中有金石、贝壳类药物者，可用本品糊丸以助消化。

【用法用量】煎服，6～15g。消食宜炒焦用。

莱菔子

Laifuzi

为十字花科一年生或二年生草本植物萝卜的成熟种子。晒干。生用或炒用，用时捣碎。

【处方用名】莱菔子、炒莱菔子、萝卜子。

【性味归经】辛、甘，平。归脾、胃、肺经。

【功效】消食除胀，降气化痰。

【应用】

1. 食积气滞　尤善行气消胀，为食积气滞证之主药。治食积气滞所致的脘腹胀满、嗳气吞酸、腹痛等，常与山楂、神曲、陈皮等同用，如保和丸；若食积泻痢，里急后重，可与木香、枳实等同用。

2. 咳喘痰多，胸闷食少　常与白芥子、苏子等同用，如三子养亲汤。

【用法用量】煎服，6～10g。生用涌吐风痰，炒用消食下气化痰。

【使用注意】本品辛散耗气，气虚及无食积、痰滞者慎用。亦不宜与人参同用。

鸡内金

Jineijin

雉科动物家鸡的砂囊内壁。晒干。生用或炒用。

【处方用名】鸡内金、炒鸡内金、醋鸡内金。

【性味归经】甘，平。归脾、胃、小肠、膀胱经。

【功效】消食健胃，涩精止遗，通淋化石。

【应用】

1. 饮食积滞，小儿疳积　本品有较强的消食化积作用，为消食运脾之要药，广泛用于各种食滞证。病情较轻者，单用研末服有效。若食积不化，脘腹胀满，可与山楂、麦芽、神曲等同用。治小儿脾虚疳积，可与白术、山药、使君子等同用。

2. 肾虚遗精，遗尿，砂石淋证及胆结石　治遗精，常与芡实、菟丝子、莲肉等同用；若遗尿，多与桑螵蛸、覆盆子等同用；砂石淋证及胆结石等，多配金钱草等同用。

【用法用量】煎服，3～10g；研末服，每次1.5～3g，研末服效果比煎剂好。

【使用注意】脾虚无积滞者慎用。

复习思考

一、选择题

（一）单项选择题

1. 善消化油腻肉食积滞的药物是（　　）

A. 山楂　　B. 麦芽　　C. 莱菔子　　D. 鸡内金　　E. 厚朴

2. 鸡内金具有的功效是（　　）

A. 除痰浊　　B. 化湿浊　　C. 行气血　　D. 化结石　　E. 散郁结

3. 既能消食除胀，又能降气化痰的药物是（　　）

A. 山楂　　B. 神曲　　C. 麦芽　　D. 鸡内金　　E. 莱菔子

4. 患者，女，26 岁。产后 20 天，乳房胀痛，乳漏不止，要求回乳。应选用的药物是（　　）

A. 炒麦芽　　B. 莱菔子　　C. 炒神曲　　D. 炒山楂　　E. 炒槟榔

5. 患者痰壅气逆，咳嗽喘逆，痰多胸闷，食少纳呆，苔白腻，脉滑，治疗宜选用（　　）

A. 山楂　　B. 莱菔子　　C. 神曲　　D. 鸡内金　　E. 麦芽

（二）多项选择题

1. 鸡内金的主治病症是（　　）

A. 饮食积滞　　B. 肾虚之遗精　　C. 泌尿系结石

D. 胸痹心痛　　E. 疝气痛

2. 焦三仙是指（　　）

A. 焦山楂　　B. 焦神曲　　C. 焦谷芽　　D. 焦麦芽　　E. 焦鸡内金

二、简答题

1. 治疗肉食积滞、面食积滞、食积气滞之要药各为何药？

2. 简述山楂的性味、功效及主治。

扫一扫，知答案

模块十八

驱虫药

【学习目标】

1. 掌握驱虫药的适用范围、使用注意，以及槟榔的性能、功效、应用。
2. 熟悉使君子、苦楝皮的功效、主治病证，以及槟榔的用法用量、使用注意。
3. 了解其他驱虫药的功效。

项目一　驱虫药基础

【概念】凡以驱除或杀灭寄生虫，治疗虫证为主要功效的药物，称为驱虫药。

【功效】驱虫或杀虫，或兼消积、行气、利水、润肠、止痒等功效。

【适应病证】

1. 肠道寄生虫病。可治疗蛔虫、蛲虫、绦虫、钩虫、姜片虫等所致的绕脐腹痛，时发时止，食欲不振或善饥多食，嗜食异物，时吐清涎，面生白斑，肛门瘙痒，甚则面色萎黄，形体消瘦，腹大青筋暴露、浮肿等症状。

2. 有些药物可配伍用于食积、水肿、小儿疳积、疥癣等证。

【性能特点】大多味苦，或甘、辛；主要入大肠、脾、胃经。部分药物有一定毒性。

【使用注意】

1. 应用驱虫药，应据寄生虫的种类、病人体质、病情，选用合适药物及恰当配伍。

2. 应用驱虫药常配伍泻下药以利于虫体排出。

3. 应用某些有毒性的驱虫药时要注意用法用量，以免中毒或损伤正气。年老体弱者及孕妇，更当慎用。

4. 驱虫药一般宜空腹服，便于药物发挥疗效。

常用驱虫药歌诀

使君槟榔苦楝皮，雷丸鹤虱与芜荑，榧子鹤芽南瓜子，驱杀肠虫功效奇。

项目二　常用驱虫药

槟　榔

Binlang

为棕榈科植物槟榔的干燥成熟种子。春末至初秋采收成熟果实，用水煮后，干燥，除去果皮，取出种子，干燥。浸透切片或捣碎用。

【处方用名】槟榔、大白、炒槟榔、焦槟榔、大腹子。

【性味归经】苦、辛，温；归胃、大肠经。

【功效】杀虫，消积，行气，利水，截疟。

【应用】

1. 多种肠道寄生虫病　本品对绦虫、钩虫、蛔虫、蛲虫、姜片虫等多种寄生虫均有驱杀作用，并能泻下而驱除虫体。尤对绦虫病疗效最佳，单用或与南瓜子同用；驱蛔虫、蛲虫，与使君子、苦楝皮同用；驱姜片虫，与乌梅、甘草同用。

2. 食积气滞，泻痢后重　善行气消积以导滞，兼缓泻而通便。多用焦槟榔与木香、青皮等同用，如木香槟榔丸。

3. 水肿，脚气肿痛　与商陆、泽泻等同用可治水肿；与木瓜、吴茱萸等同用以治寒湿脚气。

4. 疟疾　常与常山、草果等同用。

【用法用量】煎服，3～10g。驱绦虫、姜片虫，30～60g。生用力佳，炒用力缓；鲜者优于陈久者。

【使用注意】脾虚便溏或气虚下陷者忌用；孕妇慎用。

【附药】

焦槟榔　取槟榔片，清炒法，炒至焦黄色。性味苦、辛，温。归胃、大肠经。功能消食导滞。用于食积不消，泻痢后重。

使君子

Shijunzi

为使君子科植物使君子的干燥成熟果实。秋季果皮变紫黑时采收，除去杂质，干燥，用时去壳取仁，生用或炒香用。

【处方用名】使君子、使君子仁、炒使君子仁。

【性味归经】甘，温。归脾、胃经。

【功效】杀虫消积。

【应用】

1. 蛔虫病，蛲虫病　为治蛔虫要药，炒香单用嚼服或与苦楝皮、槟榔等同用；治蛲虫病，多与百部、槟榔等同用。

2. 小儿疳积　本品既驱虫，又健脾消积，为治疗小儿疳积之要药，常与槟榔、神曲等同用。

【用法用量】捣碎入煎剂，9～12g；炒香嚼服，6～9g。小儿每岁1～1.5粒，炒香嚼服，1日总量不超过20粒。空腹服用，每日1次，连服3日。

【使用注意】大量服用可致呃逆、眩晕、呕吐、腹泻等反应。若与热茶同服，亦易引起呃逆、腹泻，故服用时忌饮浓热茶。

苦楝皮

Kulianpi

为楝科植物楝或川楝的干燥树皮及根皮。全年可采，但以春、秋两季采收为宜。晒干，或除去粗皮晒干，鲜用或干品切片用。

【处方用名】苦楝皮、苦楝根皮。

【性味归经】苦，寒；有毒。归肝、脾、胃经。

【功效】杀虫，疗癣。

【应用】

1. 蛔虫病，蛲虫病，钩虫病　为作用较强的广谱驱虫药，治蛔虫可单用水煎，或制成煎膏、片剂、糖浆服用；或与使君子、槟榔等同用。蛲虫，与百部、乌梅同用浓煎灌肠；钩虫，与石榴皮同用煎服。

2. 疥癣瘙痒　单用本品研末，用醋或猪脂调涂患处。

【用法用量】煎服，3～6g。外用适量。

【使用注意】本品有毒，不宜过量或持续服用；孕妇及肝肾功能不全者慎用。有效成分难溶于水，需文火久煎。

其他驱虫药见表18－1。

表 18－1　其他驱虫药

药名	性味归经	功效	主治	用法用量
雷丸	微苦，寒 归胃、大肠经	杀虫消积	多种肠道寄生虫，尤以绦虫为佳 小儿疳积	入丸、散，15～21g；研末服，一次5～7g，饭后温开水调服，1日3次，连服3天
鹤虱	苦、辛，平 有小毒。归脾、胃经	杀虫消积	多种寄生虫病 小儿疳积	煎服，3～9g 孕妇、腹泻者慎用
榧子	甘，平 归肺、胃、大肠经	杀虫消积 润肺止咳 润燥通便	多种寄生虫病 肠燥便秘 肺燥咳嗽	煎服，9～15g 服药时不宜食绿豆
南瓜子	甘，平 归胃、大肠经	杀虫	用于绦虫病，血吸虫病	研粉，60～120g，冷开水调服

复习思考

一、选择题

（一）单项选择题

1. 既能杀虫消积，又能行气利水截疟的药物是（　　）

A. 雷丸　B. 使君子　C. 苦楝皮　D. 大腹皮　E. 槟榔

2. 小儿内服使君子，每日总量不超过（　　）

A. 15 粒　B. 10 粒　C. 20 粒　D. 30 粒　E. 5 粒

3. 驱绦虫、姜片虫时，槟榔的用量可用至（　　）

A. 60g　B. 10g　C. 5g　D. 20g　E. 1g

4. 药性为苦、辛、温，归胃、大肠经的药物是（　　）

A. 苦楝皮　B. 槟榔　C. 使君子　D. 雷丸　E. 榧子

（二）多项选择题

1. 槟榔的功效有（　　）

A. 杀虫　B. 消积　C. 行气　D. 利水　E. 截疟

2. 既能杀虫，又能消积的药包括（　　）

A. 使君子　B. 槟榔　C. 雷丸　D. 榧子　E. 苦楝皮

二、简答题

1. 简述驱虫药的使用注意。

2. 简述槟榔的功效、主治、用法用量及使用注意。

扫一扫，知答案

模块十九

止血药

扫一扫，看课件

【学习目标】

1. 掌握止血药的适用范围及使用注意，以及小蓟、地榆、三七、茜草、白及、艾叶的性味归经、功效、应用。

2. 熟悉大蓟、槐花、侧柏叶、白茅根、蒲黄、仙鹤草、血余炭的功效、主治病证，以及三七、蒲黄的用法用量，地榆、白及的使用注意。

3. 了解其他止血药的功效。

项目一　止血药基础

【概念】凡以制止体内外出血，治疗各种出血病证的药物，称为止血药。

【功效】止血。

【适应病证】各种出血证。

1. 上部的出血如咯血、衄血、吐血等。

2. 下部的出血如便血、尿血、崩漏、月经过多等。

3. 外部的出血如紫癜、外伤出血等。

【性味归经特点及分类】

1. 性味归经特点　止血药均入血分，故止血药归心、肝、脾经为主，尤以归心、肝经为多。

2. 分类　根据药性有寒、温、散、敛的不同，止血药分为凉血止血药、化瘀止血药、收敛止血药、温经止血药四类。

【使用注意】

1. 使用止血药必须注意“止血而不留瘀”的问题。收敛止血药和凉血止血药易恋邪、凉遏而留瘀，对出血兼有瘀滞者不宜单独使用，应少佐行气、活血之品。

2. 对出血过多、气随血脱者，需大补元气之药以益气固脱。

3. 一般认为止血药炒炭后止血效果更好。多数止血药炒炭后其性苦、涩，止血效力增强。但不能一概而论，少数止血药炒炭后会降低止血效果，如侧柏叶、小蓟、白茅根等，而以生用为佳。

常用止血药歌诀

止血对证出血病，性寒温散敛不同。凉血止血大小蓟，地榆槐花茅柏叶。化瘀止血数三七，茜草蒲黄应牢记。收敛止血用白及，仙鹤棕榈血余炭。温经止血灶心土，炮姜艾叶齐卖力。

项目二　凉血止血药

凉血止血药，味多甘苦，入血分，适用于血热妄行所致各种出血证，以出血量多、色鲜红，伴有心烦、口渴、便秘、尿黄、舌红、脉数为特点。本类药物药性寒凉，不宜用于虚寒性出血，不宜过量久服。

小　蓟
Xiaoji

为菊科多年生草本植物刺儿菜的地上部分。晒干。生用或炒炭用。

【处方用名】小蓟、小蓟炭。

【性味归经】甘、苦，凉。归心、肝经。

【功效】凉血止血，散瘀解毒消痈。

【应用】

1. 血热出血　本品性属寒凉，用于血热妄行所致的各种出血证，如吐血、咯血、衄血、崩漏、尿血等。常与大蓟、白茅根等同用，如十灰散；兼有利尿作用，尤善治尿血、血淋，可与生地黄、蒲黄等同用，如小蓟饮子。

2. 热毒痈肿　单以鲜品捣烂敷患处，或配其他清热解毒药煎服。

【用法用量】煎服，10～15g，鲜品加倍；外用适量，捣敷患处。小蓟炭凉血之力减弱，收敛止血作用增强，用于出血较急者。

【使用注意】脾胃虚寒，便溏泄泻者慎用。

【附药】

大蓟　为菊科植物蓟的地上部分。性味甘、苦，凉。归心、肝经。功能凉血止血，散瘀解毒消痈。用于衄血、吐血、尿血、便血、崩漏、外伤出血，以及痈肿疮毒。煎服，10～15g。脾胃虚寒，便溏泄泻者慎用。

地　榆

Diyu

为蔷薇科多年生草本植物地榆或长叶地榆的干燥根。晒干。生用或炒炭用。

【处方用名】地榆、地榆炭。

【性味归经】苦、酸、涩，微寒。归肝、大肠经。

【功效】凉血止血，解毒敛疮。

【应用】

1. 血热出血证　用于各种出血证，尤善治下焦血热所致的便血、痔血、血痢、崩漏等，常与槐花、生地黄、黄连等同用。

2. 烧烫伤、湿疹及痈肿疮毒　本品为治烧烫伤之要药。可单味研末麻油调敷，或配大黄粉、黄连、冰片研末调敷；若湿疹及皮肤溃烂，用本品浓煎，纱布浸药外敷，或配煅石膏，枯矾研末，撒于患处，或和凡士林调膏外涂；治疮疡肿毒，可单用煎汁温洗或湿敷，或配清热解毒药同用。

【用法用量】煎服，10～15g。外用适量。生地榆凉血解毒止血力强，炒炭后，以收敛止血为主。

【使用注意】本品性凉酸涩，凡虚寒性的便血、下痢、崩漏及出血有瘀者慎用。对于大面积烧伤，不宜使用地榆制剂外敷。

槐　花

Huaihua

为豆科植物槐的干燥蕾及花。及时干燥。生用、炒用或炒炭用。

【处方用名】槐花、炒槐花、槐花炭。

【性味归经】苦，微寒。归肝、大肠经。

【功效】凉血止血，清肝泻火。

【应用】

1. 血热出血　尤擅长治疗痔血、便血等，常与地榆、侧柏叶、枳壳等同用。

2. 肝火上炎之头痛头胀、目赤、眩晕　可单用煎汤代茶，或与夏枯草、菊花等同用。

【用法用量】煎服，5～10g。止血宜炒炭用，清热泻火宜生用。

【使用注意】脾胃虚寒及阴虚发热而无实火者慎用。

【附药】

槐角　为槐的果实。性味、功效、主治均与槐花相似，止血之力较槐花弱，清热之力较强，且具润肠之功效。用于便秘目赤，便血、痔血等症。煎服，6～10g，或入丸、散。孕妇慎用。

侧柏叶
Cebaiye

为柏科植物侧柏的嫩枝叶。阴干，切段，生用或炒炭用。

【处方用名】生侧柏叶、侧柏炭。

【性味归经】苦、涩，寒。归肺、肝、大肠经。

【功效】凉血止血，化痰止咳，生发乌发。

【应用】

1. 血热出血　为治各种出血病证之要药，尤以血热者为宜。治血热妄行之吐血、衄血，常与荷叶、地黄、艾叶等同用，如四生丸；若尿血、血淋，可与蒲黄、小蓟、白茅根等同用；治痔血或血痢，与槐花、地榆等同用；若虚寒性出血，常与干姜、艾叶等同用。

2. 肺热咳嗽　可单味运用，或与贝母、制半夏等同用。

3. 脱发，须发早白　以本品为末调麻油涂之。

【用法用量】煎服，10～15g；外用适量。清热凉血、止咳祛痰宜生用；收敛止血多炒炭用。

白茅根
Baimaogen

为禾本科植物白茅的根茎。晒干，切段，生用或炒炭用。

【处方用名】白茅根、茅根炭。

【性味归经】甘，寒。归肺、胃、膀胱经。

【功效】凉血止血，清热利尿。

【应用】

1. 血热出血　治咳血、吐血、衄血、尿血等。可单用，或配其他凉血止血药同用。

2. 热淋，水肿、黄疸　治热淋，常与木通、滑石等同用；治水肿，小便不利，可与车前子、金钱草等同用；治黄疸，可与茵陈、山栀等同用。

此外，本品还可清肺胃热，治热病烦渴，胃热呕吐，肺热咳嗽等。

【用法用量】煎服，10～30g，鲜品30～60g，以鲜品为佳，可捣汁服。多生用，止血可炒炭用。

【使用注意】脾胃虚寒者、孕妇慎用。

项目三 化瘀止血药

本类药物味多辛开苦泄，既能止血，又能化瘀，具有止血而不留瘀的特点。适用于瘀血内阻而血不循经之出血病证，以出血紫暗或夹有血块，或痛有定处，或有包块，舌质紫暗或有紫斑，脉涩为特点。

三 七

Sanqi

为五加科多年生草本植物三七的根。晒干。生用或研细粉用。

【处方用名】三七、田七、滇三七、金不换。

【性味归经】甘、微苦，温。归肝、胃经。

【功效】化瘀止血，活血定痛。

【应用】

1. 各种内外出血　以有瘀者为宜。本品有止血不留瘀，化瘀而不伤正的特点，为出血及瘀血诸证之良药。可广泛用于体内外各种出血证。单味研末内服或外用即可奏效，亦可配花蕊石、血余炭同用，如化血丹。

2. 跌仆肿痛，瘀滞疼痛　本品能活血化瘀而消肿定痛，为伤科要药。是“云南白药”中主要组成药。可单味内服或外敷，或配活血行气药同用。

【用法用量】多研末服，每次1～1.5g；或入丸散。外用适量，研末外掺或调敷。

【使用注意】孕妇慎用。

茜 草

Qiancao

为茜草科多年生草本植物茜草的干燥根及根茎。切片，生用或炒炭。

【处方用名】茜草、茜草炭。

【性味归经】苦，寒。归肝经。

【功效】凉血，化瘀，止血，通经。

【应用】

1. 各种内外伤出血　适宜于瘀血或血热所致者，尤其适宜于血热夹瘀的出血证，如吐血、衄血、崩漏、尿血，便血等，可单用或配伍生地黄、赤芍、丹皮等同用；无瘀滞者，本品宜炒炭用，并配大蓟、侧柏叶等同用，如十灰散。

2. 瘀阻经闭，风湿痹痛，跌仆肿痛　治血滞经闭者，常与当归、桃仁、红花等同用；若风湿痹痛者，可与鸡血藤、海风藤、延胡索等同用；若跌打损伤，可与三七、乳香、没药等同用。

【用法用量】煎服，10～15g，或入丸、散剂。止血炒炭用，活血通经生用或酒炒用。

【使用注意】脾胃虚弱、阴虚火旺者慎用。

蒲　黄

Puhuang

为香蒲科植物水烛香蒲、东方香蒲或同属植物的干燥花粉。生用或炒用。

【处方用名】蒲黄、蒲黄炭。

【性味归经】甘，平。归肝、心经。

【功效】止血化瘀，利尿通淋。

【应用】

1. 各种内外伤出血　以属实夹瘀者尤宜。治疗出血症，可单味使用，或与生地黄、大蓟等同用。

2. 瘀滞疼痛　治心腹痛、产后腹痛、痛经等，常与五灵脂等同用，如失笑散；若跌打损伤，可单味酒温服。

3. 血淋　常与生地黄、冬葵子等同用，如蒲黄散。

【用法用量】煎服，5～10g，包煎；外用适量。止血多炒用，化瘀止痛、利尿多生用。

【使用注意】孕妇慎用。

降　香

Jiangxiang

为豆科常绿小乔木植物降香檀树干和根的心材。生用。

【性味归经】辛，温。归肝、脾经。

【功效】化瘀止血，理气止痛。

【应用】

1. 各种内外伤出血　尤其适宜于跌打损伤所致的出血证，治刀伤出血，单以本品外敷用之；治内伤吐血、咯血等，常与丹皮、郁金等同用。

2. 瘀滞疼痛　治胸胁心腹痛等，以本品为末煎服，或与五灵脂、川芎、郁金等同用。此外，亦用于冠心病心绞痛等，配入复方用之。

【用法用量】煎服，10～15g，宜后下；研末服，每次1～2g。外用适量。

项目四　收敛止血药

本类药物多味涩，或为炭类，或质黏，故能收敛止血。适宜各种出血而无明显瘀滞者，以虚损或外伤出血效果较好。对于瘀血内阻的出血慎用。

白　及
Baiji

为兰科植物白及的干燥块茎。切薄片，晒干。生用。

【处方用名】白及、白芨。

【性味归经】甘、苦、涩，微寒。归肺、胃、肝经。

【功效】收敛止血，消肿生肌。

【应用】

1. 各种出血　善治肺胃出血。可单味研末，米汤调服，亦常与生地黄、阿胶、枇杷叶等同用，如白及枇杷丸；若吐血、便血，与乌贼骨同用，如乌及散。

2. 疮疡肿痛及手足皲裂　为消肿散结、生肌敛疮的常用药。治疮疡初起，常与金银花、皂角刺、天花粉等同用；若痈肿已溃，久不收口，常与黄连、贝母、五倍子等研末外敷；若手足皲裂、肛裂与水火烫伤，可研末麻油调涂。

【用法用量】煎服，6～15g；多研粉吞服，每次3～6g。外用适量。

【使用注意】不宜与乌头类药物同用。

仙鹤草
Xianhecao

为蔷薇科植物龙牙草的干燥地上部分。晒干。生用或炒炭用。

【性味归经】苦、涩，平。归心、肝经。

【功效】收敛止血，截疟，止痢，解毒，补虚。

【应用】

1. 各种出血　无论寒热虚实，均可应用。治血热出血，常与生地黄、侧柏叶、牡丹皮等同用；若虚寒性出血，可与党参、黄芪、炮姜等同用。

2. 泻痢　对于血痢及久病泻痢尤为适宜。常单用或配伍其他药物同用。

3. 疟疾、阴道滴虫　治疟疾寒热，可单用研末，于疟发前2小时吞服，或水煎服；治滴虫性阴道炎，以单品浓煎冲洗阴道。

4. 脱力劳伤　治脱力劳伤症见神疲乏力、面色萎黄而纳食正常者，常与大枣同煮，食枣饮汁；若气血亏虚、神疲乏力、头晕目眩者，可与党参、熟地黄、龙眼肉等同用。

此外，该品尚能解毒杀虫，可用治疮疖痈肿、阴痒带下。

【用法用量】煎服，6～12g；外用适量。

其他收敛止血药见表19－1。

表19－1 其他收敛止血药

药名	性味归经	功效	主治	用法用量
血余炭	苦，平 归肝、胃经	收敛止血 化瘀，利尿	各种出血 小便不利	煎服，6～12g
棕榈炭	苦、涩，平 归肺、肝、大肠经	收敛止血	各种出血	煎服，3～10g
藕节	甘、涩，平 归肺、肝、胃经	收敛止血	各种出血	煎服，10～15g 鲜品加倍，捣汁饮服

项目五 温经止血药

本类药物性属温热，能温内脏，益脾阳，统摄血液，具有温经止血之效。适用于脾不统血，冲脉不固之虚寒性出血病症，已出血日久，色淡质稀为特征。血热妄行及阴虚火旺之出血证均不宜用。

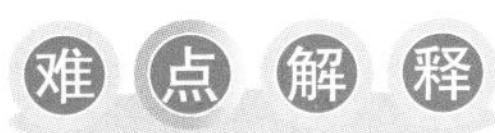

虚寒性出血

脾主统血，脾气虚则失其统摄功能，从而导致多种出血证，其出血病势较缓，病程较长，量或多或少，质稀而淡红；患者大多伴有气短、乏力、神疲倦怠、四肢不温、食少、腹胀、便溏等气虚、阳虚症状。

艾 叶

Aiye

为菊科植物艾的干燥叶。生用或炒炭用。

【处方用名】艾叶、艾叶炭、艾绒。

【性味归经】辛、苦，温。有小毒。入肝、脾、肾经。

【功效】调经止血，散寒止痛，调经安胎，祛湿止痒。

【应用】

1. 虚寒性出血　为虚寒性崩漏出血之要药。常与阿胶、芍药、地黄等同用，如胶艾汤。

2. 下焦虚寒　为治妇科下焦虚寒或寒客胞宫之要药。治腹中冷痛、月经不调、痛经、宫冷不孕等，常与香附、当归、肉桂等同用，如艾附暖宫丸；若胎漏下血、胎动不安，可与川断、桑寄生等同用。

3. 寒湿泻痢，妇女带下，湿疹，疥癣　本品能祛湿止痒，可治寒湿下注之泻痢、带下；治湿疹、疥癣，可煎汤外洗或研末外敷。

此外，将本品捣绒，制成艾条、艾炷等，用以熏灸体表穴位，能温煦气血，透达经络，为温灸的主要原料。

【用法用量】煎服，3～10g；外用适量。温经止血宜炒炭用，余生用。

其他温经止血药见表19－2。

表19－2　其他温经止血药

药名	性味归经	功效	主治	用法用量
炮姜	苦、涩，温 归脾、肝经	温经止血 温中止痛	虚寒性吐血、便血、崩漏等 虚寒性腹痛腹泻	煎服，3～10g
灶心土	辛，温 归脾、胃、肝经	温经止血 止呕，止泻	虚寒性出血 虚寒呕吐，虚寒腹痛，腹泻	煎服，3～10g，包煎 或60～120g煎汤代水

复习思考

一、选择题

（一）单项选择题

1. 治疗血热所致之痔血、便血，宜首选（　　）

A. 小蓟　B. 艾叶　C. 地榆　D. 灶心土　E. 白及

2. 三七具有的功效是（　　）

A. 凉血消痈　B. 活血定痛　C. 养血安神　D. 温经通脉　E. 解毒敛疮

3. 具有凉血、化瘀、止血、通经功效的药物是（　　）

A. 大蓟　B. 小蓟　C. 侧柏叶　D. 白及　E. 茜草

4. 地榆与白茅根均能凉血止血，地榆又能（　　）

A. 解毒敛疮　B. 活血止痛　C. 清热利尿　D. 化瘀止血　E. 祛痰止咳

5. 为增强止血药止血之效，常采用的方法为（　　）

A. 炒炭　B. 先煎　C. 后入　D. 醋制　E. 酒炒

6. 不宜与乌头类同用的药物是（　　）

A. 蒲黄　B. 地榆　C. 三七　D. 白及　E. 茜草

7. 具有散瘀消痈功效的药物是（　　）

A. 大蓟　　B. 地榆　　C. 槐花　　D. 白茅根　　E. 侧柏叶

8. 患者小便短数，灼热刺痛，尿色黄赤，舌苔黄腻，脉数，治疗宜选用（　　）

A. 大蓟　　B. 地榆　　C. 槐花　　D. 白茅根　　E. 侧柏叶

（二）多项选择题

1. 艾叶的主治病证（　　）

A. 宫冷不孕　　B. 胎漏下血　　C. 胎动不安　　D. 寒性咳喘　　E. 妊娠恶阻

2. 仙鹤草的功效是（　　）

A. 收敛止血　　B. 截疟　　C. 止痢　　D. 解毒　　E. 补虚

二、简答题

1. 简述三七、白及的性味、归经、功效与应用。

2. 比较大蓟与小蓟，地榆与槐花，艾叶与炮姜的功效异同点。

3. 蒲黄、白及、艾叶的用法用量如何？

扫一扫，知答案

模块二十

活血化瘀药

扫一扫，看课件

【学习目标】

1. 掌握活血化瘀药的适用范围及使用注意事项，以及川芎、延胡索、郁金、丹参、红花、益母草、牛膝的性味归经、功效、应用。

2. 熟悉姜黄、乳香、桃仁、鸡血藤、土鳖虫、莪术、三棱的功效、主治病证；熟悉川芎、延胡索、丹参、牛膝、桃仁、土鳖虫、莪术、水蛭的用法用量，以及川芎、郁金、丹参、红花、益母草、牛膝、姜黄、乳香、桃仁、土鳖虫、莪术、水蛭的使用注意。

3. 了解其他活血化瘀药的功效。

项目一　活血化瘀药基础

【概念】凡以通利血脉，促进血行，消散瘀血为主要功效，治疗瘀血病证的药物，称活血化瘀药，或活血祛瘀药，简称活血药或化瘀药。其中作用较强者，称破血药、逐瘀药或破血消癥药。

【功效】辛能行、能散，苦则通泄，入血分，能行血活血，使血脉通畅，瘀滞消散。通过活血化瘀作用而产生活血止痛、活血调经、活血消肿、活血疗伤、活血消痈、破血消癥等多种功效。

【适应病证】适用于内、外、妇、儿、伤等各科瘀血阻滞之证。

1. 内科的瘀血诸痛证（胸、腹、头痛等）、癥瘕积聚、中风不遂、肢体麻木及痹痛日久。

2. 外科的疮疡肿痛。

3. 伤科的跌仆损伤，瘀肿疼痛。

4. 妇科的月经不调、经闭、痛经、产后腹痛等。

【性能特点及分类】

1. 性能特点　活血化瘀药性味多辛、苦，温；部分动物类药味咸，主入心、肝二经。

2. 分类　按其作用特点和临床应用的不同，分为活血止痛药、活血调经药、活血疗伤药、破血消癥药四类。

【使用注意】

1. 因气血之间的密切关系，在使用活血化瘀药时，常配伍理气药。

2. 本类药物行散力强，易耗血动血，故月经过多以及出血无瘀血者忌用。

3. 孕妇尤当慎用或忌用。

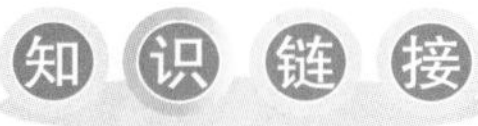

常用活血化瘀药歌诀

活血止痛川芎胡，郁金姜黄乳没灵。活血调经参桃红，益母牛膝鸡血藤。活血疗伤土鳖铜，迫血消癥莪术棱。

项目二　活血止痛药

本类药物多具辛散之性，活血兼行气，有良好的止痛效果，适用于气血瘀滞所致的各种痛证，如头痛、胸胁痛、心腹痛、痛经、产后腹痛、痹痛、跌打损伤瘀痛等。也可用于其他瘀血病症。

川　芎
Chuanxiong

为伞形科植物川芎的根茎。生用或酒炙。

【处方用名】川芎、酒川芎。

【性味归经】辛，温。归肝、胆、心包经。

【功效】活血行气，祛风止痛。

【应用】

1. 血瘀气滞痛证　本品既能活血，又能行气，为“血中之气药”。治心脉瘀阻之胸痹心痛，常与丹参、桂枝、三七等同用；若血瘀之月经不调、经闭、痛经，常与赤芍、桃仁等同用，如血府逐瘀汤；若产后恶露不绝，瘀阻腹痛，可配当归、桃仁、炮姜等，如生化汤；若肝郁气滞之胁痛，常与柴胡、白芍、香附等同用，如柴胡疏肝散；若跌仆损伤，可配乳香、没药等同用；若疮疡脓成，体虚不溃，常与黄芪、当归等同用，如透脓散。

2. 头痛，风湿痹痛　本品为治头痛要药。无论风寒、风热、风湿、血虚、血瘀等多种头痛均可随证配伍用之，常与羌活、细辛、白芷等同用；治风湿痹痛，常配独活、秦艽、防风、桂枝等药同用，如独活寄生汤。

【用法用量】煎服，3～10g。临床多生用；治寒凝血瘀之证多酒炙后用。

【使用注意】阴虚阳亢、多汗、月经量多者及孕妇慎用。

延胡索
Yanhusuo

为罂粟科植物延胡索的干燥块茎。晒干。生用或醋炙用。

【处方用名】延胡索、醋延胡索、酒延胡索、元胡、玄胡。

【性味归经】辛、苦，温。归心、肝、脾经。

【功效】活血，行气，止痛。

【应用】

血瘀气滞诸痛证　能治一身上下诸痛，为止痛之良药。治胸痹心痛，常与丹参、桂枝、薤白、瓜蒌等药同用；若肝郁胁痛，常与柴胡、郁金等同用；寒疝腹痛，可与小茴香、吴茱萸等同用；痛经、月经不调、产后瘀滞腹痛等，常与当归、红花、香附等同用；治跌打损伤、瘀肿疼痛，常与乳香、没药等同用；风湿痹痛，可与秦艽、桂枝等同用。

【用法用量】煎服，3～10g；研粉吞服，每次1～3g。醋延胡索行气止痛作用增强；酒延胡索以活血、祛瘀、止痛为主。

【使用注意】孕妇慎用。

郁金
Yujin

为姜科植物温郁金、姜黄、广西莪术或蓬莪术的干燥块根。生用或矾水炙用。

【处方用名】郁金、醋郁金。

【性味归经】辛、苦，寒。归肝、胆、心、肺经。

【功效】活血止痛，行气解郁，清心凉血，利胆退黄。

【应用】

1. 血瘀气滞诸痛　本品辛散苦降，既能活血，又能行气，善治一切血瘀气滞痛证，对治胸胁腹痛、闭经、痛经等属肝经有热者最为适宜。常与木香同用，如颠倒木金散。治肝郁胁痛，与柴胡、白芍同用。

2. 热病神昏，癫痫 本品性寒入心经，能清心解郁、开窍醒神，故可用于热病神昏、癫痫发狂属痰火蒙心者，常配石菖蒲、栀子。

3. 血热出血 本品为凉血降气止血要药。治吐血、衄血、倒经，常与生地黄、丹皮、栀子等同用，如生地黄汤；尿血、血淋，可与生地黄、小蓟等药同用，如郁金散。

4. 肝胆湿热 治湿热黄疸，常与茵陈蒿、栀子等同用；胆石症，可与金钱草等同用。

【用法用量】煎服，3～10g；研粉吞服，每次2～5g。

【使用注意】畏丁香。孕妇慎用。

姜 黄

Jianghuang

为姜科植物姜黄的干燥根茎。晒干。切厚片生用。

【性味归经】辛、苦，温。归肝、脾经。

【功效】活血行气，通经止痛。

【应用】

1. 血瘀气滞诸痛 治血瘀气滞所致之心腹胸胁痛、痛经、经闭、月经不调及跌打损伤瘀肿疼痛等，常与柴胡、延胡索、香附等同用。

2. 风湿痹痛 本品尤长于治臂痛，常与羌活、防风、当归等同用，如五痹汤。

此外，可治牙痛、牙龈肿胀，配白芷、细辛为末外用，如姜黄散。

【用法用量】煎服，3～10g，研粉吞服，每次2～3g；外用适量，研末调敷。

【使用注意】血虚无气滞血瘀者慎用，孕妇忌用。

乳 香

Ruxiang

为橄榄科植物乳香树及其同属植物皮部渗出的树脂。生用，内服多炒用。

【处方用名】乳香、制乳香。

【性味归经】辛、苦，温。归心、肝、脾经。

【功效】活血止痛，消肿生肌。

【应用】

1. 跌打损伤、疮疡痈肿 为外伤科要药，常与没药相伍为用。治跌打损伤，常与没药、血竭、红花等药同用，如七厘散；治疮疡肿毒初起，常与没药、金银花、白芷、穿山甲等同用，如仙方活命饮。

2. 血瘀气滞诸痛 治胃脘疼痛，常与没药、延胡索等同用，如手拈散；若痛经、经闭、产后瘀阻腹痛，常与当归、丹参、没药等同用，如活络效灵丹；风寒湿痹，常与羌活、防风、秦艽、当归等同用，如蠲痹汤。

【用法用量】煎服，3～10g，或入丸散剂；外用适量。内服宜炒用，外用可生用。

【使用注意】本品味苦气浊，易致呕吐，内服不宜多用。胃弱者慎用。孕妇及无瘀滞者忌用。

【附药】

没药　为橄榄科植物没药树或同属植物皮部渗出的油胶树脂。生用，内服多炒用或醋炙。其性味归经、功效、应用、用法用量、使用注意均与乳香相似。常与乳香相须为用。但一般认为乳香偏于行气、伸筋；没药偏于散血化瘀。

五灵脂
Wulingzhi

为鼯鼠科动物复齿鼯鼠的干燥粪便。生用或醋炙用。

【处方用名】五灵脂、醋五灵脂。

【性味归经】苦、咸、甘，温。归肝、脾经。

【功效】活血止痛，化瘀止血。

【应用】

1. 瘀血阻滞诸痛　为治疗血瘀疼痛之要药。治瘀血阻滞之脘腹刺痛、骨折肿痛、闭经、痛经等，常与蒲黄相伍为用，也常与延胡索、乳香、没药等同用。

2. 瘀血内阻之出血　本品炒用既能化瘀又能止血，治瘀血内阻之崩漏、月经过多，可炒后研末以温酒调服，也可与蒲黄、三七等同用。

【用法用量】煎服，3～10g，包煎，或入丸散剂；外用适量。

【使用注意】血虚无瘀者及孕妇慎用。不宜与人参同用。

项目三　活血调经药

本类药物多辛散苦泄，主入肝经血分，具有活血散瘀之功，尤善通畅血脉，调经止痛。常用于血行不畅所致的月经不调、痛经、经闭及产后瘀滞腹痛，亦常用于瘀血痛证、癥瘕、跌打损伤、疮痈肿毒。

丹　参
Danshen

为唇形科植物丹参的干燥根和根茎。生用或酒炙用。

【处方用名】丹参、酒丹参。

【性味归经】苦，微寒。归心、肝经。

【功效】活血祛瘀，调经止痛，凉血消痈，清心除烦。

【应用】

1. 血瘀致各种病证　为活血化瘀之要药。治月经不调，闭经痛经，产后瘀滞腹痛，常与当归、赤芍等同用，如红花桃仁煎。治胸痹心痛，脘腹疼痛，癥瘕积聚，跌打损伤等，常与当归、乳香、没药等同用；风湿痹证，可与防风、秦艽等同用。

2. 疮痈肿毒　常与金银花、连翘等同用。

3. 热病烦躁神昏及心悸失眠　治温热病热入营血之烦躁不寐、失眠、心悸等，常与生地黄、玄参、黄连、竹叶等同用。

【用法用量】煎服，5～15g。清心除烦宜生用，活血化瘀调经宜酒炙用。

【使用注意】反藜芦。孕妇慎用。

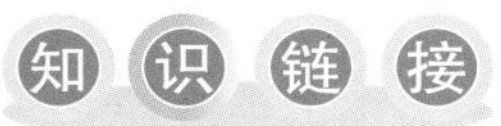

如何理解“一味丹参散，功同四物汤”？

四物汤由活血的川芎，补血又活血的当归，以及补血的熟地黄、白芍四味药组成；功能补血、活血，以补养为主。丹参能活血、凉血、养血，但不可能达到四物汤补血的效用。《本草便读》：“丹参，功同四物，能祛瘀以生新。”是指丹参“功同四物”，具有祛瘀生新的功效特点，而不是说丹参补血如四物汤，不应夸大丹参的补养作用。

红　花
Honghua

为菊科植物红花的干燥花。

【处方用名】红花、红蓝花、草红花。

【性味归经】辛，温。归心、肝经。

【功效】活血通经，祛瘀止痛。

【应用】

1. 血瘀经闭，痛经，产后腹痛　治血瘀致经闭、痛经、产后腹痛，常与当归、川芎、桃仁等相须为用，如桃红四物汤。

2. 癥瘕积聚、胸痹心痛、血瘀腹痛、胁肋刺痛、跌打损伤　治疗癥瘕积聚，常配伍三棱、莪术、香附等同用；治胸痹心痛，常与桂枝、瓜蒌、丹参等同用；治瘀滞腹痛，常与桃仁、川芎、牛膝等同用，如血府逐瘀汤；治跌打损伤，瘀滞肿痛，常与木香、苏木、乳香、没药等同用。

3. 瘀滞斑疹色暗　常与紫草、大青叶等同用，如当归红花饮。

【用法用量】煎服，3～10g；外用适量。

【使用注意】孕妇忌用。有出血倾向者慎用。

【附药】

西红花　为鸢尾科植物番红花的干燥柱头。又名“番红花”“藏红花”。性味甘平。归心、肝经。功能活血化瘀，凉血解毒，解郁安神。用于经闭癥瘕，产后瘀阻，温毒发斑，忧郁痞闷，惊悸发狂。煎服，1～3g，或沸水泡服。孕妇慎用。

桃　仁

Taoren

为蔷薇科植物桃或山桃的成熟种子。生用或炒用。

【处方用名】桃仁、山桃仁、烊桃仁。

【性味归经】苦、甘，平。有小毒。归心、肝、大肠经。

【功效】活血祛瘀，润肠通便，止咳平喘。

【应用】

1. 血瘀　本品祛瘀力强，常与红花相须为用，如桃红四物汤。治产后腹痛，常与炮姜、川芎等同用，如生化汤；癥瘕痞块，常与桂枝、丹皮、赤芍等同用，如桂枝茯苓丸；若重者可与大黄、芒硝、桂枝等同用，如桃核承气汤；治跌打瘀痛，常与当归、红花、大黄等同用，如复元活血汤。

2. 肺痈，肠痈　治肺痈，常与鱼腥草、冬瓜仁等同用；治肠痈，可与大黄、丹皮等同用，如大黄牡丹皮汤。

3. 肠燥便秘　常与当归、火麻仁、瓜蒌仁等同用，如润肠丸。

4. 咳嗽气喘　既可单用煮粥食用，又常与杏仁同用，如双仁丸。

【用法用量】煎服，5～10g，用时捣碎。

【使用注意】孕妇忌用。便溏者慎用。本品有小毒，不可过量。

益母草

Yimucao

为唇形科植物益母草的新鲜或干燥地上部分。生用或熬膏用。

【处方用名】益母草、坤草。

【性味归经】辛、苦，微寒。归心、肝、膀胱经。

【功效】活血调经，利水消肿，清热解毒。

【应用】

1. 血瘀之妇科诸证　本品尤其适宜产后，为妇产科要药。治血滞经闭、痛经、月经不调，产后恶露不尽、瘀阻腹痛，可单用熬膏服，或与当归、丹参、川芎、赤芍等同用。

2. 水肿，小便不利　尤宜用于水瘀互阻的水肿，常与白茅根、泽兰等同用。

3. 疮痈肿毒，皮肤瘾疹　可单用外洗或外敷，亦可与黄柏、苦参等煎汤内服。

【用法用量】煎服，10～30g，熬膏或入丸剂；外用适量捣敷或煎汤外洗。

【使用注意】孕妇忌用。无瘀滞及阴虚血少者慎用。

牛　膝

Niuxi

为苋科植物牛膝的干燥根。生用、酒炙或盐炙用。

【处方用名】牛膝、怀牛膝、酒牛膝、盐牛膝。

【性味归经】苦、甘、酸，平。归肝、肾经。

【功效】活血通经，补肝肾，强筋骨，利尿通淋，引血（火）下行。

【应用】

1. 瘀血阻滞　瘀血阻滞之经闭、痛经、经行腹痛、胞衣不下及跌仆伤痛。本品性善下行，尤多用于妇科经产诸疾以及跌打伤痛。治妇科瘀滞证，常与当归、桃仁、红花等同用，如血府逐瘀汤；治跌打损伤，常与当归、三七等同用，如泽兰汤。

2. 肝肾亏虚之腰膝酸软无力　治肝肾亏虚之腰痛、腰膝酸软，常与杜仲、续断、补骨脂等同用，如续断丸；痹痛日久，腰膝酸痛，常与独活、桑寄生等同用，如独活寄生汤；若湿热痿痹，足膝痿软，可与苍术、黄柏同用，如三妙丸。

3. 淋证、水肿、小便不利　治热淋、血淋、砂淋，常与瞿麦、车前子、滑石等同用，如牛膝汤；治水肿、小便不利，常与地黄、泽泻、车前子等同用，如济生肾气丸。

4. 火热上炎，阴虚火旺　本品能导热下泄，引血下行。治肝阳上亢之头痛、眩晕，可与代赭石、生牡蛎、生龟甲等同用，如镇肝息风汤；治胃火上炎之齿龈肿痛、口舌生疮，可与地黄、石膏、知母等同用，如玉女煎；若血热妄行之吐血、衄血，可与白茅根、栀子等同用。

【用法用量】煎服，5～15g。活血通经、利水通淋、引火（血）下行宜生用；补肝肾、强筋骨宜酒炙用。

【使用注意】孕妇及月经过多者忌服。

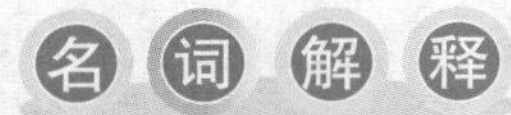

引火（血）下行

牛膝引血（火）下行的特性主要体现在：一是用治火热上炎证，如咽喉、牙龈肿痛；二是用治气火上逆之上部出血，如吐血、衄血；三是用于肝阳上亢证，能使火气潜降。

【附药】

川牛膝　苋科植物川牛膝的根。味甘、微苦，平。归肝、肾经。功效为逐瘀通经，通利关节，利尿通淋。用于经闭癥瘕，胞衣不下，跌仆损伤，风湿痹痛，足痿筋挛，尿血血淋。煎服，5～10g。孕妇慎用

其他活血调经药见表20－1。

表20－1　其他活血调经药

药名	性味归经	功效	主治	用法用量
鸡血藤	苦、甘，温 归肝、肾经	活血补血 调经 舒筋活络	月经不调，痛经，经闭，血虚萎黄 风湿痹痛，麻木瘫痪	煎服，10～15g
泽兰	苦、辛，微温 归肝、脾经	活血调经 祛瘀消痈 利水消肿	月经不调，经闭，痛经，产后瘀滞腹痛 疮痈肿毒 水肿，腹水	煎服，6～12g
王不留行	苦，平 归肝、胃经	活血通经 下乳消肿 利尿通淋	经闭，痛经 乳汁不下，乳痈肿痛 淋证涩痛	煎服，3～10g

项目四　活血疗伤药

本类药物性味多辛、苦、咸，主归肝、肾经。功能活血化瘀，消肿止痛，续筋接骨，止血生肌敛疮。主治跌打损伤、瘀肿疼痛、骨折筋损、金疮出血等伤科疾患。也可用于其他血瘀病证。

土鳖虫

Tubiechong

为鳖蠊科昆虫地鳖或冀地鳖雌虫的全体。生用或炒用。

【处方用名】土鳖虫、土元、䗪虫、地鳖虫。

【性味归经】咸，寒。有小毒。归肝经。

【功效】破血逐瘀，续筋接骨。

【应用】

1. 跌打损伤，筋伤骨折，瘀肿疼痛　为伤科常用药。治骨折筋伤，瘀血肿痛，常与自然铜、骨碎补、乳香等同用，如接骨紫金丹；骨折筋伤后期，筋骨软弱，常配续断、杜仲等同用，如壮筋续骨丸。

2. 血瘀经闭，产后瘀滞腹痛，积聚痞块　治血瘀经闭，产后瘀滞腹痛，常与大黄、桃仁等同用，如下瘀血汤；治干血成劳，经闭腹痛，肌肤甲错者，可与大黄、水蛭等同用，如大黄䗪虫丸；治积聚痞块，常与柴胡、桃仁、鳖甲等同用，如鳖甲煎丸。

【用法用量】煎服，3～10g；研末服，1～1.5g，黄酒送服。

【使用注意】孕妇忌服。

其他活血疗伤药见表20－2。

表20－2　其他活血疗伤药

药名	性味归经	功效	主治	用法用量
骨碎补	苦，温 归肝、肾经	活血疗伤 补肾强骨	跌仆损伤，瘀滞肿痛 肾虚腰痛脚弱，耳鸣耳聋，牙痛，久泄	煎服，3～10g；外用适量。阴虚火旺、血虚风燥者慎用
马钱子	苦，寒。有大毒 归肝、脾经。	散结消肿 通络止痛	跌打损伤，骨折肿痛，风湿顽痹，麻木瘫痪 痈疽疮毒，咽喉肿痛	0.3～0.6g，炮制后入丸、散用；外用适量，研末调涂。
自然铜	辛，平 归肝经	散瘀止痛 续筋接骨	跌打损伤，筋伤骨折， 长于促进骨折的愈合	先煎，3～9g；入丸散，每次3g；外用适量
苏木	甘、咸，平 归心、肝、脾经	活血疗伤 祛瘀通经	跌打损伤，骨折筋断，瘀肿疼痛 疮疡、烫伤	煎服，3～10g；外用适量

项目五　破血消癥药

凡药性峻猛，以破血逐瘀为主要功效的药物称破血逐瘀药。

本类药物药性峻猛，主归肝经血分。能破血消癥，主治瘀血时间长、程度重的癥瘕积聚。亦可用于血瘀经闭、瘀肿疼痛、偏瘫等症。

莪　术

Ezhu

为姜科植物蓬莪术、温郁金或广西莪术的根茎。生用或醋炙用。

【处方用名】莪术、蓬莪术。

【性味归经】辛、苦，温。归肝、脾经。

【功效】破血行气，消积止痛。

【应用】

1. 癥瘕积聚、经闭及心腹瘀痛　常与三棱相须为用。治癥瘕痞块，常与三棱、当归、香附等同用，如莪术散；治血瘀经闭、痛经，常与当归、红花、牡丹皮等同用；治胸痹心痛，可与丹参、川芎等同用。

2. 食积脘腹胀痛　常与青皮、槟榔等同用，如莪术丸。

此外，本品还可用于跌打损伤，瘀肿疼痛。

【用法用量】煎服，3～10g；外用适量。醋制后可加强祛瘀止痛作用。

【使用注意】孕妇及月经过多者忌用。

其他破血消癥药见表20－3。

表20－3　其他破血消癥药

药名	性味归经	功效	主治	用法用量
三棱	辛、苦，平 归肝、脾经	破血行气 消积止痛	血滞经闭，瘀血心腹刺痛，癥瘕积聚 食积腹痛	煎服，5～10g。孕妇禁用。不宜与芒硝、玄明粉同用
水蛭	咸、苦，平 有小毒。归肝经	破血通经 逐瘀消癥	癥瘕痞块，血瘀经闭，中风偏瘫，跌仆损伤	煎服，1～3g；多入丸、散剂，每次0.3～0.5g。孕妇忌用
穿山甲	咸，微寒 归肝、胃经	活血消癥 通经下乳 消肿排脓 搜风通络	癥瘕，经闭 乳汁不通 疮疡肿毒 风湿痹痛，中风瘫痪	5～10g，一般炮制后用。孕妇慎用

复习思考

一、选择题

（一）单项选择题

1. 功能活血调经，利水消肿，清热解毒的药物是（　　）

A. 艾叶　B. 五灵脂　C. 郁金　D. 益母草　E. 三棱

2. 有活血，凉血，养血功效的药物是（　　）

A. 姜黄　B. 丹参　C. 川芎　D. 乳香　E. 红花

3. 既能活血化瘀，又能润肠通便的药物是（　）

A. 桃仁　B. 杏仁　C. 柏子仁　D. 苏子　E. 红花

4. 善“上行头目”而祛风止痛，为治头痛要药的是（　　）

A. 羌活　B. 川芎　C. 细辛　D. 白芷　E. 吴茱萸

5. 具有利尿通淋功效的药物是（　　）

A. 川芎　B. 丹参　C. 郁金　D. 桃仁　E. 牛膝

6. 具有凉血消痈、养血安神功效的药物是（　　）

A. 大蓟　B. 川芎　C. 丹参　D. 远志　E. 磁石

7. 具有活血、补血功效的药物是（　　）

A. 赤芍　B. 川芎　C. 阿胶　D. 茜草　E. 鸡血藤

8. 治疗血瘀气滞，经行腹痛，兼风湿肩臂疼痛者，应选用（　　）

A. 桃仁　B. 丹参　C. 红花　D. 姜黄　E. 益母草

9. 患者，女，20 岁。经期先后不定，经色正常，经前乳房胀痛，经期小腹痛，性情急躁，舌苔薄黄，脉弦。以下哪种药不宜使用（　　）

A. 柴胡　B. 香附　C. 郁金　D. 当归　E. 三棱

10. 患者，男，40 岁。雪天骑车外出右下肢骨折，已用石膏绷带固定。应首选的药物是（　　）

A. 土鳖虫　B. 桃仁　C. 红花　D. 丹参　E. 三棱

（二）多项选择题

1. 一般不宜使用活血祛瘀药物的情况是（　　）

A. 月经过多　B. 出血而无瘀滞　C. 妊娠

D. 脾胃虚弱　E. 阴虚火旺

2. 牛膝的功效是（　　）

A. 活血通经　B. 补肝肾，强筋骨　C. 利尿通淋

D. 引血下行　E. 除烦安神

二、简答题

1. 试述红花与桃仁、郁金与姜黄功效主治的异同点。

2. 简述川芎、丹参的功效、适应证。

3. 本章中具有毒性的活血化瘀药有哪些？其用法用量如何？

扫一扫，知答案

模块二十一

化痰止咳平喘药

扫一扫，看课件

【学习目标】

1. 掌握化痰药的分类、适应范围及使用注意，以及半夏、川贝母、浙贝母、桔梗、瓜蒌、苦杏仁、百部、葶苈子的性能、功效及应用。

2. 熟悉天南星、旋覆花、竹茹、紫苏子、桑白皮的功效主治，以及半夏、天南星、白芥子、旋覆花、竹沥、苦杏仁、百部的用法、用量，半夏、天南星、白芥子、川贝母、浙贝母、瓜蒌、海藻的使用注意。

3. 了解其他化痰止咳平喘药的功效。

项目一　化痰止咳平喘药基础

【概念】凡能祛痰、消痰，主治痰证的药物，称为化痰药；以制止或减轻咳嗽、喘息，治疗咳喘证的药物，称为止咳平喘药。因痰、喘、咳常交织出现，故将化痰药与止咳平喘药归为一类。

【功效】化痰、止咳、平喘。

【适应病证】

1. 化痰药主治痰证。痰“随气升降，无处不到”。痰阻于肺之咳喘痰多，痰蒙清阳之眩晕；痰蒙心窍之昏厥、癫痫；肝风夹痰之惊厥、中风；痰阻经络之肢麻、半身不遂、口眼歪斜；痰火互结之瘰疬、瘿瘤；痰凝肌肉、流注骨节之阴疽流注等，皆属化痰药治证。

2. 止咳平喘药用于外感、内伤之咳嗽、喘息。

【性能特点及分类】

1. 性能特点　药味多辛、苦或甘、咸。药性有温、润、寒、燥，主归肺、脾、肝经。

2. 分类　根据药性有寒、温、散、敛的不同，化痰止咳平喘药分为温化寒痰药、清化热痰药、止咳平喘药三大类。

【使用注意】

1. 麻疹初起伴有咳嗽者，重在发表透疹，忌用温燥及收敛性止咳药。

2. 痰中带血或有出血倾向者，慎用温燥刺激性化痰药。

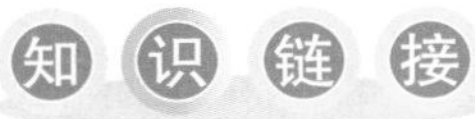

常用化痰止咳平喘药歌诀

化痰半夏南白附，旋覆芥皂白前胡。二贝浮石桔瓜蒌，海蛤藻布瓦三竹。

止咳平喘杏苏桑，百部葶苈款冬花。紫菀枇杷罗汉果，白果兜铃洋金花。

项目二　温化寒痰药

本类药多辛苦温燥，归肺、脾、肝经，有温肺祛痰、燥湿化痰之功。主治寒痰、湿痰证，如咳嗽气喘、痰多色白等症，以及寒痰、湿痰引起的眩晕、肢麻、阴疽流注等。

半　夏

Banxia

天南星科植物半夏的块茎。多用炮制品。

【处方用名】姜半夏、法半夏、半夏曲、竹沥半夏。

【性味归经】辛，温。有毒。归脾、胃、肺经。

【功效】燥湿化痰，降逆止呕，消痞散结；外用消肿止痛。

【应用】

1. 湿痰、寒痰　治湿痰之要药。治湿痰壅滞之咳嗽声重，色白质稀，常配陈皮、茯苓，如二陈汤；治湿痰上扰之眩晕头痛、呕吐痰涎，配天麻、白术，如半夏白术天麻汤。

2. 呕吐　止呕要药。多种呕吐皆可用之，尤宜于痰饮或胃寒呕吐，配生姜，如小半夏汤；治胃热呕吐，配黄连、竹茹等；治胃气虚呕吐，配人参、白蜜；治妊娠呕吐，配砂仁、紫苏梗等。

3. 心下痞，结胸，梅核气　治痰热阻滞之心下痞满，常配干姜、黄连、黄芩，如半夏泻心汤；治痰热结胸，配瓜蒌、黄连，如小陷胸汤；治气郁痰凝之梅核气，配厚朴、茯苓、紫苏等，如半夏厚朴汤。

4. 瘿瘤，痰核，痈疽肿毒，毒蛇咬伤　治瘿瘤痰核，常配昆布、海藻、浙贝母等药，如海藻玉壶汤；生品研末调敷，治痈疽发背、无名肿毒、毒蛇咬伤。

【用法用量】3～9g，煎服，宜炮制后用。姜半夏长于温中化痰，降逆止呕；法半夏长于燥湿化痰；半夏曲长于化痰消食；竹沥半夏性凉，长于清化热痰。外用生品适量。

【使用注意】半夏温燥，阴虚燥咳、咳血者慎用。反乌头类药。

天南星

Tiannanxing

天南星科植物天南星、异叶天南星或东北天南星的块茎。内服多炮制后用。

【处方用名】天南星、制南星。

【性味归经】苦、辛，温。有毒。归肺、肝、脾经。

【功效】燥湿化痰，祛风止痉；外用生品散结消肿。

【应用】

1. 湿痰，寒痰　燥湿化痰功似半夏，而性更温燥。治湿痰阻肺，胸闷咳喘，常配半夏、陈皮，如导痰汤。

2. 风痰眩晕，中风，癫痫，半身不遂，口眼歪斜，破伤风　入肝经，走经络，善祛风痰而止痉厥。治风痰眩晕，配半夏、天麻等；治风痰留滞经络，半身不遂，手足顽麻，口眼歪斜，则配半夏、川乌、白附子等；治癫痫，常配全蝎、半夏等。

3. 痈疽肿痛，虫蛇咬伤　生品外用治痈疽肿痛，蛇虫蛟伤，研末以醋或酒调敷。

【用法用量】3～9g，煎服，多炮制后用。生品外用适量。

【使用注意】阴虚燥痰及孕妇慎用。

【附药】

胆南星　用牛、羊胆汁炮制过的天南星加工品，味苦、微辛，性凉。归肝、胆经。功能清热化痰，息风定惊。用于中风、癫痫、惊风、头风眩晕、痰火咳喘等。煎服，1.5～6g。

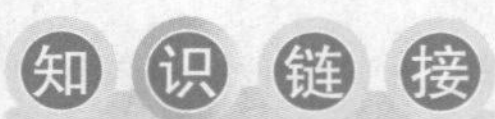

半夏与天南星的比较

二者均辛温有毒，为燥湿化痰要药，主治湿痰、寒痰，炮制后又可治热痰、风痰。然半夏主入脾、肺，善治脏腑湿痰，且能止呕。天南星则入肝经，解痉止厥，善治风痰。

旋覆花
Xuanfuhua

菊科植物旋覆花或欧亚旋覆花的头状花序。生用或蜜炙用。

【处方用名】旋覆花、蜜旋覆花。

【性味归经】苦、辛、咸，微温。归肺、脾、胃、大肠经。

【功效】降气化痰，降逆止呕。

【应用】

1. 咳喘痰多、胸膈满闷　治寒痰咳喘，多配紫苏子、半夏；治痰饮蓄积，胸满闷，常配海浮石、海蛤壳等药。

2. 噫气，呕吐　治痰浊中阻，胃气上逆，常配代赭石、半夏、生姜等药，如旋覆代赭汤。

【用法用量】3～9g，煎服，布包煎。

【使用注意】阴虚劳嗽，津伤燥咳者忌用。

芥　子
Baijiezi

十字花科植物白芥或芥的成熟种子。前者习称“白芥子”，后者习称“黄芥子”。生用或炒黄用。

【处方用名】芥子、炒白芥。

【性味归经】辛、温。归肺经。

【功效】温肺豁痰利气，散结通络止痛。

【应用】

1. 寒痰喘咳，悬饮　善散肺寒，利气机，通经络，化寒痰。如治寒痰壅肺，喘闷痰多的三子养亲汤。

2. 阴疽流注，肢体麻木，关节肿痛　善祛“皮里膜外”之痰，消肿散结止痛。治痰湿阻滞经络的阴疽流注，常配鹿角胶、肉桂、熟地黄等，如阳和汤。

【用法用量】3～9g，煎服，外用适量，研末调敷，或发泡用。

【使用注意】本品辛温走散，耗气伤阴，故阴虚久咳、阴虚火旺者忌用；对皮肤黏膜刺激性强，易引起红肿、发泡，故消化道溃疡、出血及皮肤过敏者忌用。

其他温化寒痰药见表21－1。

表21－1　其他温化寒痰药

药名	性味归经	功效	主治	用法用量
白附子	辛，温 有毒。归胃、肝经	祛风痰 止痉，止痛，解毒散结	癫痫，口眼㖞斜，偏头痛等头面风痰 外治瘰疬痰核	煎服，3～6g，多炮制后用。生品外用适量。孕妇慎用
白前	辛、苦，微温 归肺经	祛痰，降气 止咳	咳嗽痰多气喘	煎服，3～10g

项目三　清化热痰药

多寒凉或兼润，或味咸，能软坚散结。主治：热痰、燥痰证，症见咳嗽气喘、痰黄稠难咯，舌燥等；部分药物还用于痰火郁结之瘿瘤、瘰疬等。

川贝母

Chuanbeimu

百合科植物川贝母、暗紫贝母、甘肃贝母、梭砂贝母、太白贝母，或瓦布贝母的鳞茎。习称“松贝”“青贝”“炉贝”和“栽培品”。

【处方用名】川贝母、川贝、松贝、炉贝、青贝。

【性味归经】苦、甘，微寒。归肺、心经。

【功效】清热化痰，润肺止咳，散结消肿。

【应用】

1. 肺热燥咳，阴虚咳嗽　善清肺、润肺。为治内伤久咳、燥咳、热痰之要药。治肺阴虚劳咳，常配沙参、麦冬等药；治肺热、肺燥咳嗽，配知母，即二母散。

2. 乳痈，肺痈，瘰疬，疮痈　治热毒壅结之乳痈、肺痈、疮痈，常配蒲公英、鱼腥草等；治痰火郁结之瘰疬，配玄参、牡蛎等，如消瘰丸。

【用法用量】煎服，3～10g；研末服，1～2g。

【使用注意】反乌头。湿痰及脾胃虚寒者不宜用。

浙贝母

Zhebeimu

百合科植物浙贝母的鳞茎。生用。

【处方用名】浙贝母、象贝、大贝。

【性味归经】苦，寒。归肺、心经。

【功效】清热化痰，散结消痈。

【应用】

1. 风热、痰热咳嗽　功偏苦泄，长于清化热痰，降泄肺气。治风热及痰热咳嗽，前者配桑叶、牛蒡子同用，后者配瓜蒌、知母等药。

2. 瘰疬，瘿瘤，乳痈疮毒，肺痈　治瘰疬，配玄参、牡蛎等之消瘰丸；治瘿瘤，配海藻、昆布；治疮毒乳痈，配连翘、蒲公英等；治肺痈吐脓，配鱼腥草、桃仁、芦根等。

【用法用量】煎服，5～10g。

【使用注意】反乌头。

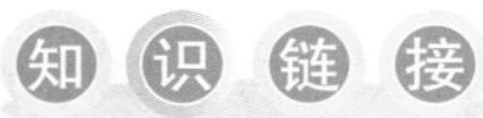

川贝母与浙贝母的比较

均清热化痰，散结消肿。但川贝味甘，偏润，肺热燥咳、虚劳咳嗽多用；浙贝味苦，偏泄，清热散结之力胜，外感风热或痰热郁结之咳嗽多用。

瓜　蒌
Gualou

葫芦科植物栝楼和双边栝楼的成熟果实。

【处方用名】瓜蒌皮、瓜蒌、炙瓜蒌、瓜蒌仁。

【性味归经】甘、微苦，寒。归肺、胃、大肠经。

【功效】清热涤痰，宽胸散结，润燥滑肠。

【应用】

1. 痰热咳喘　善清肺润燥，化热痰、燥痰。热痰配黄芩、胆南星、枳实等，如清气化痰丸；燥痰配川贝母、天花粉等同用。

2. 胸痹、结胸　治痰气互结、胸阳不通之胸痹，常配薤白等，如瓜蒌薤白白酒汤；治痰热结胸，配黄连、半夏，如小陷胸汤。

3. 肺痈，肠痈，乳痈　治肺痈，配鱼腥草、芦根等；治肠痈，配败酱草、红藤等；治乳痈，配当归、漏芦等。

4. 肠燥便秘　常配火麻仁、生地黄等药。

【用法用量】煎服，9～15g。瓜蒌皮长于清热化痰，宽胸利气；瓜蒌仁长于润燥化痰，润肠通便。

【使用注意】本品甘寒性滑，便溏及寒痰、湿痰者忌用。不宜与乌头类药同用。

桔 梗

Jiegeng

桔梗科植物桔梗的根。生用或炒用。

【处方用名】桔梗、炒桔梗。

【性味归经】苦、辛，平。归肺经。

【功效】宣肺，利咽，祛痰排脓。

【应用】

1. 咳嗽痰多，胸闷　开宣肺气而祛痰，寒热皆可。风寒者，配杏仁、紫苏，如杏苏散；风热者，配桑叶、菊花、杏仁，如桑菊饮；痰阻气滞之胸闷咳嗽，常配枳壳。

2. 咽痛失音　治外邪犯肺、咽痛失音者，常配甘草，如桔梗汤；治咽喉肿痛、热毒盛者，配板蓝根、射干等。

3. 肺痈吐脓　治肺痈之咳嗽胸痛、脓痰腥臭者，配鱼腥草、冬瓜仁等。

【用法用量】煎服，3～10g。

【使用注意】用量过大易致恶心呕吐。

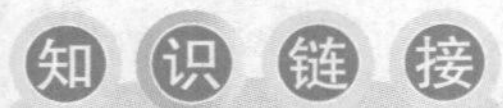

桔梗的性能特点

桔梗辛散苦泄，质轻升浮，善宣通上焦、升提肺气而利胸膈咽喉，有宣肺祛痰排脓之功，并能载药上行，有"舟楫之剂"之称。

竹 茹

Zhuru

禾本科植物青杆竹、大头典竹或淡竹的茎秆中间层。生用或姜炙用。

【处方用名】竹茹、姜竹茹。

【性味归经】甘、微寒。归肺、胃经。

【功效】清热化痰，除烦止呕。

【应用】

1. 肺热咳嗽，痰热心烦不眠　治肺热咳痰黄稠者，常配桑白皮、瓜蒌等药；治痰火内扰、心烦不寐者，常配枳实、半夏等，如温胆汤。

2. 胃热呕吐，妊娠恶阻　为治热性呕逆之要药。常配黄连、生姜等药同用。

【用法用量】煎服，5～10g。生用清热化痰，姜汁炙用止呕。

【附药】

1. 竹沥　为禾本科植物青秆竹、大头典竹或淡竹的竹秆经火烤流出的淡黄色澄清液，又名竹沥、鲜竹沥、竹沥液。甘、寒，归心、肺、肝经。功能清热豁痰，定惊利窍。主治痰热咳喘，中风痰迷，惊痫癫狂。内服，30～50mL。本品性寒滑，便溏及寒痰者忌用。

2. 天竺黄　为禾本科植物青皮竹或华思劳竹等秆内分泌液干燥后的块状物。甘、寒，归心、肝经。功能清热化痰，清心定惊。主治痰热咳喘，小儿痰热惊风，中风癫痫，热病神昏。煎服，3～10g。研粉冲服，每次0.6～1g。

竹茹、竹沥与天竺黄的比较

竹茹、竹沥、天竺黄均性寒，能清热化痰，用治痰热咳喘。然竹茹长于清心除烦，多用于痰热扰心的心烦、失眠；竹沥、天竺黄又能定惊，用治痰热或热病惊风、癫痫、神昏。其中，天竺黄定惊之力尤胜，多用于小儿。

其他清化热痰药见表21－2。

表21－2　其他清化热痰药

药名	性味归经	功效	主治	用法用量
前胡	苦、辛，寒 归肺经	祛痰降气 疏散风热	痰热咳喘 风热咳嗽	煎服，6～10g 或入丸散
海藻	咸，寒 归肝肾经	消痰软坚 利水消肿	瘿瘤，瘰疬，睾丸肿痛 痰饮水肿	煎服，6～12g 反甘草
胖大海	甘，寒 归肺、大肠经	清肺化痰，利咽开音，润肠通便	肺热声哑，燥咳无痰 咽喉疼痛，头痛目赤 肠燥便秘	2～4枚，沸水泡服或煎服
蛤壳	咸，寒 归肺、胃经	清肺化痰，软坚散结，制酸止痛，收湿敛疮	痰火咳嗽，胸胁疼痛 瘿瘤、瘰疬 胃痛吐酸，湿疹、烫伤	10～15g，先煎；宜包煎；外用适量
瓦楞子	咸、平 归胃、肝经	生用消痰软坚，煅用制酸止痛	瘿瘤，瘰疬，癥瘕痞块 胃痛泛酸	10～15g，打碎先煎

项目四　止咳平喘药

止咳平喘药味多苦泄、辛散或甘润，性寒、温或平。有宣肺、降肺、清肺、润肺、敛肺的功效。

苦杏仁

Kuxingren

蔷薇科植物山杏、西伯利亚杏、东北杏或杏的成熟种子。生用或炒用。

【处方用名】炒杏仁、杏仁、苦杏仁。

【性味归经】苦，微温。有小毒。归肺、大肠经。

【功效】止咳平喘，润肠通便。

【应用】

1. 咳嗽气喘　善宣降肺气，为治咳喘之要药。可治多种咳喘证。治风寒咳嗽，配麻黄、甘草，如三拗汤；风热咳嗽，配桑叶、菊花，如桑菊饮；燥热咳嗽，配桑叶、沙参，如桑杏汤；肺热咳喘，配石膏、麻黄等，如麻杏石甘汤。

2. 肠燥便秘　常与柏子仁、郁李仁等同用。

【用法用量】煎服，5～10g。宜捣碎入煎剂。

【使用注意】有小毒，内服不宜过量，以免中毒；婴儿慎用。

紫苏子

Zisuzi

唇形科植物紫苏的成熟果实。生用或炒用。用时捣碎。

【处方用名】紫苏子、苏子、炒紫苏子。

【性味归经】辛，温。归肺、大肠经。

【功效】降气化痰，止咳平喘，润肠通便。

【应用】

1. 咳喘痰壅　治痰壅气逆，咳喘痰多胸痞，甚则不能平卧之证，常配白芥子、莱菔子，如三子养亲汤。

2. 肠燥便秘　常配杏仁、火麻仁、瓜蒌仁等同用。

【用法用量】捣碎煎服，3～10g；或入丸、散。炒苏子长于降气平喘。

【使用注意】阴虚燥咳及脾虚便溏者慎用。

百　部

Baibu

百部科植物直立百部、蔓生百部或对叶百部的块根。生用或蜜炙用。

【处方用名】百部、蜜炙百部。

【性味归经】甘、苦，微温。归肺经。

【功效】止咳，外用杀虫灭虱。

【应用】

1. 新久咳嗽，百日咳，肺痨咳嗽　本品微温不燥，治疗咳嗽，无论外感、内伤、暴咳、久嗽，皆可，尤以治虚咳久嗽为佳。治风寒咳嗽，配桔梗、紫菀等，如止嗽散；治气阴两虚，久咳不止者，则配黄芪、麦冬等同用；治肺痨阴虚咳嗽，常配沙参、麦冬、川贝母等同用；治百日咳，常配贝母、沙参等同用。

2. 蛲虫，阴道滴虫，头虱，疥癣　治蛲虫，可浓煎，睡前保留灌肠；治阴道滴虫，常配苦参、蛇床子等煎汤外洗；治头虱、疥癣，可制成50%水煎剂外搽。

【用法用量】煎服，3～9g。外用适量，水煎或酒浸。蜜炙偏润肺。

桑白皮
Sangbaipi

桑科植物桑的根皮。秋末至早春采挖，刮去粗皮，剥取根皮，生用或蜜炙用。

【处方用名】桑白皮、炙桑白皮。

【性味归经】甘，寒。归肺经。

【功效】泻肺平喘，利水消肿。

【应用】

1. 肺热咳喘　常配地骨皮等药。若水饮停肺，胀满喘急，常配麻黄、杏仁、葶苈子等药。

2. 水肿胀满尿少，面目肌肤浮肿　常配茯苓皮、大腹皮等药。

【用法用量】煎服，6～12g。泻肺利水消肿。清火宜生用，肺虚咳嗽宜蜜炙用。

【使用注意】肺寒，小便多者慎用。

葶苈子
Tinglizi

十字花科植物独行菜或播娘蒿的成熟种子。生用或炒用。

【处方用名】葶苈子、炒葶苈子。

【性味归经】苦、辛，大寒。归肺、膀胱经。

【功效】泻肺平喘，利水消肿。

【应用】

1. 痰涎壅盛，喘息不得平卧　常佐大枣以缓其性。

2. 胸腹积水实证　泻肺气利水道消肿。治湿热蕴阻之腹水肿满，配防己、椒目、大黄等同用；治痰热结胸之胸胁积水，配杏仁、大黄、芒硝等同用。

【用法用量】煎服，3~10g。包煎。研末服，3~6g。

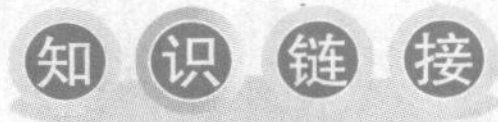

知识链接

桑白皮与葶苈子的比较

均泻肺平喘，利水消肿。但桑白皮甘寒性缓，长于治疗肺热咳喘及皮肤水肿；而葶苈子苦寒，较峻猛，泻肺实，行痰水，主治痰涎壅盛、喘息不得卧及胸腹积水。

紫菀
Ziwan

菊科植物紫菀的根及根茎。生用或蜜炙用。

【处方用名】紫菀、炙紫菀。

【性味归经】苦、辛、甘，微温。归肺经。

【功效】化痰止咳。

【应用】凡咳嗽痰多，不论外感、内伤，虚实、寒热、新久均可，常与款冬花相须为用。尤宜于肺气壅塞，咳嗽痰多，咯痰不爽者。如治风寒外感，咽痒咳嗽，常配荆芥、桔梗等药，如止嗽散。

【用法用量】煎服，5~10g。外感暴咳宜生用，肺虚久咳宜蜜炙用。

款冬花
Kuandonghua

菊科植物款冬的花蕾。冬月地冻前花尚未出土时采挖。生用或蜜炙用。

【处方用名】款冬花、炙冬花、款冬。

【性味归经】辛、微苦，温。归肺经。

【功效】下气止咳化痰。

【应用】治疗咳嗽，功似紫菀，但紫菀长于化痰，款冬花长于止咳，常相须为用。

【用法用量】煎服，5~15g。外感暴咳宜生用，内伤久咳宜炙用。

其他止咳平喘药见表21-3。

表21－3　其他止咳平喘药

药名	性味归经	功效	主治	用法用量
枇杷叶	苦，微寒 归肺、胃经	清肺止咳 降逆止呕	肺热咳嗽 胃热呕逆	煎服，6～10g 生用止呕；蜜炙止咳
罗汉果	甘，凉 归肺、大肠经	清热润肺，化痰止咳，润肠通便	咳喘，咽痛 肠燥便秘	煎服，9～15g 或开水泡服
白果	甘、苦、涩，平；有毒。归肺、肾经	敛肺化痰定喘 止带锁尿	痰多喘咳 带下，白浊，遗尿尿频	煎服，5～10g，捣碎 生食有毒
银杏叶	甘、苦、涩，平 归心、肺经	活血化瘀 通络止痛 敛肺平喘 化浊降脂	瘀血阻络，胸痹心痛，中风偏瘫 肺虚咳喘 高脂血症	煎服，9～12g 有实邪者忌

复习思考

一、选择题

（一）单项选择题

1. 善治脏腑湿痰的药物是（　　）

A. 半夏　B. 胆南星　C. 白附子　D. 白前　E. 前胡

2. 有降逆止呕，消痞散结功效的药物是（　　）

A. 白芥子　B. 半夏　C. 旋覆花　D. 枇杷叶　E. 天南星

3. 既治肺热咳嗽，又能治胸痹、乳痈的药物是（　　）

A. 蒲公英　B. 川贝母　C. 瓜蒌　D. 竹沥　E. 竹茹

4. 具有开宣肺气，祛痰，排脓功效的药物是（　　）

A. 枇杷叶　B. 浙贝母　C. 紫苏子　D. 苦杏仁　E. 桔梗

5. 天南星的功能是（　　）

A. 除烦止呕　B. 解毒散结　C. 祛风止痉　D. 和胃降逆　E. 降气化痰

6. 治痰壅气逆痞闷，甚至不能平卧，可用（　　）

A. 苦杏仁　B. 郁李仁　C. 桑白皮　D. 枇杷叶　E. 紫苏子

7. 旋覆花入汤剂，宜（　　）

A. 冲服　B. 另煎　C. 包煎　D. 先煎　E. 后下

8. 治疗新久咳嗽、百日咳、肺痨咳嗽，宜首选（　　）

A. 百部　B. 桑白皮　C. 紫苏子　D. 款冬花　E. 白前

9. 功能清热化痰，除烦，止呕的药物是（　　）

A. 前胡　B. 海藻　C. 竹茹　D. 竹沥　E. 天竺黄

10. 善祛头面风痰，治疗中风痰壅、口眼㖞斜的药物是（　　）

A. 芥子　　B. 白附子　　C. 胆南星　　D. 半夏　　E. 天南星

11. 苦杏仁的功效是（　　）

A. 止咳平喘　　B. 宽胸散结　　C. 清心定惊　　D. 降气化痰　　E. 消痞散结

（二）多项选择题

1. 具有降气化痰功效的药物是（　　）

A. 白前　　B. 前胡　　C. 旋覆花　　D. 苏子　　E. 苦杏仁

2. 半夏的适应证包括（　　）

A. 心下痞　　B. 呕吐　　C. 夜寐不安　　D. 瘿瘤　　E. 梅核气

3. 善祛风痰的药物有（　　）

A. 半夏　　B. 天南星　　C. 白芥子　　D. 白附子　　E. 天竺黄

二、简答题

1. 简述半夏的功效、主治及不同炮制品的应用。

2. 请归纳具有宣肺、降肺、清肺、润肺、敛肺作用的止咳平喘药。

3. 比较半夏与天南星、川贝母与浙贝母、苦杏仁与紫苏子、桑白皮与葶苈子功用的异同点。

扫一扫，知答案

模块二十二

安神药

扫一扫，看课件

【学习目标】

1. 掌握安神药的适应证和使用注意事项，以及朱砂、磁石、酸枣仁的性能、功效及应用。

2. 熟悉龙骨、柏子仁、远志的功效、主治；熟悉朱砂、磁石、龙骨、琥珀的用法用量，以及朱砂、磁石、远志的使用注意。

3. 了解其他安神药的功效。

项目一　安神药基础

【概念】凡以安神定志为主要作用，治疗心神不安病证的药物，称为安神药。

【功效】安定神志。

【适应病证】

1. 主要治疗心神不宁，心悸怔忡，失眠多梦。

2. 辅助治疗惊风、癫狂。

3. 部分药可用于热毒疮肿，肝阳眩晕，自汗盗汗，便秘，痰喘等证。

【性能特点与分类】

1. 性能特点　心藏神，肝藏魂。人体神志的变化与心、肝二脏关系密切。安神药主归心、肝经。

2. 分类　分为重镇安神药与滋养安神药两大类。

【使用注意】

1. 矿石类药入汤剂宜打碎先煎，入丸散剂不可久服，须配健脾养胃药。

2. 使用有毒的安神药更需谨慎，不宜过量或长期服用，以防中毒。

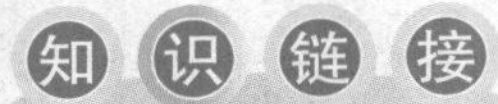

常用安神药歌诀

重镇安神朱砂磁，龙骨龙齿琥珀石。养心安神柏枣仁，远志合欢夜交藤。

项目二　重镇安神药

重镇安神药多矿物、化石、介类，质重性降，有重镇安神、平惊定志的作用，心火亢盛、痰火扰心、肝郁化火、瘀热互结或惊吓引起的心神不安、心悸、失眠、惊痫、癫狂等。部分药物兼能平肝潜阳，可用于肝阳上亢证。

朱　砂

Zhusha

硫化物类矿物辰砂族辰砂，主含硫化汞（HgS）。水飞研细备用。

【处方用名】朱砂、飞朱砂、辰砂、丹砂。

【性味归经】甘，寒。有毒。归心经。

【功效】镇心安神，清热解毒。

【应用】

1. 心神不宁，心悸，失眠　本品为清心、镇心、安定神志之要药。治心火亢盛之心神不安、烦躁不眠，常配黄连、莲子心同用；兼心血虚者，常配生地黄、当归等，如朱砂安神丸。

2. 惊风，癫痫　有镇惊止痉作用。治高热神昏、惊厥，常配牛黄、麝香等，如安宫牛黄丸；治小儿惊风，常配牛黄、全蝎、钩藤等药同用；治癫痫抽搐，常配磁石同用。

3. 疮疡肿毒，咽喉肿痛，口舌生疮　如冰硼散。

【用法用量】入丸散，每次0.1～0.5g。外用适量。

【使用注意】本品有毒，内服只宜生用，不可过量服、久服。孕妇及肝肾功能不全者禁用。忌火煅，火煅析出水银，有剧毒。

磁　石

Cishi

氧化物类矿物尖晶石族磁铁矿。主含四氧化三铁（Fe_3O_4）。选吸铁力强者入药（称“灵磁石”或“活磁石”）。

【性味归经】咸，寒。归心、肝、肾经。

【功效】镇惊安神，平肝潜阳，聪耳明目，纳气平喘。

【应用】

1. 心神不宁，惊悸，癫痫　本品镇心安神，又能益肾阴。善治肾虚肝旺、肝火上炎、扰动心神或惊恐气乱、神不守舍者，常与朱砂、神曲同用，如磁朱丸。

2. 头晕目眩　平肝阳，益肾阴，用治肝阳上亢之头晕目眩、急躁易怒等，常配伍石决明、牡蛎、白芍等药。

3. 肝肾不足，视物昏花　常配熟地黄、山茱萸、枸杞子、白菊花等药。

4. 肾虚气喘　本品有益肾纳气平喘之功。常配蛤蚧、五味子等同用。

【用法用量】15～30g，煎服，宜打碎先煎。入丸散，每次1～3g。镇惊安神、平肝潜阳宜生用；聪耳明目、纳气平喘宜煅过醋淬用。

【使用注意】入丸散，不可多服、久服。脾胃虚弱者慎用。

龙　骨

Longgu

古代大型哺乳动物象类、三趾马、犀类等的骨骼化石。生用或煅用。

【处方用名】龙骨、煅龙骨、生龙骨、五花龙骨。

【性味归经】甘、涩，平。归心、肝、肾经。

【功效】镇惊安神，平肝潜阳，收敛固涩。

【应用】

1. 心神不宁，心悸失眠，惊痫癫狂　神志不安，常配酸枣仁、远志、石菖蒲等药；治惊痫癫狂，可配胆南星、牛黄等药同用。

2. 阴虚阳亢之头晕目眩，急躁易怒　常配赭石、牡蛎、白芍等，如镇肝息风汤。

3. 滑脱诸证　可用治遗精、滑精、遗尿、尿频、崩漏、带下、自汗、盗汗等滑脱证。如治肾虚、遗精、滑精的金锁固精丸，治遗尿、尿频的桑螵蛸散，治冲任不固、崩漏带下的固冲汤等。

【用法用量】15～30g，打碎先煎。生龙骨长于镇惊安神，平肝潜阳；煅龙骨长于收敛固涩。外用适量。

【附药】

龙齿　龙齿为古代多种大型哺乳动物的牙齿骨骼化石。味甘、涩，性凉。归心、肝经。生龙齿镇惊安神作用较龙骨强。

其他重镇安神药见表22－1。

表22-1 其他重镇安神药

药名	性味归经	功效	主治	用法用量
琥珀	甘，平 归心、肝、膀胱经	镇惊安神 活血散瘀 利尿通淋	心神不宁，失眠，惊痫 瘀血阻滞证 淋证，癃闭	研末冲服，或入丸散剂，每次1.5~3g

项目三 滋养安神药

滋养安神药多为植物药，质润滋养，有养心肝、益阴血、交通心肾等作用。主要用于阴血不足、心脾两虚、心肾不交引起的心神不安、虚烦不眠、健忘多梦等。

酸枣仁

Suanzaoren

鼠李科植物酸枣的成熟种子。用时捣碎。生用或炒用。

【处方用名】枣仁、酸枣仁、炒枣仁。

【性味归经】甘、酸，平。归心、肝、胆经。

【功效】养心益肝，安神，敛汗，生津

【应用】

1. 心悸失眠 为养心安神要药，能养心阴、益肝血而安神。治肝虚有热之虚烦不眠，常配知母、茯苓、川芎等，如酸枣仁汤；心脾两虚、气血不足之神疲心悸失眠，常配当归、黄芪、人参等，如归脾汤；治心肾阴血亏虚之心悸失眠、健忘、梦遗，如天王补心丹。

2. 体虚多汗 治自汗、盗汗，常配黄芪、五味子、山茱萸等药。

【用法用量】9~15g，煎服；研末吞服，每次1.5~2g。

柏子仁

Baiziren

柏科植物侧柏的成熟种仁。生用或制霜用。

【性味归经】甘，平。归心、肾、大肠经。

【功效】养心安神，润肠通便。

【应用】

1. 心悸失眠、怔忡 治阴血不足，心神失养者，尤宜于心阴虚及心肾不交之心悸失眠。前者常配牡蛎、五味子；后者常配熟地黄、石菖蒲等药。

2. 肠燥便秘　治老人、虚人之肠燥津枯便秘，常配火麻仁、郁李仁等药。

【用法用量】3～10g，煎服。

【使用注意】便溏及痰多者慎用。

远　志

Yuanzhi

远志科植物远志或卵叶远志的根。抽去木心，生用或炙用。

【性味归经】苦、辛，微温。归心、肾、肺经。

【功效】宁心安神，祛痰开窍，消散痈肿

【应用】

1. 惊悸，失眠健忘　为交通心肾、安神定志之佳品。常配龙齿、茯神等药。

2. 痰阻心窍，癫痫发狂，咳嗽痰多　本品能化痰，利心窍。治癫痫抽搐，常配半夏、全蝎等药；治癫狂，常配郁金、白矾等药；咳嗽痰多黏稠，常配桔梗、贝母等。

3. 痈疽疮毒，乳痈肿痛　本品擅疏通气血壅滞而消散痈肿。可单用研末，黄酒送服，并外用研末调敷患处。

【用法用量】3～10g，煎服。外用适量。

【使用注意】过量可致恶心呕吐。胃炎及胃溃疡者慎用。

其他养心安神药见表22－2。

表22－2　其他滋养安神药

药名	性味归经	功效	主治	用法用量
合欢皮	甘，平 归心、肝经	安神解郁 活血消肿	郁怒，虚烦不安，失眠健忘 跌打损伤，骨折肿痛；疮痈	煎服，6～15g
首乌藤（夜交藤）	甘，平 归心、肝经	养血安神 祛风通络	心神不宁，失眠多梦 血虚身痛，风湿痹痛 皮肤痒疹	煎服，10～5g 外用适量，煎汤外洗
灵芝	甘，平 归心、肺、肝、胃经	补气安神 止咳平喘	心神不宁，失眠，心悸 肺虚痰喘，虚劳短气，不欲饮食	煎服，6～15g

复习思考

一、选择题

（一）单项选择题

1. 能镇心安神，清热解毒的药物是（　　）

A. 磁石　　B. 龙骨　　C. 朱砂　　D. 琥珀　　E. 远志

2. 能镇惊安神、平肝潜阳、收敛固涩的安神药是（　　）

A. 朱砂　　B. 龙骨　　C. 磁石　　D. 琥珀　　E. 酸枣仁

3. 患者曾患有癫痫，近期常言语错乱，神志异常，并见心神不安，心悸，失眠，健忘，舌苔白，脉滑。治疗应选用（　　）

A. 酸枣仁　　B. 柏子仁　　C. 远志　　D. 茯苓　　E. 竹茹

4. 朱砂口服的剂量是（　　）

A. 0.1～0.5g　　B. 1～5g　　C. 1～3g　　D. 3～5g　　E. 5～15g

5. 症见体虚多汗，又有心悸失眠、健忘多梦者，宜用（　　）

A. 柏子仁　　B. 酸枣仁　　C. 磁石　　D. 远志　　E. 朱砂

6. 朱砂善治何种证型的心神不宁（　　）

A. 心火亢盛　　B. 肝火上炎　　C. 心肾不交　　D. 阴虚血少　　E. 肾虚肝旺

7. 远志善治何种证型的心神不宁（　　）

A. 心火亢盛　　B. 肝火上炎　　C. 心肾不交　　D. 阴虚血少　　E. 肾虚肝旺

（二）多项选择题

1. 具有镇心安神功效的药物是（　　）

A. 酸枣仁　　B. 朱砂　　C. 磁石　　D. 琥珀　　E. 龙骨

2. 磁石的功效是（　　）

A. 镇惊安神　　B. 平肝潜阳　　C. 聪耳明目　　D. 清热解毒　　E. 纳气平喘

二、简答题

1. 简述朱砂、龙骨、酸枣仁的功效、主治。

2. 比较朱砂与磁石、酸枣仁与柏子仁功效、主治的异同点。

扫一扫，知答案

模块二十三
平肝息风药

扫一扫，看课件

【学习目标】

1. 掌握平肝息风药的适应证、使用注意事项，以及石决明、牡蛎、羚羊角、牛黄、钩藤、天麻的性能、功效及临床应用。

2. 熟悉赭石、地龙、全蝎、僵蚕的功效主治；熟悉石决明、珍珠母、牡蛎、赭石的用法，羚羊角、牛黄、钩藤、全蝎、蜈蚣的用法用量，以及赭石、牛黄、全蝎、蜈蚣的使用注意。

3. 了解其他息风药的功效。

项目一　平肝息风药基础

【概念】凡以平肝潜阳或息风止痉为主要功效，治疗肝阳上亢或肝风内动病证的药物，称为平肝息风药。

【功效】

1. 平肝潜阳，即平抑肝阳，缓和或制止肝阳上亢。

2. 息风止痉，即制止或缓解肝风内动之痉挛抽搐、眩晕、震颤等。

3. 部分药兼有镇惊安神、清肝明目、祛风通络的作用。

【适应病证】

1. 肝阳上亢　见眩晕，头目胀痛，急躁易怒，腰膝酸软，头重脚轻等上盛下虚证候。

2. 肝风内动　见手足震颤、蠕动，肌肉瞤动，项强肢颤，肢体麻木、抽搐，手足拘挛等。

3. 部分药兼治血热出血、呃逆、目赤、心神不安及中风之口眼歪斜等。

【性能特点及分类】

1. 性能特点　平肝息风药皆归肝经，咸寒沉降，多为介类、虫类等动物药及矿物药。

介类及矿物类药质沉重，以平肝潜阳为主；虫类药多以息风止痉为主，故有“介类潜阳，虫类息风”之说。

2. 分类 平肝息风药分为平抑肝阳药、息风止痉药两类。

【使用注意】

1. 使用平肝息风药物，注意脾虚慢惊者，不宜用寒凉之品；阴虚血亏者，忌用温燥之品。

2. 介壳、矿石类药物，入汤剂时宜打碎先煎、久煎；入丸散应配伍健脾胃药，以助消化。

常用平肝息风药歌诀

平肝潜阳石决牡，赭石蒺藜珍珠母。息风止痉羚角麻，钩藤黄龙僵蝎蜈。

项目二 平抑肝阳药

本类药物多为介类、矿石类药物，性偏寒凉，入肝经，具有平抑肝阳或平肝潜阳的作用。主要用于肝阳上亢之晕眩、头目胀痛、耳鸣以及肝火上攻所致的面红、目赤、口苦、头痛头晕、烦躁易怒等症。配伍息风止痉药，可用治肝阳化风证；配伍安神药，可用治肝阳上扰之烦躁失眠等症。

石决明

Shijueming

鲍科动物杂色鲍、皱纹盘鲍、羊鲍、澳洲鲍、耳鲍或白鲍的贝壳。生用或煅用。

【处方用名】石决明、生石决明、煅石决明、九孔石决明。

【性味归经】咸，寒。归肝经。

【功效】平肝潜阳，清肝明目。

【应用】

1. 肝阳上亢之头晕目眩 本品咸寒，凉肝、镇肝，为治疗肝阳上亢之要药。尤宜于肝肾阴虚、肝阳上亢之眩晕、头痛，常配生龟甲、生牡蛎，如镇肝息风汤；肝阳上亢或肝火上攻之目赤头痛、烦躁易怒，常配羚羊角、夏枯草、钩藤等药同用。

2. 目疾 为治疗目疾要药。治肝火目赤肿痛，可配菊花、夏枯草、决明子等药；治风热目赤翳膜，常配蝉蜕、菊花等药；治肝虚血少之目涩昏暗，雀盲眼花，常配熟地黄、枸杞子等。

【用法用量】6～20g，宜打碎先煎。生用平肝、清肝；外用点眼宜煅用、水飞。

牡　蛎

Muli

牡蛎科动物牡蛎、大连湾牡蛎，或近江牡蛎的贝壳。生用或煅用。

【处方用名】牡蛎、生牡蛎、煅牡蛎。

【性味归经】咸、涩，微寒。归肝、肾经。

【功效】平肝潜阳，重镇安神，软坚散结，收敛固涩。

【应用】

1. 肝阳上亢　肝肾阴虚阳亢之眩晕耳鸣，配龟甲、龙骨、白芍等，如镇肝息风汤；温病日久、灼伤真阴之虚风内动、手足蠕动等，与龟甲、鳖甲、生地黄等同用，如大定风珠。

2. 心神不安　治心悸怔忡、失眠多梦等，常与龙骨相须为用，如桂枝甘草龙骨牡蛎汤。

3. 痰核，瘰疬，癥瘕痞块　治痰火郁结之痰核、瘰疬，常配浙贝母、玄参等，如消瘰丸；治血瘀气结之癥瘕痞块，常配鳖甲、莪术、丹参等药。

4. 滑脱诸证　治遗精、滑精、尿频、遗尿、崩漏、带下、自汗、盗汗等，常与煅龙骨相须为用。

煅牡蛎有制酸止痛作用，治胃痛泛酸，与海螵蛸共研细末内服。

【用法用量】10～30g，打碎先煎。生用潜阳、软坚，煅用收敛、制酸。

赭　石

Zheshi

氧化物类矿物刚玉族赤铁矿，主含三氧化二铁（Fe_2O_3）。打碎生用或醋淬研粉用。

【处方用名】代赭石、生赭石、煅赭石、赭石。

【性味归经】苦，寒。归肝、心、肺、胃经。

【功效】平肝潜阳，重镇降逆，凉血止血。

【应用】

1. 肝阳上亢，头晕目眩　长于潜镇肝阳，清降肝火，为平肝降逆之要药。治肝阳上亢兼肝火盛者，常配石决明、夏枯草等；治肝肾阴虚、肝阳上亢，与龟甲、牡蛎、白芍等同用，如镇肝息风汤。

2. 呕吐，呃逆，噫气　降胃气而止呕、止呃、止噫，如旋覆代赭汤。

3. 气逆喘息　治肺肾双虚之虚喘，常配党参、山茱萸、胡桃肉等药，如参赭镇气汤。

4. 血热妄行之吐衄、崩漏　性寒，入肝心血分而凉血止血。如治胃火上逆之吐血、衄血的寒降汤；治血热崩漏的震灵丹。

【用法用量】煎服，9～30g，宜打碎先煎。入丸散，每次1～3g。生用平肝、降逆，煅用止血。

【使用注意】孕妇慎用。含微量砷，不宜长期服。

其他平肝潜阳药见表23－1。

表23－1　其他平肝潜阳药

药名	性味归经	功效	主治	用法用量
罗布麻叶	甘、苦，凉 归肝经	平肝安神 清热利水	肝阳眩晕 浮肿尿少 心悸失眠	煎服或开水泡服，6～12g，有小毒，不宜长期或过量服
珍珠母	咸，寒 归肝、心经	平肝潜阳 安神定惊 明目退翳	头痛、眩晕 惊悸失眠 目赤翳障，视物昏花	10～25g，打碎先煎
蒺藜	辛、苦，微温。有小毒 归肝经	平抑肝阳 疏肝散郁 祛风明目 止痒	肝阳亢头晕眩 肝郁滞胁胀痛 风热攻目赤翳 风疹瘙痒	煎服，6～10g，孕妇慎用

项目三　息风止痉药

息风止痉药以虫类动物为主，多寒凉，入肝经，以息肝风、止抽搐为主。主要适用于温病热极动风、肝阳化风及血虚生风、阴虚动风之眩晕欲仆、项强肢颤、痉挛抽搐；风阳夹痰、痰热上扰之癫痫、惊风抽搐；风毒侵袭、引动内风之破伤风痉挛、角弓反张；或中风口眼歪斜、肢体麻木、痹证等。

羚羊角
Lingyangjiao

牛科动物赛加羚羊的角。全年可捕捉，但秋季最佳。镑片、锉末或磨汁服。

【性味归经】咸，寒。归肝、心经。

【功效】平肝息风，清肝明目，清热解毒。

【应用】

1. 肝风内动，惊痫抽搐　性咸寒善入肝，清肝热、平肝阳、息肝风，为治肝风、肝阳及肝火所致病证之要药。尤宜于热极生风，治温病热邪炽盛、热极动风之高热神昏、惊厥抽搐，如羚角钩藤汤；治癫痫，可配郁金、天竺黄、钩藤等药。

2. 肝阳上亢，头晕目眩　常与石决明、天麻、菊花等同用。

3. 肝火上炎，目赤肿痛，羞明流泪　常配决明子、龙胆草等药，如羚羊角散。

4. 温热病壮热神昏，热毒发斑　咸寒，入血分，能凉散血分热毒而消斑，为清热解毒消斑之要药。如配石膏、麝香等的紫雪丹。

【用法用量】1～3g，另煎2小时以上；磨汁或研粉服，每次0.3～0.6g。

【附药】

山羊角　为牛科动物青羊的角。药性咸，寒。归肝经。功效平肝，镇惊。适用于肝阳上亢之头晕目眩、肝火目赤及惊风抽搐等。《医林纂要》："功用近羚羊角。"可代羚羊角使用。水煎服，10～15g。

牛　黄

Niuhuang

牛科动物牛的胆结石，又称天然牛黄。

【处方用名】西牛黄、丑宝、犀黄。

【性味归经】苦，凉。归肝、心经。

【功效】息风止痉，化痰开窍，清热解毒。

【应用】

1. 温热病及小儿惊风之热病神昏，惊厥抽搐　本品苦凉清泄，善清心、凉肝，有清热凉肝、息风止痉之效。尤宜于邪热亢盛及痰热动风之抽搐、癫痫等。配朱砂、钩藤等，如牛黄散。

2. 热病神昏，口噤，痰鸣　本品清心热、化痰、开窍醒神，可配朱砂等，如安宫牛黄丸；亦可配淡竹沥化服。

3. 咽喉肿痛，口舌生疔毒　治咽喉肿痛、口舌生疮，如牛黄解毒丸；治咽喉肿痛溃烂，如珠黄散；治痈疽疔毒，如犀黄丸。

【用法用量】入丸散，每次0.15～0.35g。外用适量，研细末敷患处。

【使用注意】孕妇慎用。

钩　藤

Gouteng

茜草科植物钩藤、大叶钩藤、毛钩藤、华钩藤或无柄果钩藤的带钩茎枝。

【处方用名】双钩藤、钩藤。

【性味归经】甘，凉。归肝、心包经。

【功效】息风止痉，清热平肝。

【应用】

1. 肝风内动，惊痫抽搐　息肝风又清热。为治肝风内动、惊痫抽搐之常用药。多用于小儿。如羚角钩藤汤、钩藤饮子。

2. 头痛，眩晕　本品性凉入肝，既平抑肝阳，又清泄肝热。治肝阳上亢之头痛、眩晕，常配石决明等；治肝火上攻之头痛口苦、急躁易怒，常配夏枯草等药。

3. 小儿夜啼、惊啼　钩藤能清心凉肝止惊，常配蝉蜕、薄荷等药。

【用法用量】煎服，3～12g。后下。钩藤的有效成分为钩藤碱，加热会分解失效。故煎煮不宜超过15分钟。

天　麻

Tianma

兰科植物天麻的块茎。立秋至来年清明前采挖，冬季采挖名"冬麻"，质量好；春季发芽时采挖名"春麻"，质量差。切薄片，生用。

【处方用名】明天麻、天麻。

【性味归经】甘，平。归肝经。

【功效】息风，平肝，通络。

【应用】

1. 肝风内动，惊痫抽搐　味甘质润，药性平和，凡肝风内动，皆可应用。为治内风之圣药。

2. 头晕目眩　为止眩晕之上品。治肝阳上亢之眩晕，如天麻钩藤汤；治风痰上扰之眩晕，如半夏白术天麻汤。

3. 肢体麻木，风湿痹痛　治中风手足不遂、肢体麻木、痉挛抽搐，常配川芎等，如天麻丸。

【用法用量】煎服，3～10g。研末冲服，每次1～1.5g。

全　蝎

Quanxie

钳蝎科动物东亚钳蝎的干燥体。

【处方用名】全虫、全蝎、蝎尾。

【性味归经】辛，平；有毒。归肝经。

【功效】息风止痉，攻毒散结，通络止痛。

【应用】

1. 痉挛抽搐　入肝经，走窜、息风止痉力较强。为治痉挛抽搐之要药。治小儿急慢惊风、中风面瘫、破伤风等痉挛抽搐之证，配蜈蚣共研，如止痉散；治小儿急惊风，常配钩藤、羚羊角等；治小儿慢惊风，常配党参、白术、天麻等同用；治癫痫抽搐，常配郁金、白矾等；治风中经络、口眼歪斜，常配白附子、僵蚕等，如牵正散；治破伤风抽搐痉挛、角弓反张，常配蝉蜕、天麻等，如五虎追风散。

2. 疮疡肿毒，瘰疬痰核　本品味辛有毒，以毒攻毒，攻毒散结而治诸疮肿毒，瘰疬结核。

3. 风湿顽痹　本品味辛，既外散风邪，又搜风通络止痛。对风寒湿痹，筋脉拘挛，甚至关节变形之顽痹，常有佳效，多配白花蛇、川乌等药。

4. 顽固性偏正头痛　单味研末用或配川芎、天麻、蜈蚣、僵蚕等同用。

【用法用量】煎服，3～6g。研末吞服，每次0.6～1g。外用适量。

【使用注意】有毒，用量不宜过大。孕妇慎用。

蜈　蚣

Wugong

蜈蚣科动物少棘巨蜈蚣的干燥体。

【性味归经】辛，温；有毒。归肝经。

【功效】息风镇痉，通络止痛，攻毒散结。

【应用】

1. 痉挛抽搐　温通走窜，通达内外，搜风定搐力强。常与全蝎相须为用。如治小儿急慢惊风、中风面瘫、破伤风等痉挛抽搐之证，配全蝎共研，如止痉散。

2. 风湿顽痹　通络止痛作用似全蝎。治风湿痹痛之游走不定、疼痛剧烈者，常配威灵仙、防风、独活等；治顽固性偏正头痛，常与全蝎、天麻、川芎、白僵蚕等同用。

3. 疮疡肿毒，瘰疬痰核　以毒攻毒，辛能散结，治诸疮肿毒、瘰疬结核，内服、外用均效。

【用法用量】煎服，3～5g。研末吞服，每次0.6～1g。外用适量。

【使用注意】有毒，用量不宜过大。孕妇禁用。

地　龙

Dilong

钜蚓科动物参环毛蚓、通俗环毛蚓、威廉环毛蚓、栉盲环毛蚓的干燥体。前者称“广地龙”，后三种称“沪地龙”。

【处方用名】地龙、广地龙。

【性味归经】咸，寒。归肝、脾、膀胱经。

【功效】清热息风，通络，平喘，利尿。

【应用】

1. 高热惊痫，癫狂　既息风止痉，又清泄热邪。治温病高热狂躁、神昏谵语、痉挛抽搐，可配钩藤、牛黄等；小儿急惊风，与朱砂共为丸服；高热、癫狂，鲜品加盐化为水服。

2. 气虚血滞，半身不遂　常配川芎、黄芪、当归等，治中风经络不利、半身不遂、口眼歪斜等症，如补阳还五汤。

3. 痹证　尤适于关节红肿疼痛、屈伸不利之热痹，常配秦艽、防己等；亦治寒湿痹痛、关节麻木、屈伸不利，配川乌、草乌等药的小活络丹。

4. 肺热哮喘　可单用研末服，也可配麻黄、杏仁等药。

5. 小便不利或尿闭　本品咸寒，入膀胱经而消水肿。可单用鲜品捣烂，浸水，滤取浓汁服。

【用法用量】煎服，5～10g。鲜品10～20g。研末吞服，每次1～2g。

僵　蚕

Jiangcan

蚕蛾科昆虫家蚕4～5龄的幼虫感染白僵菌而致死的干燥体。

【处方用名】僵蚕、僵虫、白僵蚕。

【性味归经】咸、辛，平。归肝、肺、胃经。

【功效】息风止痉，祛风止痛，化痰散结。

【应用】

1. 惊痫抽搐　能息风止痉，兼化痰，尤适于兼痰热者。小儿痰热壅盛惊风，配胆南星、牛黄等，如千金散；小儿脾虚久泻慢惊风，配党参、白术、天麻等；破伤风、角弓反张者，配全蝎、蜈蚣、钩藤等同用。

2. 风中经络，口眼歪斜　可配白附子、全蝎等，如牵正散。

3. 风热上攻之头痛、咽痛及风疹瘙痒　治风热上攻之头痛、目赤肿痛，常配桑叶、木贼等；治咽喉肿痛，常配桔梗、薄荷等；治风疹瘙痒，单用或配薄荷、蝉蜕等。

4. 痰核、瘰疬　味咸以化痰软坚散结，治痰热互结之痰核、瘰疬。常配夏枯草、浙贝母、连翘、玄参等同用。

【用法用量】煎服，5～10g。研末吞服，每次1～1.5g。

复习思考

一、选择题

（一）单项选择题

1. 既平肝潜阳，又清肝明目的药物是（　　）

A. 石决明　B. 龙骨　C. 牡蛎　D. 天麻　E. 赭石

2. 能平肝潜阳、软坚散结、收敛固涩的药物是（　　）

A. 石决明　B. 牡蛎　C. 龙骨　D. 鳖甲　E. 羚羊角

3. 既息风止痉，又清热平肝的药物是（　　）

A. 僵蚕　B. 钩藤　C. 决明子　D. 龙骨　E. 全蝎

4. 地龙的功效是（　　）

A. 息风止痉，解毒散结　B. 息风止痉，祛风止痛

C. 清热息风，平喘通络　D. 清肝明目，滋阴明目

E. 解毒活血，祛风除湿

5. 高热不退、热极生风宜首选（　　）

A. 钩藤　B. 竹沥　C. 羚羊角　D. 天麻　E. 胆南星

6. 天麻与钩藤的共有功效是（　　）

A. 息风止痉，平肝潜阳　B. 息风止痉，祛风止痛

C. 息风止痉，化痰开窍　D. 平肝潜阳，清热利水

E. 平肝潜阳，清肝明目

7. 善治眩晕、肢体麻木、风湿痹痛的药物是（　　）

A. 钩藤　B. 羚羊角　C. 天麻　D. 全蝎　E. 地龙

8. 治疗痉挛抽搐，常与蜈蚣配伍的药物是（　　）

A. 全蝎　B. 僵蚕　C. 天麻　D. 钩藤　E. 地龙

（二）多项选择题

1. 有平肝潜阳功效的药物是（　　）

A. 牡蛎　B. 石决明　C. 赭石　D. 天麻　E. 钩藤

2. 既能息风止痉，又有清热作用的药物是（　　）

A. 羚羊角　B. 钩藤　C. 地龙　D. 蜈蚣　E. 全蝎

3. 既能平肝潜阳，又能息风止痉的药物是（　　）

A. 天麻 B. 钩藤 C. 石决明 D. 磁石 E. 赭石

二、简答题

1. 简述平肝息风药的分类，各类有哪些常用药物？
2. 试述牡蛎、羚羊角、牛黄、赭石的性能、功效、应用及用法用量。
3. 比较龙骨与牡蛎、天麻与钩藤、羚羊角与牛黄功效主治的异同点。

扫一扫，知答案

模块二十四
开窍药

扫一扫，看课件

【学习目标】

1. 掌握开窍药的适用范围及使用注意，以及麝香的性能、功效、应用。
2. 熟悉石菖蒲、冰片的功效、应用，以及麝香、冰片的用法用量、使用注意。
3. 了解苏合香的功效及用法用量。

项目一 开窍药基础

【概念】凡以开窍醒神为主要功效，主治闭证神昏的药物，称为开窍药。

【功效】均具有开窍醒神功效，部分药物尚有活血行气、消肿止痛、祛痰辟秽的功效。

【适应病证】主要适用于神昏闭证，症见神志昏迷、握拳、脉搏有力等。部分药物可用于瘀血气滞所致的心胸脘腹疼痛、经闭等。

【性能特点】多味辛芳香，主入心经。

【使用注意】

1. 开窍药为急救、治标之品，能耗散正气，故只宜暂服，不可久用。
2. 本类药多辛香走窜，易于挥发，故内服多入丸散剂，仅个别药物可入煎剂。

项目二 常用开窍药

麝香
Shexiang

为鹿科动物林麝、马麝或原麝成熟雄体香囊中的干燥分泌物。猎取麝香后割取香囊，阴干，称“毛壳麝香”，剖开香囊，除去囊壳，称“麝香仁”。

【处方用名】麝香、当门子、寸香、元香。

【性味归经】辛，温。归心、脾经。

【功效】开窍醒神，活血通经，消肿止痛。

【应用】

1. 闭证神昏　为开窍醒神要药。热闭神昏，配伍牛黄、朱砂等，如安宫牛黄丸；治寒闭神昏，配伍苏合香等，如苏合香丸。

2. 疮疡肿毒，瘰疬痰核，咽喉肿痛　内服、外用均有良效。本品能活血散结、消肿止痛。咽喉肿痛，常与牛黄、蟾酥等同用，如六神丸。

3. 血瘀经闭，癥瘕，心腹暴痛，头痛，跌打损伤，风寒湿痹　本品治经闭、癥瘕，配伍桃仁、红花等，如通窍活血汤；治心腹暴痛，配伍牛黄、苏合香等，如麝香保心丸；治跌打损伤，配伍乳香、没药等，如七厘散、八厘散；治风湿顽痹，可与川乌、威灵仙等同用。

4. 难产，死胎，胞衣不下　治难产、死胎等，常配肉桂，如香桂散。

【用法用量】每次 0.03 ~0.1g。多入丸散剂。外用适量。

【使用注意】凡气血阴阳虚弱者慎用，脱证者及孕妇禁用。

冰　片
Bingpian

为龙脑科植物龙脑香的树干经蒸馏冷却而得的结晶，称“龙脑冰片”“梅片”；由菊科植物艾纳香的升华物经加工劈削而成的，称“艾片”；用松节油、樟脑等为原料，经化学方法合成的，称“机制冰片”。

【处方用名】冰片、龙脑、龙脑冰片、梅片、艾片、机制冰片。

【性味归经】辛、苦，微寒。入心、脾、肺经。

【功效】开窍醒神，清热止痛。

【应用】

1. 闭证神昏　功似麝香但力较弱，常相须为用。

2. 目赤肿痛，喉痹口疮　有清热止痛、泻火解毒、明目退翳、消肿作用，为五官科常用药。治咽喉肿痛，口舌生疮，常与硼砂、朱砂等共研末，吹敷患处，如冰硼散。

3. 疮疡肿痛，疮溃不敛，水火烫伤　本品有清热解毒、防腐生肌作用，故外用清热消肿、生肌敛疮方中均可用。

【用法用量】内服每次 0.15 ~0.3g；内服只宜入丸、散剂，不宜入汤剂。外用适量。

【使用注意】孕妇慎用。

石菖蒲

Shichangpu

为天南星科植物石菖蒲的根茎。切片生用或鲜用。

【性味归经】辛，温。归心、胃经。

【功效】开窍豁痰，醒神益智，化湿开胃。

【应用】

1. 痰蒙清窍，神志昏迷　常与半夏、天南星等化痰药同用；若治痰热神昏谵语，常与郁金、竹沥、半夏等合用；治湿浊蒙蔽、头晕、嗜睡等症，多与远志、龙骨等同用。

2. 湿阻中焦证，噤口痢　本品辛温芳香，善化湿浊、行胃肠气滞。治疗湿阻中焦，脘腹胀满、痞塞疼痛，常与苍术、厚朴、砂仁同用；治疗湿浊、热毒蕴结肠中所致之水谷不纳、痢疾后重、噤口痢等，常与黄连、茯苓等合用。

3. 健忘，失眠，耳鸣，耳聋　本品入心经，开心窍、益心智、安心神、聪耳明目，故可用于上述诸症。

【用法用量】3～10g，煎服。鲜品加倍。外用适量。

其他开窍药见表 24－1。

表24－1　其他开窍药

药名	性味归经	功效	主治	用法用量
苏合香	辛，温 归心、脾经	开窍，辟秽，止痛	寒闭神昏 胸腹冷痛，满闷	每次0.3～1g 入丸剂或酒剂

复习思考

一、选择题

（一）单项选择题

1. 患者，女，60岁。素有高血压史，卒然昏厥，不省人事，两手握紧，牙关紧闭，右侧肢体偏瘫。用药宜首选（　　）

A. 郁金　B. 冰片　C. 苏合香　D. 麝香　E. 石菖蒲

2. 外用有清热止痛、消肿之功，为五官科常用药物的是（　　）。

A. 苏合香　B. 石菖蒲　C. 菊花　D. 生石膏　E. 冰片

（二）多项选择题

1. 麝香活血通经止痛，可用于治疗（　　）。

A. 咽喉肿痛　B. 难产　C. 血瘀经闭　D. 风湿痹痛　E. 心腹暴痛

2. 石菖蒲的功效是（　　）。

A. 开窍　　B. 宁神　　C. 止痛　　D. 化湿　　E. 和胃

二、简答题

1. 简述开窍药的适应证及使用注意。
2. 简述冰片的药性、功效及主治。
3. 简述麝香的适应证。

扫一扫，知答案

模块二十五

补虚药

扫一扫，看课件

【学习目标】

1. 掌握补虚药的适用范围、分类及各类的性能特点、使用注意；掌握人参、黄芪、白术、甘草、鹿茸、杜仲、续断、菟丝子、当归、熟地黄、白芍、北沙参、麦冬、龟甲、鳖甲的性能、功效、应用。

2. 熟悉党参、西洋参、山药、紫河车、淫羊藿、巴戟天、补骨脂、阿胶、何首乌、百合、天冬、石斛、玉竹、枸杞子的功效、主治，以及人参、西洋参、黄芪、白术、甘草、鹿茸、当归、阿胶、女贞子、龟甲、鳖甲的用法，人参、白术、甘草、鹿茸、当归、熟地黄、白芍、阿胶、北沙参的使用注意。

3. 了解其他补虚药的功效。

项目一　补虚药基础

【概念】凡能补益正气，增强体质以提高抗病能力，治疗虚证的药物，称为补虚药，也称补益药。

【功效】具有补虚作用，主要用以治疗虚证，即《黄帝内经》“虚则补之”之意。具体而言，其补虚作用又有补气、补阳、补血、补阴的不同。

【适应病证】

1. 人体正气虚弱、精微物质亏耗引起的精神萎靡、体倦乏力、面色淡白或萎黄、气短脉虚等虚弱证候。具体而言，补虚药分别主治气虚证、阳虚证、血虚证和阴虚证。

2. 与其他多类药物配伍以扶正祛邪，用以治疗邪实正虚证；与易损正气的药物配伍，以保护正气。

【性能特点及分类】

1. 性能特点　以甘温或甘平为主，少数药物具有寒凉之性。

2. 分类　分为补气药、补阳药、补血药、补阴药四类。

(1) 补气药：性味多甘温或甘平，能补益脏腑之气，尤善补脾肺之气。

(2) 补阳药：性味多甘、咸或辛温，温补人体阳气，主补肾阳。

(3) 补血药：甘平或甘温，质多滋腻。补益阴血，尤善补心肝血虚。

(4) 补阴药：性味多甘寒，滋养阴液，重在补肺胃、肝肾之阴。

【使用注意】

1. 补虚药宜作蜜丸、煎膏、口服液等。入汤剂，应适当久煎。

2. 正气不虚或有实邪者不宜应用，以免“误补益疾”或“闭门留寇”。

3. 在服用补虚药时应注意顾护脾胃，适当配伍健脾消食药或理气药，“补而兼行”，使补而不滞。

常用补虚药歌诀

补虚药治气血虚，阴阳不足皆能医。补气洋人太子党，芪术山药蜜饴糖，
大枣甘草白扁豆，脾肺气虚服之康。补阳主治肾阳虚，鹿茸淫羊杜巴戟，
仙茅益智韭骨脂，海狗海马石阳起，苁蓉锁阳菟丝子，沙苑芦巴核桃续，
虫草蛤蚧紫河车，怯寒宫冷痿泄愈。补血熟地归白芍，首乌龙眼与阿胶。
补阴百合南北沙，槲椹玉竹黑芝麻，黄精杞子麦天冬，旱莲女贞鳖龟甲。

项目二　补气药

补气药大多甘温或甘平，以补气为主要功效，治疗气虚证。本类药以补脾肺之气为主，主治脾气虚证和肺气虚证。脾气虚证，症见食欲不振，脘腹虚胀，大便溏薄，体倦神疲，面色萎黄，消瘦或一身虚浮，甚或脏器下垂，虚寒性出血；肺气虚证，症见少气懒言，动则益甚，咳嗽无力，声音低怯，甚或喘促，易出虚汗等。有些补气药尚能补元气、补心气、补肾气，可用于元气虚、心气虚等。此外某些补气药兼有养阴、生津、养血等功效，尤宜于气阴不足、气津两伤及气血两虚证。

部分补气药药性壅滞，易致中满，应用时可适当配伍理气药。

人　参

Renshen

为五加科植物人参的干燥根和根茎。栽培的俗称“园参”，一般栽培 6 ~ 7 年后多于秋季采挖，洗净晒干或烘干。播种在山林野生状态下自然生长的又称“林下参”，习称“籽海”。生用或研粉用。

【处方用名】人参、生晒山参、生晒参。

【性味归经】甘、微苦，微温。入脾、肺、心、肾经。

【功效】大补元气，复脉固脱，补脾益肺，生津养血，安神益智。

【应用】

1. 元气虚脱　大补元气救脱之要药。用治大汗、大吐泻、大出血、大病、久病所致的元气虚极欲脱，脉微欲绝，用本品浓煎顿服，即独参汤；治阳气衰微、四肢厥冷的亡阳证，常与附子同用；治气虚欲脱，兼见汗多、口渴者，配伍麦冬、五味子，即生脉散。

2. 脾肺肾气虚　本品治脾气虚之倦怠乏力、食少便溏，配伍白术、茯苓、甘草，即四君子汤；治脾虚中气下陷之脏器脱垂、久泻脱肛，配伍黄芪、升麻等，如补中益气汤；治脾虚运化失常、气血两虚，配伍当归、白术等，如归脾汤；用治肺气虚之气短乏力、脉虚自汗，常配伍黄芪、五味子等；还可用治肾不纳气的短气虚喘、肾虚阳痿。

3. 热伤气津之口渴，消渴　本品用治热伤气津之身热、汗多、口渴、脉虚，常与石膏、知母同用，如白虎加人参汤；用治消渴，常与黄芪、天花粉同用。

4. 气血亏虚之心悸、失眠、健忘　本品用治气血不足、心神失养之心悸、失眠，可配当归、酸枣仁等，如归脾汤。

此外，本品与解表药、攻下药等配伍，能扶正祛邪，用于气虚外感等邪实正虚证。

【用法用量】3～9g，另煎兑服；也可研末吞服，一次2g，一日2次。挽救虚脱可用至15～30g。

【使用注意】反藜芦；畏五灵脂；热证、实证忌用。

【附药】

红参　为人参的栽培品经蒸制后的干燥根和根茎。甘、微苦，温。归脾、肺、心、肾经。功能大补元气，复脉固脱，益气摄血。用于体虚欲脱，肢冷脉微，气不摄血，崩漏下血。3～9g，另煎服。不宜与藜芦、五灵脂同用。

西洋参

Xiyangshen

为五加科植物西洋参的根。均系栽培品。秋季采挖3～6年的根，洗净，晒干或低温干燥。切薄片，生用。

【处方用名】西洋参、洋参、花旗参。

【性味归经】甘，微苦，凉。归心、肺、肾经。

【功效】补气养阴，清热生津。

【应用】

1. 气阴两伤　本品能补益元气，但药力弱于人参而药性偏凉。用于热伤气津之身热汗多，口渴心烦，体倦少气，脉虚，单煎或配伍麦冬、知母等，如清暑益气汤；若气阴两伤之消渴，与黄芪、山药同用；热病或大汗、大泻、大失血，损伤元气及阴液而见神疲乏力、心烦口渴、气短息促、脉细数无力属气阴两脱之症，配麦冬，五味子。

2. 肺气虚及肺阴虚　本品能补肺气，滋肺阴，清肺火。用于邪热伤肺所致气阴两伤之咳喘痰血，单用研末装胶囊服用，如西洋参胶囊。

【用法用量】3～6g，另煎，兑服。

【使用注意】反藜芦。

党　参

Dangshen

为桔梗科植物党参、素花党参、川党参的根。秋季采挖，洗净，晒干。

【处方用名】党参、蜜党参、炒党参。

【性味归经】甘，平。归脾、肺经。

【功效】健脾益肺，养血生津。

【应用】

1. 脾肺气虚　治中气不足所致的倦怠乏力、食少、便溏等，常与白术同用；用治肺气不足之咳嗽喘促、少气懒言，常与黄芪、五味子同用。

2. 气血两虚　治气血两虚之面色苍白或萎黄、体倦乏力、头晕、心悸等，常与黄芪、当归、熟地黄等同用。

3. 气津两伤　本品用治气津两伤之体倦乏力、口渴多饮，可配麦冬、五味子，如生脉饮。

此外，本品配伍解表药、泻下药以扶正祛邪，用于气虚外感、虚人便秘等正虚邪实证。

【用法用量】9～30g，煎服。生用，长于补中益气，健脾益肺，生津；蜜炙党参，长于补中益气，润燥养阴；炒党参，长于健脾和胃止泻。

【使用注意】不宜与藜芦同用。

黄　芪

Huangqi

为豆科植物蒙古黄芪或膜荚黄芪的根。春、秋二季采挖，除去须根和根头，晒干。产于山西绵山者，习称“绵芪”或“西黄芪”，为道地药材。生用或蜜炙用。

【处方用名】黄芪、蜜黄芪。

【性味归经】甘，微温。入脾、肺经。

【功效】补气升阳，固表止汗，利水消肿，生津养血，行滞通痹，托毒排脓，敛疮生肌。

【应用】

1. 脾胃气虚　用治脾胃气虚之倦怠乏力、食少、便溏等，常配人参或白术，如参芪膏；治中气下陷之久泻脱肛、脏器下垂，常配伍人参、升麻、柴胡等，如补中益气汤。

2. 肺气虚　用治肺气虚的咳嗽气短，常配伍紫菀、五味子等；治表虚卫阳不固的自汗、容易外感，配伍白术、防风，即玉屏风散。

3. 气虚水肿，小便不利　治气虚水湿失运所致的水肿、小便不利，常配伍防己、白术，如防己黄芪汤。

4. 消渴　补气以生津。内热消渴，可与天花粉、麦冬等同用。

5. 血虚，气血两虚　补气以生血，治血虚或气血两虚之面色萎黄，神倦乏力，配伍当归，即当归补血汤。

6. 关节痹痛，肢体麻木，半身不遂　补气以活血行滞。治气虚血滞的半身不遂，多与当归、红花、地龙配用，如补阳还五汤。

7. 疮痈难溃或溃久难敛　治疮痈脓成不溃，可配穿山甲、当归等，如透脓散；治疮痈溃后不敛，配伍当归、人参、肉桂等，如十全大补丸。

【用法用量】9～30g，煎服。大剂量可用至120g。生用，长于益卫固表，托毒生肌，利水消肿；蜜炙，长于补中益气。

【使用注意】本品升阳助火，凡表实邪盛，内有积滞，阴虚阳亢，阳证疮疡及疮疡初起，均当忌用；虚证久服，易助火伤阴，用时宜慎。

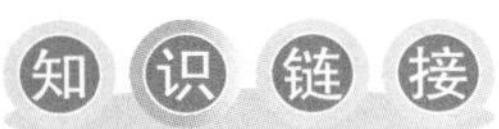

名词解释

补气升阳：指黄芪具有既能补脾气，又善升举脾胃清阳之气的作用。脾主运化、主升清，脾不升清就会泄泻、脏器下垂、腹部坠胀等。

（益卫）固表：指补益卫气、固密肌表的药物作用。卫气被宣发至肌表，有温养肌肤、抵御外邪、司汗孔开合的作用。卫气不足，肌表不固，则自汗，易感外邪。药如黄芪、白术。

托毒：指补益气血而托脓毒外出，以免疮毒内陷的药物作用。此类药物多能温补气血，用治疮疡之疮形平塌、脓成不溃，或疮疡溃后脓液清稀、久不敛口者。药如黄芪、当归、鹿茸等。

白 术
Baizhu

为菊科植物白术的干燥根茎。产于浙江于潜者，习称“于术”，为道地药材。冬季采挖，烘干或晒干，切厚片。生用或麸炒用。

【处方用名】白术、土白术、炒白术。

【性味归经】苦、甘，温。归脾、胃经。

【功效】健脾益气，燥湿利水，止汗，安胎。

【应用】

1. 脾胃气虚　治脾气虚证，配伍人参、茯苓、甘草，即四君子汤；治脾胃虚寒的脘腹冷痛、吐泻，配人参、干姜、甘草，如理中丸；治脾虚气滞的脘腹胀满，配枳实以攻补兼施，如枳术丸；治脾虚泄泻，配人参、茯苓等，如参苓白术散。

2. 脾虚湿停之水肿、痰饮　治脾虚失运之水肿、泄泻，配茯苓、猪苓等，如五苓散；治脾虚湿停之痰饮，配桂枝、茯苓、甘草，如苓桂术甘汤。

3. 气虚自汗　与黄芪、防风同用，即玉屏风散。

4. 脾虚胎动不安　治脾虚气血化源不足所致的胎动不安，配砂仁、苏梗等。

【用法用量】6～12g，煎服。生用，长于燥湿利水；土白术长于补脾止泻；炒白术（蜜炙或麸炒）长于健脾消胀。

【使用注意】本品苦温性燥，故阴虚内热或津液不足者慎用。

山 药
Shanyao

薯蓣科植物薯蓣的根茎。霜降后采挖，刮去粗皮，晒干或烘干，为“毛山药”；再经浸软闷透，搓压为圆柱状，晒干打光，为“光山药”。生用或麸炒用。

【处方用名】山药、炒山药。

【性味归经】甘、平。归脾、肺、肾经。

【功效】补脾养胃，生津益肺，补肾涩精。

【应用】

1. 脾胃虚弱　治脾虚便溏，食少倦怠，配党参、白术，如参苓白术散；治小儿疳积，体瘦食少，配麦芽、白术等，如小儿调胃散；治脾虚带下，倦怠便溏，配白术、党参等，如完带汤。

2. 肺虚　治肺虚喘咳，配伍白术、牛蒡子等，如资生汤；若为肺肾两虚之气喘、久咳，配伍茯苓、五味子等，如七味都气丸。

3. 肾虚　治肾虚遗精、夜尿频多，配伍熟地黄、山茱萸等，如金匮肾气丸；治肾虚带下，配伍山茱萸、五味子等，如完带汤。

此外，本品既补肺、脾、肾之气，又益肺、脾、肾之阴，故常与黄芪、知母等益气生津药配伍，治气阴两亏之消渴证，如玉液汤。

【用法用量】15～30g，煎服；大剂量可用至60～250g。生用，长于补阴生津；炒山药长于补脾健胃。

【使用注意】本品甘平质润，兼能固涩，若脾虚湿盛，胸腹满闷者，忌用。

甘　草
Gancao

为豆科植物甘草、胀果甘草或光果甘草的根及根茎。以蒙古产者为道地药材。春、秋二季采挖，去须根，晒干，切厚片。生用或蜜炙用。

【处方用名】甘草、炙甘草、甘草梢。

【性味归经】甘，平。归心、肺、脾、胃经。

【功效】益气补中，清热解毒，祛痰止咳，缓急止痛，调和诸药。

【应用】

1. 气虚　蜜炙甘草善补心脾而益气复脉。治心气不足所致的心动悸、脉结代，配人参、桂枝等，如炙甘草汤；治脾气虚证，配伍人参、白术、茯苓，即四君子汤。

2. 热毒疮痈，咽喉肿痛，药食中毒　治热毒疮痈，配金银花、穿山甲等，如仙方活命饮；治咽喉肿痛，配板蓝根、桔梗、山豆根等；药食中毒，可单用本品熬汤，或与绿豆同用。

3. 痰多咳嗽　本品止咳，兼能祛痰，可用于多种原因所致的咳嗽。

4. 脘腹及四肢挛急疼痛　配伍白芍，即芍药甘草汤，随证加减，治血虚、寒凝、血瘀等多种原因所致的脘腹及四肢挛急疼痛。

5. 调和药性　本品在四逆汤中用以降低附子的毒性，调胃承气汤中用以减轻大黄对胃肠刺激引起的腹痛；甘草甘味浓郁，可矫正某些中药的不良味道。

【用法用量】煎服，3～10g。生用，长于清热解毒，祛痰止咳；蜜炙，长于补中缓急，益气复脉；甘草梢（其根的梢部），长于利尿，治疗热淋证。

【使用注意】不宜与甘遂、京大戟、红大戟、海藻、芫花同用；甘草味甘滞中，湿盛中满者不宜；大剂量久服可导致水钠潴留，引起浮肿、高血压。

其他补气药见表25－1。

表25-1 其他补气药

药名	性味归经	功效	主治	用法用量
大枣	甘，温 归脾、胃、心经	补中益气，养血安神	倦怠乏力，食少便溏 血虚证及脏燥证	煎服，6~15g
太子参	甘、微苦，平 归脾、肺经	益气健脾 生津润肺	脾虚证 气阴不足，自汗，口渴	煎服，9~30g
白扁豆	甘，微温 归脾、胃经	健脾化湿 和中消暑	脾虚便溏，白带多 暑湿吐泻	煎服，9~15g
刺五加	辛、微苦，温 归脾、肾、心经	益气健脾 补肾安神	脾肺气虚，久咳虚喘 肾虚腰膝酸软 心脾不足，失眠多梦	煎服，9~27g
绞股蓝	甘、苦，寒 归脾、肺经	益气健脾 化痰止咳	脾虚证 肺虚咳嗽	煎服，10~30g 可泡服
红景天	甘、苦，平 归肺、心经	益气活血 通脉平喘	脾肺虚之体倦，气喘 血瘀之胸痹，中风偏瘫	煎服，3~6g

项目三 补阳药

本类药物多甘温或咸温，主入肾经，以温补肾阳为主要功效，用于肾阳虚证。部分药物兼有祛风湿、强筋骨、固精、缩尿、止泻、固冲任、平喘、益精、补血等功效，还可用治风湿痹证，筋骨痿软、遗精、遗尿、胎动不安、泄泻、咳喘、精血亏虚等兼有肾阳虚证者。补阳药性多温燥，阴虚火盛者忌用。

鹿茸
Lurong

为鹿科动物梅花鹿或马鹿的雄鹿未骨化密生绒毛的幼角。

【处方用名】鹿茸、鹿茸片、鹿茸血片。

【性味归经】甘，咸，温。归肾、肝经。

【功效】壮肾阳，益精血，强筋骨，调冲任，托疮毒。

【应用】

1. 肾阳虚　本品禀纯阳之性，为补肾壮阳之要药。治肾阳虚衰所致的腰膝冷痛、溲清便溏等，常与附子、五味子等同用；治肾阳虚衰所致的阳痿滑精、带下清稀，常与五味子、杜仲等同用。

2. 精血不足　益精血要药。用于精血不足之头晕耳鸣、须发早白、不孕不育等，配山茱萸、熟地黄等，如参茸固本丸。

3. 肾虚骨痿，小儿发育迟缓　配伍五加皮、熟地黄等，如加味地黄丸。

4. 冲任不固之崩漏、带下　配续断、熟地黄等。

5. 疮疡溃久不敛，阴疽肿毒　有温补精血、脱毒生肌之效。配伍黄芪、肉桂等。

【用法用量】研磨冲服，1～2g。

【使用注意】宜从小剂量开始，缓缓渐加，不可骤用，以免阳升风动，头晕目赤，或伤阴动血而致鼻衄；凡发热者均当忌服。

名词解释

益精血：既补肾精，又能补血，合称益精血，用治精血不足证。精血不足证就是肝肾亏虚，没有明显的寒热倾向，症见四肢无力、腰膝酸软、头晕耳鸣眼花、须发早白，以及儿童发育迟缓、中老年人早衰等。药如鹿茸、紫河车、肉苁蓉、锁阳、熟地黄。

调冲任：奇经八脉中，冲为血海，任主胞胎，冲脉、任脉均起于下焦胞中。临床上出现了胎动不安、月经不调、不孕等病证，按经络辨证属冲任亏虚，冲任失调；按脏腑辨证，仍属于肝肾不足、肾精亏虚、肾阳虚。鹿茸能补肾阳、益精血，故能调冲任，用治肝肾亏虚之崩漏、带下。

【附药】

1. 鹿角　为鹿科动物梅花鹿或马鹿已骨化的角。味咸，性温。归肝、肾经。功能温肾阳，强筋骨，行血消肿。用治阳痿遗精、腰脊冷痛、乳痈初起、阴疽疮疡、瘀血肿痛等。用量6～15g，煎服。

2. 鹿角胶　为鹿角经水煎煮、浓缩制成的固体胶。味甘、咸，性温。归肾、肝经。功能温补肝肾，益精养血，止血。主治肝肾不足所致的腰膝酸冷、阳痿遗精、虚劳羸弱、崩漏下血、阴疽疮毒等。用量3～6g，烊化兑服。

3. 鹿角霜　为鹿角去胶质的角块。咸、涩，温。归肝、肾经。温肾助阳，收敛止血。用于脾肾阳虚，白带过多，遗尿尿频，崩漏下血，疮疡不敛。9～15g，先煎。

淫羊藿

Yinyanghuo

为小檗科植物淫羊藿、箭叶淫羊藿、柔毛淫羊藿、巫山淫羊藿或朝鲜淫羊藿的干燥地上部分。生用，或羊脂油炙用。

【处方用名】淫羊藿、炙淫羊藿、仙灵脾。

【性味归经】辛、甘，温，归肝、肾经。

【功效】补肾阳，强筋骨，祛风湿。

【应用】

1. 肾阳虚　治男子阳痿不育，女子宫冷不孕，可单品用酒浸服，也可配伍杜仲、巴戟天等；治尿频遗尿，与巴戟天、桑螵蛸同用。

2. 肝肾不足之筋骨痿弱、步履维艰　常与杜仲、巴戟天等同用。

3. 风湿痹痛　风湿痹痛，伴肝肾虚损者，与杜仲、桑寄生等同用。

【用法用量】煎服，6～10g。生用，长于祛风湿、强筋骨；羊脂油炙后，长于温肾助阳。

【使用注意】阴虚火旺者忌用。

巴戟天

Bajitian

为茜草科植物巴戟天的根。全年均可采挖，晒制六七成干，轻轻捶扁，晒干。蒸或盐蒸或煮，趁热除去木心者，称“巴戟肉”。生用或制用。

【处方用名】巴戟天、巴戟肉、盐巴戟天、制巴戟天。

【性味归经】甘、辛，微温。归肾、肝经。

【功效】补肾阳，强筋骨，祛风湿。

【应用】

1. 肾阳虚之阳痿早泄，宫冷不孕，月经不调　治阳痿、不孕，配淫羊藿、仙茅等，如赞育丸；治下元虚冷，月经不调，少腹冷痛，配高良姜、肉桂等，如巴戟丸。

2. 肾虚或风湿腰膝疼痛　常配杜仲、萆薢等，如金刚丸。

【用法用量】3～10g，煎服；或入丸散、酒剂。盐巴戟天，能引药入肾，补肾助阳作用缓和；制巴戟天（甘草制），长于补肾助阳，强筋骨。

【使用注意】凡阴虚火旺，津液不足，小便不利者忌用。

补骨脂

Buguzhi

为豆科植物补骨脂的成熟果实。秋季果实成熟时采收。生用或盐水炙用。

【处方用名】补骨脂、破故纸、盐补骨脂。

【性味归经】辛、苦，温。归肾、脾经。

【功效】温肾助阳，纳气平喘，暖脾止泻；外用消风祛斑。

【应用】

1. 肾阳不足，命门火衰　治肾阳不足，腰膝冷痛，配伍杜仲、胡桃肉等，如青娥丸；治肾虚阳痿，配菟丝子、胡桃肉等，如补骨脂丸。

2. 肾虚遗精、遗尿、尿频　治肾虚遗精，用补骨脂、青盐等分同炒为末服；治肾气虚冷，小便无度，与小茴香等分为丸，如破故纸丸。

3. 肾不纳气之虚喘　配沉香、肉桂等，如黑锡丹。

4. 脾肾阳虚，五更泄泻　配五味子、肉豆蔻等，如四神丸。

5. 白癜风、斑秃等　20% ~30% 酊剂，外涂患处。

【用法用量】6 ~10g，煎服。生用，性温燥，长于温肾壮阳；盐补骨脂，长于温肾助阳、纳气、止泻。

【使用注意】本品辛温助热，易伤阴液，故阴虚火旺及大便燥结者忌用。

杜　仲
Duzhong

为杜仲科植物杜仲的树皮。生用或盐水炙用。

【处方用名】杜仲、炒杜仲、盐杜仲。

【性味归经】甘，温。归肝、肾经。

【功效】补肝肾，强筋骨，安胎。

【应用】

1. 肾虚腰痛，各种腰痛　以其补肝肾，强筋骨，可用治各种腰痛，尤为肝肾不足之腰膝酸痛、筋骨无力之要药。治肾虚腰痛脚弱，可单用泡酒，或配伍补骨脂、核桃仁等，如青娥丸。

2. 胎动不安，妊娠漏血　以本品补肝肾、固冲任而安胎，单用即效；可与续断、山药同用，治习惯性堕胎。

【用法用量】10 ~15g，煎服。炒用利于有效成分煎出，优于生用；盐炙能增强补肝肾、强筋骨、安胎的作用。

续　断
Xuduan

为川续断科植物川续断的根。秋季采挖，除去根头和须根，微火烘至半干，堆置“发汗”至内部变绿时，再烘干。

【处方用名】续断、盐续断、酒续断。

【性味归经】苦、辛，微温。归肝、肾经。

【功效】补肝肾，强筋骨，续折伤，止血安胎。

【应用】

1. 阳痿不举，遗精遗尿，腰膝酸痛　治肾阳虚之阳痿不举，遗精滑泄，配鹿茸、肉苁蓉，如鹿茸续断散；治肝肾不足，腰膝酸痛，配伍杜仲、牛膝等，如续断丹；治肝肾不足，兼风寒湿痹，筋挛骨痛，配川乌、防风等，如续断丸。

2. 跌打损伤，筋伤骨折　治外伤肿痛，配乳香、没药、红花；治筋伤骨折，配骨碎补、没药等，如新伤接骨汤。

3. 崩漏，胎漏，胎动不安　本品能补肝肾，调冲任，固本安胎。治崩漏、月经过多，配刘寄奴、大蓟等，如刘寄奴散；治胎漏、胎动不安，配菟丝子、桑寄生等，如寿胎丸。

【用法用量】9～15g，煎服。酒炙续断，长于通血脉、续筋骨、止崩漏；盐续断，长于补肝肾、强腰膝。

【使用注意】阴虚火旺者慎用。

菟丝子

Tusizi

为旋花科植物菟丝子的成熟种子。

【处方用名】菟丝子、盐菟丝子。

【性味归经】辛、甘，平。归肝、肾、脾经。

【功效】补益肝肾，固精缩尿，安胎，明目，止泻；外用消风祛斑。

【应用】

1. 阳痿遗精，肾虚腰痛，尿频带下　本品补而不峻，温而不燥，为阴阳并补之佳品。治肾虚阳痿遗精，配伍枸杞子、五味子等，如五子衍宗丸；治肾虚腰膝酸痛，与杜仲同用；治带下、尿浊，配茯苓、莲子等，如茯苓丸；治小便不禁，与桑螵蛸、鹿茸同用。

2. 胎动不安　常配伍续断、桑寄生、阿胶等，以养肝肾、固胎元，如寿胎丸。

3. 目暗耳鸣　常配伍熟地黄、枸杞子等，以养肝肾、益精血而明目，如驻景丸。

4. 脾肾阳虚之大便溏泄　治脾虚便溏，常配茯苓、山药等，如菟丝子丸。

5. 白癜风　外用，可配伍补骨脂。

【用法用量】6～12g，煎服；外用适量。盐水炙后，能引药入肾，长于补肾固精、安胎。

紫河车

Ziheche

为健康产妇的胎盘。

【性味归经】甘、咸，温。归肺、肝、肾经。

【功效】温肾补精，益气养血。

【应用】

1. 阳痿遗精，不孕，腰痛　可单用，或配伍熟地黄、人参等，如河车封髓丹。

2. 气血不足之虚劳羸弱，产后少乳　单用，或配伍人参、黄芪、当归等同用。

3. 肺肾两虚之喘咳　单用，或配伍人参、蛤蚧、胡桃肉等。

【用法用量】研末或装胶囊吞服，每次2～3g，每日2～3次；亦可鲜品煮食，每次半个或一个，一周2～3次。

其他补阳药见表25－2。

表25－2　其他补阳药

药名	性味归经	功效	主治	用法用量
益智	辛、甘、涩，温 归脾、肾经	温肾固精缩尿 暖脾止泻摄唾	遗尿尿频，遗精滑精 呕吐，口多唾涎	煎服，3～10g
核桃仁	甘、温 归肾、肺、大肠经	补肾，温肺，润肠	肾虚精亏诸证 肺肾两虚之喘咳 肠燥便秘	煎服，6～10g
锁阳	甘，温 归肝、肾、大肠经	补肾阳，益精血 润肠通便	阳痿滑精，腰膝酸软 肠燥便秘	煎服，10～20g
冬虫夏草	甘，平 归肺、肾经	补肺益肾 止血，化痰	肾虚精亏，阳痿遗精 久咳虚喘，劳嗽痰血	煎服，3～9g
肉苁蓉	甘、咸，温 归肾、大肠经	补肾阳，益精血 润肠通便	阳痿不孕，筋骨痿软 肠燥便秘	煎服，6～10g
蛤蚧	咸，平 归肺、肾经	补肺益肾，纳气定喘 助阳益精	虚喘气促，劳嗽咳血 阳痿遗精	3～6g，多入丸散或酒剂

项目四　补血药

补血药甘温质润，入心肝血分，主治血虚证。血虚主要与脾、心、肝、肾关系密切。脾为生化之源，生化不足则面色苍白或萎黄、唇爪苍白；心主血而藏神，心血不足，心神失养，则心悸怔忡、失眠健忘；肝藏血，血虚则眩晕耳鸣，妇女月经延后、量少色淡，甚则闭经；肾藏精，精能生血，故血虚又常兼肾之阴虚精亏而出现腰膝酸软、须发早白等症。

本类药物多滋腻碍脾，故湿阻中焦、食少便溏者不宜。可酌情配伍健脾消食药。

当 归

Danggui

为伞形科植物当归的根。生用或酒炙用。

【处方用名】当归、全当归、酒当归。

【性味归经】甘、辛，温。归肝、心、脾经。

【功效】补血活血，调经止痛，润肠通便。

【应用】

1. 血虚　本品甘温质润，为补血之佳品。常与熟地黄、白芍等配伍，如四物汤；气虚血亏者，与黄芪配伍，如当归补血汤。

2. 血瘀之跌打损伤、风湿痹痛、疮痈肿痛　治血瘀诸证，配伍桃仁、红花，如桃红四物汤；治气虚血瘀之中风偏瘫，配伍黄芪、地龙等，如补阳还五汤；治跌打损伤，配伍乳香、没药等，如复元活血汤；治风湿痹痛、肢体麻木，配伍羌活、桂枝；治疮疡初起肿痛，配伍金银花、赤芍等，如仙方活命饮；治痈疽溃后不敛，气血不足，配伍黄芪、肉桂等。

3. 月经不调，痛经，经闭，瘀滞腹痛　本品能补血、活血、散寒，为补血调经之要药。治血虚所致者，配伍川芎、熟地黄、白芍，即四物汤；寒凝者，配伍肉桂、川芎等，如温胆汤；气滞者，配伍香附；因血热所致者，配伍牡丹皮、赤芍等。

4. 血虚肠燥便秘　配伍肉苁蓉、升麻等，如济川煎。

【用法用量】煎服，5～15g。生用长于补血调经，润肠通便；酒当归长于活血通经，祛瘀止痛。

【使用注意】湿盛中满，大便滑泄者慎用。

归头、归身、归尾、全当归

传统认为，归头（仅根头部入药，具环纹，上部圆钝），长于止血；归身（主根），长于补血；归尾（支根，上粗下细，有须根），长于活血；整个根入药，称全当归，能补血活血，为补血要药。现在一般不分头、身、尾。

熟地黄

Shudihuang

为玄参科植物地黄的块根经加工炮制而成。用黄酒炖，或蒸至黑润，切厚片。

【处方用名】熟地黄、熟地、熟地炭。

【性味归经】甘，微温。归肝、肾经。

【功效】补血滋阴，益精填髓。

【应用】

1. 血虚 本品甘温味厚，为养血补虚之要药。与当归、白芍、川芎配伍，即四物汤。

2. 肝肾阴虚 常与山药、山茱萸等配伍，如六味地黄丸。肝肾精血亏虚之腰膝酸软，须发早白，常与菟丝子、何首乌等配伍，如七宝美髯丹。

【用法用量】煎服，9～15g。

【使用注意】本品滋腻碍胃，脾虚食少及腹满便溏者不宜用；重用或久服时，宜与陈皮、砂仁同用。

白 芍

Baishao

为毛茛科植物芍药的干燥根。夏、秋二季采挖，置沸水中煮后去外皮或去外皮后再煮，晒干。生用或炒用。

【处方用名】白芍、生白芍、炒白芍、酒白芍。

【性味归经】苦、酸、微寒。归肝、脾经。

【功效】养血调经，敛阴止汗，柔肝止痛，平抑肝阳。

【应用】

1. 血虚之月经不调，崩漏等 本品酸苦，微寒，长于养血敛阴，化阴补血。治血虚之面色萎黄、月经不调，配当归、熟地黄、川芎，即四物汤；阴虚血热之月经过多，或崩漏，配阿胶、地骨皮等。

2. 自汗，盗汗 本品能敛阴和营而止汗。营卫不和，表虚自汗者，用桂枝汤；阴虚盗汗，可与龙骨、牡蛎、浮小麦等配伍。

3. 胁肋疼痛，脘腹及四肢拘急疼痛，头痛眩晕 本品能养血敛阴，平抑肝阳，而柔肝止痛，为治肝经诸痛之良药。治肝郁血虚，胁肋疼痛，与当归、柴胡、白术等配伍，如逍遥散；血虚肝失所养，筋脉拘急疼痛，与甘草配伍，即芍药甘草汤；肝脾不和所致腹痛泄泻，常与白术、防风等配伍，如痛泻要方；治肝阳上亢之头痛，眩晕，常与地黄、牛膝、赭石等配伍，如建瓴汤。

【用法用量】煎服，6～15g。生用，长于平肝阳，养阴除烦；炒后寒性缓和，长于养血和营，敛阴止汗。

【使用注意】不宜与藜芦同用；阳衰虚寒证不宜使用。

名词解释

柔肝

肝为刚脏，体阴而用阳。肝阳易亢、肝风易动，需要阴血的濡养，才能正常发挥肝的生理功能。滋肝阴养肝血，使肝气柔和的药物作用称为柔肝。柔肝药用于肝郁日久，阴血暗耗，肝体失养所致的胁痛隐隐、筋脉拘急、口干舌红等，如白芍、枸杞子。

阿 胶

Ejiao

马科动物驴的皮，经煎煮、浓缩制成的固体胶。捣成碎块，生用。

【处方用名】阿胶、阿胶珠。

【性味归经】甘、平。归肺、肝、肾经。

【功效】补血滋阴，润燥，止血。

【应用】

1. 血虚　尤以治疗出血所致的血虚为佳，单用即效，或配伍当归、熟地黄等，如阿胶四物汤。

2. 出血　出血兼血虚者尤宜。治阴虚血热所致的吐血、衄血，配伍蒲黄、生地黄等；治脾胃虚寒之便血、吐血，与白术、附子等同用；治崩漏、妊娠下血，配地黄、艾叶等，如胶艾汤。

3. 阴虚　治燥热伤肺所致的干咳无痰，配伍石膏、桑叶等，如清燥救肺汤；治阴虚火旺之心烦不眠，配伍黄连、白芍等，如黄连阿胶汤。

【用法用量】3~9g，烊化兑服。阿胶珠易于粉碎，且滋腻之性降低，不良气味改善。

【使用注意】本品滋腻，有碍消化，脾胃虚弱者不宜用。

何首乌

Heshouwu

为蓼科植物何首乌的块根。秋、冬二季叶萎时采挖，切厚片或块，干燥，称“何首乌”；以黑豆汁拌蒸，晒干，称“制何首乌”。

【处方用名】何首乌、制何首乌。

【性味归经】苦、甘、涩，温。归肝、心、肾经。

【功效】何首乌：解毒，消痈，截疟，润肠通便。制何首乌：补肝肾，益精血，乌须发，强筋骨，化浊降脂。

【应用】

1. 血虚，肝肾阴虚　制首乌性质温和，能补肝肾，益精血，益肾固精，为平补肝肾精血之良药。治血虚萎黄，失眠健忘，配当归、熟地黄等；治肝肾精亏，须发早白，配当归、枸杞子等，如七宝美髯丹。

2. 体虚久疟，疮痈，肠燥便秘　生首乌，治体虚久疟、气血两虚者，配伍人参、当归等，如何人饮；治血燥生风、皮肤瘙痒，配荆芥、防风等，或与艾叶煎汤外洗；治痈疽疮疡，配伍金银花、连翘等；治老人或血虚津亏便秘者，与当归、肉苁蓉同用。

【用法用量】何首乌：煎服，3～6g；制何首乌：煎服，6～12g。

【使用注意】何首乌：大便溏泻者忌用；制何首乌，湿痰较重者慎用。

其他补血药见表25－3。

表25－3　其他补血药

药名	性味归经	功效	主治	用法用量
龙眼肉	甘、温 归心、脾经	补益心脾 养血安神	气血不足，心悸失眠 健忘，血虚萎黄	煎服，5～15g

项目五　补阴药

补阴药大多甘寒质润，主入肺、胃、肝、肾经。具有滋养阴液、生津润燥的作用，适用于阴虚证。主治肺阴虚，症见口燥咽干、干咳少痰，甚至咳血等；胃阴虚，症见舌绛苔剥、咽干口渴、饥不欲食，或胃中嘈杂、大便干结；脾阴虚多为气阴两虚，症见食少腹胀、口干少津、呕恶、便秘等；肾阴虚，症见腰膝酸软、牙齿松动、耳鸣遗精等；心阴虚心神失养，则见心悸怔忡、失眠多梦等。

本类药物大多寒凉滋腻，故脾虚便溏、内有痰浊者宜慎用。

北沙参
Beishashen

为伞形科植物珊瑚菜的干燥根。夏、秋采挖，洗净，稍晾，置沸水中烫后去皮，干燥，或洗净干燥，切片。生用。

【处方用名】沙参、条参。

【性味归经】甘，微苦，微寒。入肺、胃经。

【功效】养阴清肺，益胃生津。

【应用】

1. 肺阴虚　治疗肺阴虚有热之干咳少痰、咽干音哑，常与麦冬相须为用。

2. 胃阴虚　治胃阴虚有热之口渴咽干、舌红少苔、大便干结，常与麦冬、玉竹等同用。

【用法用量】5～15g，煎服。

【使用注意】肺寒咳嗽、中寒便溏均忌用。反藜芦。

【附药】

南沙参　为桔梗科植物轮叶沙参的干燥根。甘、微寒。归肺、胃经。功能养阴清肺，益胃生津，化痰，益气。用于肺热燥咳，阴虚劳嗽，干咳黏痰，胃阴不足，食少呕吐，气阴不足，烦热口干。反藜芦。

麦　冬

Maidong

为百合科植物麦冬的干燥块根。生用。

【处方用名】麦冬、麦门冬、寸冬。

【性味归经】甘、微苦，微寒。归肺、胃、心经。

【功效】养阴润肺，益胃，清心。

【应用】

1. 胃阴虚　治胃阴虚有热之舌干口渴、胃脘疼痛、饥不欲食、呕逆、大便干结等症。

2. 肺阴虚　治阴虚肺燥有热的咽干鼻燥、燥咳痰黏，常与阿胶、杏仁、桑叶等配伍，即清燥救肺汤；治肾阴虚之劳嗽咯血等，常与天冬配伍，如二冬汤。

3. 心阴虚或温病热扰心营　治心阴虚之心烦、失眠多梦等，常与地黄、酸枣仁等养阴安神药配伍，如天王补心丹；治热伤心营、舌绛而干等，常与地黄、黄连等配伍，如清营汤。

【用法用量】6～12g，水煎服，或入丸、散。

【使用注意】外感风寒或痰饮湿浊所致的咳嗽，及脾胃虚寒泄泻者均当忌用。

天　冬

Tiandong

为百合科植物天冬的块根。生用。

【处方用名】天冬、天门冬。

【性味归经】甘、苦，寒。归肺、肾经。

【功效】养阴润燥，清肺生津。

【应用】

1. 肺阴虚　治疗肺肾阴虚有热之咳嗽、咯血的要药。肺热燥咳，痰稠难咯者，单用熬膏即效，如天门冬膏；劳嗽咯血，或干咳痰黏、痰中带血者，与麦冬配伍，名二冬膏；治肺痿咳吐浊唾涎沫，与百合、百部同用。

2. 肾阴虚　本品能滋阴降火，生津润燥。治阴虚火旺，咳嗽盗汗，遗精，配伍熟地黄、黄柏等，如三才封髓丹；治阴虚内热、津少口渴等，常与生地黄、麦冬等同用；治热病伤阴，肠燥便秘，常与生地黄、当归同用。

【用法用量】6～12g，水煎服。

【使用注意】脾虚便溏、虚寒泄泻者忌用。

玉　竹
Yuzhu

百合科植物玉竹的根茎。生用。

【处方用名】玉竹、葳蕤。

【性味归经】甘，微寒。归肺、胃经。

【功效】养阴润燥，生津止渴。

【应用】

1. 肺阴虚　治燥热咳嗽，咽干口渴，配伍沙参、麦冬等，如沙参麦冬汤。

2. 胃阴虚　治热伤胃阴，内热消渴、饥不欲食，配伍生地黄、麦冬等，如益胃汤；治消渴，与生地黄、天花粉同用。

【用法用量】煎服，6～12g。

百　合
Baihe

为百合科植物卷丹百合或细叶百合的肉质鳞叶。生用或蜜炙用。

【处方用名】百合、蜜百合。

【性味归经】甘，寒。入心、肺经。

【功效】养阴润肺，清心安神。

【应用】

1. 肺阴虚　治阴虚燥咳，痰中带血，可单用鲜百合捣汁服，或配伍款冬花，名百花膏；治肺虚劳嗽咳血，配生地黄、玄参等，如百合固金汤。

2. 心阴虚　用治热病后期余热未尽，虚烦惊悸，失眠多梦，神思恍惚，情绪不能自主，口苦，尿赤等，配知母、生地黄等，如百合知母汤、百合地黄汤。

【用法用量】6～12g，煎服。生用，长于清心安神；蜜炙，长于润肺止咳。

【使用注意】本品为寒润之品，风寒咳嗽或中寒便溏者忌用。

石 斛

Shihu

兰科植物环草石斛、马鞭石斛、黄草石斛、铁皮石斛、金钗石斛的茎。生用。

【性味归经】甘、微寒。归胃、肾经。

【功效】益胃生津，滋阴清热。

【应用】

1. 胃阴虚　本品能益胃生津而清虚火，常用治胃阴虚证。治胃阴虚之口渴咽干，单用即效，或与麦冬、竹茹等同用。治胃热阴虚之胃脘灼痛、牙龈肿痛，与生地黄、麦冬、黄芩同用。

2. 肾阴虚　用治肾阴虚之视物昏花、视力减退，常配菊花、熟地黄等，如石斛夜光丸；治阴虚火旺，骨蒸劳热，配伍生地黄、黄柏、胡黄连等；又能强壮腰膝，用治肾阴虚之筋骨痿弱、腰膝酸软，常与熟地黄、杜仲等同用。

【用法用量】煎服，6～12g；鲜品15～30g。

枸杞子

Gouqizi

为茄科植物宁夏枸杞的成熟果实。

【处方用名】枸杞、枸杞子。

【性味归经】甘、平。归肝、肾经。

【功效】滋补肝肾，益精明目。

【应用】

肝肾阴虚证　本品甘平质润，为平补肾精肝血之佳品。治肝肾阴虚，精血不足，目昏不明，配伍熟地黄、菊花等，如杞菊地黄丸；治腰膝酸软、遗精，配伍沙参、生地黄，如一贯煎；治阴虚消渴，常配生地黄、麦冬。尚可用治阴虚劳嗽，血虚萎黄。

【用法用量】煎服，6～12g。

【使用注意】脾虚便溏者不宜使用。

龟 甲

Guijia

龟科动物乌龟的背甲及腹甲。生用或砂炒后醋淬用。

【处方用名】龟甲、龟板。

【性味归经】咸、甘，微寒。归肝、肾、心经。

【功效】滋阴潜阳，益肾健骨，养血补心，固精止崩。

【应用】

1. 肝肾阴虚之阴虚内热，阴虚阳亢及阴虚风动　滋阴之力强于鳖甲。治阴虚内热之骨蒸潮热、盗汗、遗精，配伍熟地黄、知母等，如大补阴丸；治阴虚阳亢之眩晕、目胀等，配代赭石、龙骨等，如镇肝熄风汤；治阴虚风动，配伍阿胶、白芍等，如大定风珠。

2. 肾虚骨痿　治肝肾不足所致的腰膝酸软、筋骨不健、小儿五迟等，配伍熟地黄、锁阳等，如虎潜丸。

3. 心虚失养之惊悸、失眠、健忘　治阴血不足、心肾失养之惊悸、失眠、健忘，与远志、龙骨等同用，如孔圣枕中丹。

4. 崩漏，月经过多　用治阴虚血热、冲任不固所致的崩漏、月经过多，常配白芍、黄柏等，如固经丸。

【用法用量】煎服，9～24g，打碎先煎。生用，长于滋阴潜阳；醋炙，长于补肾健骨，滋阴止血。

【附药】

龟甲胶　为龟甲经水煎煮、浓缩制成的固体胶。咸、甘、凉。归肝、肾、心经。功能：滋阴，养血，止血。用于阴虚潮热，骨蒸盗汗，腰膝酸软，血虚萎黄，崩漏带下。3～9g，烊化兑服。

鳖　甲

Biejia

鳖科动物鳖的背甲。生用或砂炒后醋淬用。

【处方用名】鳖甲、醋鳖甲。

【性味归经】咸、微寒。归肝、肾经。

【功效】滋阴潜阳，软坚散结。

【应用】

1. 阴虚内热，阴虚阳亢及阴虚风动　本品清退虚热之力优于龟甲。治阴虚内热、骨蒸盗汗，配伍秦艽、地骨皮等，如清骨散；治温病后期，夜热早凉、热退无汗，配伍生地黄、青蒿等，如青蒿鳖甲汤；治阴虚风动配伍龟甲、牡蛎等，如大定风珠。

2. 癥瘕积聚，疟母　治癥瘕痞块、久疟、疟母所致的胁肋疼痛，配伍柴胡、土鳖虫等，如鳖甲煎丸。

【用法用量】煎服，9～24g，先煎。滋阴潜阳宜生用，软坚散结宜醋炙用。

其他补阴药见表25－4。

表25-4 其他补阴药

药名	性味归经	功效	主治	用法用量
黄精	甘，平 归脾、肺、肾经	补气养阴 健脾，润肺，益肾	体倦，口干食少 干咳少痰，劳嗽久咳 肾虚精亏，腰膝酸软等	煎服，9~15g
女贞子	甘、苦，凉 归肝、肾经	滋补肝肾 乌须明目	腰膝酸软，须发早白，肝肾阴虚诸症	煎服，6~12g
墨旱莲	甘、酸，寒 归肾、肝经	滋补肝肾 凉血止血	肝肾阴虚，头晕眼花 阴虚血热之吐衄等出血证	煎服，6~12g
桑椹	酸、甘，寒 归心、肝、肾经	滋阴补血 生津润燥	阴血不足，心悸，耳鸣等 津伤口渴，肠燥便秘	煎服，9~15g

复习思考

一、选择题

（一）单项选择题

1. 卫气不固，表虚自汗，宜选用（　　）

A. 人参　B. 黄芪　C. 西洋参　D. 党参　E. 甘草

2. 具有燥湿利水、安胎功效的药物是（　　）

A. 党参　B. 山药　C. 白术　D. 白扁豆　E. 甘草

3. 能益精血，调冲任的药物是（　　）

A. 肉苁蓉　B. 紫河车　C. 蛤蚧　D. 淫羊藿　E. 鹿茸

4. 具有温脾止泻功效的补阳药是（　　）

A. 补骨脂　B. 杜仲　C. 锁阳　D. 淫羊藿　E. 蛤蚧

5. 补血又能止血的药物是（　　）

A. 鸡血藤　B. 熟地黄　C. 三七　D. 阿胶　E. 当归

6. 肾虚腰膝痿弱，筋骨不健者，宜选用（　　）

A. 女贞子　B. 墨旱莲　C. 枸杞子　D. 龟甲　E. 黄精

7. 主治肺胃阴虚证的药物是（　　）

A. 北沙参　B. 天冬　C. 枸杞子　D. 百合　E. 女贞子

8. 患者，女，30岁，腰膝酸软，头晕目眩，盗汗，耳鸣耳聋，骨蒸潮热，足跟作痛，舌红少苔，脉沉细数，宜首选（　　）

A. 白芍　B. 阿胶　C. 当归　D. 龙眼肉　E. 熟地黄

9. 李某，男，65岁。低热2个月，每日午后发热，劳累后加重，面色无华，体倦乏力，舌淡，脉弱。首选用（　　）

A. 生地黄　　B 黄芪　　C. 熟地黄　　D. 党参　　E. 青蒿

10. 患者，女，52 岁，大便秘结，面色无华，头晕目眩，心悸，唇舌谈，脉细涩。用养血润燥法治疗，应首选（ ）

A. 熟地　　B. 白芍　　C. 当归　　D. 阿胶　　E. 龙眼肉

（二）多项选择题

1. 人参具有的功效是（　　）

A. 补气　　B. 养血　　C. 补阴　　D. 生津　　E. 安神

2. 鹿茸可用于治疗（　　）

A. 阳痿早泄　　B. 脾虚泄泻　　C. 肾虚骨弱

D. 肺虚作喘　　E. 阴疽内陷

3. 具有安胎功效的药物是（　　）

A. 杜仲　　B. 续断　　C. 桑寄生　　D. 菟丝子　　E. 砂仁

二、简答题

1. 简述补虚药的适用范围及使用注意。

2. 比较下列各组药物功效及主治证的异同：白术与苍术；白芍与赤芍；麦冬与天冬；龟甲与鳖甲。

3. 简述下列药物的用法用量及使用注意：甘草、鹿茸、阿胶、龟甲。

扫一扫，知答案

模块二十六

收涩药

扫一扫，看课件

【学习目标】

1. 掌握收涩药的适应病证及使用注意事项，以及五味子、乌梅、山茱萸的性能、功效、应用。

2. 熟悉诃子、肉豆蔻、桑螵蛸、海螵蛸、莲子、芡实的功效、主治，以及诃子的用法，赤石脂的使用注意。

3. 了解其他收涩药的功效。

项目一 收涩药基础

【概念】凡以收敛固涩为主要作用，治疗各种滑脱证的药物，称收涩药。

【功效】有敛耗散、固滑脱的作用。药性寒温不一，分别具有固表止汗、敛肺止咳、涩肠止泻、固精缩尿止带、收敛止血等作用。

【适应病证】

适用于久病体虚、正气不固、脏腑功能减退所致的自汗、盗汗、久咳虚喘、久泻、久痢、遗精滑精、遗尿尿频、崩带不止等气血精津滑脱散失的滑脱证。

【性能特点及分类】

根据药性及功效不同，分为固表止汗药、敛肺涩肠药、固精缩尿止带药三类。

1. 固表止汗药　用于自汗、盗汗。

2. 敛肺涩肠药　用于久咳、虚喘、久泻、久痢、五更泄泻。

3. 固精缩尿止带药　用于肾气不固之遗精、滑精、遗尿、尿频、崩漏、月经过多、带下不止。

【使用注意】

1. 收涩药性涩敛邪，凡表邪所致的汗出、咳喘，湿热所致的泻痢、带下，血热出血，以及余热未清者等，均不宜使用，以防“闭门留寇”之弊。当以祛邪为主。

2. 滑脱证的根本原因是正气虚弱，因此应用本类药物时，须配伍补虚药，以标本兼顾。

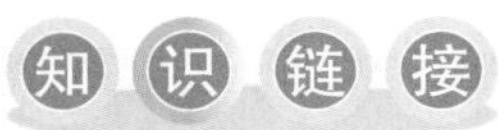

常用收涩药歌诀

止汗浮麦麻黄根。敛肺涩肠五味梅，肉蔻诃子赤石脂，久咳虚喘久泻宜。固精缩尿止带药，萸肉覆盆桑海蛸，莲子芡实金樱子，精尿遗滑带下瘥。

项目二　固表止汗药

固表止汗药，大多甘、平，入心、肺经。能调卫分，护腠理而固表止汗。主要用于气虚肌表不固，腠理疏松，津液外泄而致的自汗和阴虚不能制阳，阳热迫津外泄而致的盗汗。治自汗宜配伍补气固表药，治盗汗宜配伍滋阴除蒸药，以治病求本。

固表止汗药见表26－1。

表26－1　固表止汗药

药名	性味归经	功效	主治	用法用量
麻黄根	甘，平 归肺经	固表止汗	自汗，盗汗	煎服，3～10g；外用适量，做扑粉。有表邪者忌用
浮小麦	甘、凉 归心经	固表止汗， 益气，除热	自汗，盗汗 骨蒸劳热	煎服，15～30g 研末服，3～5g

项目三　敛肺涩肠药

敛肺涩肠药味多酸涩，主入肺、大肠经，具有敛肺、涩肠等功效。用于肺虚喘咳或肺肾两虚之虚喘，大肠虚寒以及脾肾阳虚所致的久泻、久痢。

五味子
Wuweizi

为木兰科植物五味子的成熟果实。习称“北五味子”。秋季果熟时采摘，晒干或蒸后晒干。生用或醋蒸后晒干用。用时捣碎。

【处方用名】五味子、北五味子、醋五味子。

【性味归经】酸、甘，温。归肺、心、肾经。

【功效】收敛固涩，益气生津，补肾宁心。

【应用】

1. 久咳虚喘　本品能敛肺滋肾，为治久咳虚喘之要药。治肺虚久咳，可与罂粟壳同用；治肺肾两虚喘咳，常配山茱萸、熟地黄等，如都气丸；治寒饮咳喘，常与干姜、细辛等同用，如小青龙汤。

2. 自汗，盗汗　可与麻黄根、牡蛎等同用。

3. 遗精，滑精　常与桑螵蛸、龙骨等同用，如桑螵蛸丸。

4. 久泻不止　本品用治脾肾虚寒久泻不止，常与补骨脂、肉豆蔻、吴茱萸同用，如四神丸。

5. 津伤口渴，消渴　本品能补气生津。用治热伤气阴之多汗口渴，与人参、麦冬同用，即生脉散；治消渴，常配天花粉、山药等，如玉液汤。

6. 心神不宁　本品既能补益心肾，又能宁心安神。用治虚烦心悸、失眠多梦，常与麦冬、酸枣仁等同用，如天王补心丹。

【用法用量】2～6g，煎服。研末服，每次1～3g。生用，以敛肺止咳止汗为主；醋制，酸涩收敛之性增强。

【使用注意】凡表邪未解，内有实热，咳嗽初起，麻疹初期，均不宜用。

乌　梅

Wumei

为蔷薇科植物乌梅的近成熟果实。立夏前后采收，低温焙至皮皱、果肉黄褐色时，再焖至色变黑。去核生用或炒炭用。

【处方用名】乌梅、乌梅肉、乌梅炭。

【性味归经】酸、涩、平。归肝、脾、肺、大肠经。

【功效】敛肺，涩肠，生津，安蛔。

【应用】

1. 肺虚久咳　本品能敛肺止咳，用治肺虚久咳少痰或干咳无痰。可与罂粟壳、五味子等同用。

2. 久泻久痢　本品能涩肠止泻，为治疗久泻久利的常用药。可与罂粟壳、诃子等同用。

3. 虚热消渴　常与麦冬、天花粉等同用，如玉泉丸。

4. 蛔厥腹痛　本品为安蛔良药。常与细辛、川椒、黄连、附子同用，如乌梅丸。

此外，炒炭用，能收敛止血，可用于崩漏、便血。局部涂敷，可去胬肉，治鸡眼、胼胝。

【用法用量】6～12g，煎服；外用适量，捣烂或炒炭研末外敷。

【使用注意】外有表邪或内有实热积滞者，均不宜用。

诃　子

Hezi

为使君子科植物诃子或绒毛诃子的果实。用时打碎。

【处方用名】诃子、诃子肉、诃黎勒、煨诃子。

【性味归经】苦、酸、涩，平。归肺、大肠经。

【功效】涩肠止泻，敛肺止咳，降火利咽。

【应用】

1. 久泻，久痢，脱肛　为治疗久泻久痢的常用药。单用，即诃黎勒散；治虚寒久泻久痢，可配干姜、罂粟壳、陈皮等，如诃子皮散。

2. 肺虚久咳，失音　敛肺止咳，又能利咽开音，为治疗失音之要药。治肺虚久咳，可与人参、五味子同用；治肺虚音哑，常与甘草、桔梗配伍，如诃子汤。

【用法用量】煎服，3～10g。生用，敛肺清咽开音；炒炭，止泻、止血。

肉豆蔻

Roudoukou

为肉豆蔻科植物肉豆蔻的种仁。生用或麦麸煨用。用时捣碎。

【处方用名】肉豆蔻、煨肉豆蔻。

【性味归经】辛、温。归脾、胃、大肠经。

【功效】涩肠止泻，温中行气。

【应用】

1. 脾肾虚寒，久泻久痢　为治疗虚寒性泻痢之要药。常与肉桂、诃子等同用，如真人养脏汤；五更泄泻，常与补骨脂、五味子、吴茱萸同用，即四神丸。

2. 胃寒胀痛，食少呕吐　本品辛香温燥，能温中行气止痛。治脾胃虚寒气滞之脘腹胀痛、纳呆、呕吐等证。常与干姜、半夏、木香等同用。

【用法用量】煎服，3～10g；入丸、散剂，每次0.5～1g。内服须煨熟用。

【使用注意】湿热泻痢者忌用。

赤石脂
Chishizhi

为硅酸盐类矿物多水高岭石族多水高岭石，主要成分为含水硅酸铝 $Al(Si_4O_{10})(OH)_8 \cdot 4H_2O$。水飞或火煅水飞后用。

【处方用名】赤石脂、石脂、煅赤石脂。

【性味归经】甘、酸、涩，温。归大肠、胃经。

【功效】涩肠，止血，生肌敛疮。

【应用】

1. 久泻，久痢　能温里涩肠止泻，治泻痢不止，常与禹余粮同用，如赤石脂禹余粮汤；或与干姜、粳米配伍，如桃花汤。

2. 虚寒性崩漏，带下，便血　常与鹿茸、龙骨、干姜同用，研为末服，如赤石脂散。

3. 疮疡不敛，湿疹，湿疮　可与龙骨、炉甘石、血竭等同用，研细末敷患处。

【用法用量】煎服，9～12g。外用适量。生用，长于止泻止血；煅用，长于敛疮生肌。

【使用注意】湿热积滞泻痢者忌服。孕妇慎用。畏官桂。

项目四　固精缩尿止带药

本类药物主入肾、膀胱经，具有固精、缩尿、止带作用。适用于肾虚不固所致的遗精、滑精、遗尿、尿频以及带下清稀量多等证，常与补肾药配伍，以标本兼治。

山茱萸
Shanzhuyu

为山茱萸科植物山茱萸的成熟果肉。生用或酒制后用。

【处方用名】山茱萸、山萸肉、酒萸肉、枣皮。

【性味归经】酸、涩，微温。归肝、肾经。

【功效】补益肝肾，收敛固涩。

【应用】

1. 肝肾不足　本品补而兼涩，能助阳益精，为平补肝肾之要药。用治肝肾阴虚所致的头晕目眩、腰酸、耳鸣，常与熟地黄、山药等同用，如六味地黄丸；用治肾阳不足，腰酸畏冷，常与肉桂、附子等同用，如肾气丸；治肾虚所致的遗精滑精、遗尿尿频，多与桑螵蛸、覆盆子等同用。

2. 大汗不止，体虚欲脱　治久病虚脱或大汗、误汗之大汗淋漓、肢冷、脉微者，常与人参、附子、龙骨等同用，如来复汤。

3. 崩漏，月经过多　本品能补肝肾、固冲任、收敛止血。治肝肾亏损、冲任不固之崩漏及月经过多，常与地黄、白芍、当归等同用，如加味四物汤；若脾气虚弱、冲任不固而漏下不止者，常配伍黄芪、白术、龙骨等，如固冲汤。

【用法用量】煎服，6～15g；急救固脱，20～30g。

【使用注意】素有湿热，小便淋涩者不宜用。

海螵蛸
Haipiaoxiao

为乌贼科动物无针乌贼、金乌贼的内壳。捣碎用。

【处方用名】海螵蛸、乌贼骨、炒海螵蛸。

【性味归经】咸，涩，温。归脾，肾经。

【功效】收敛止血，固精止带，制酸止痛，收湿敛疮。

【应用】

1. 遗精，带下　治肾虚遗精，常与山茱萸、菟丝子等同用；治妇女赤白带下，常与白芷、血余炭同用，如白芷散。

2. 崩漏下血，肺胃出血，便血，创伤出血　治崩漏下血，常与茜草、棕榈炭、牡蛎等同用，如固冲汤；治肺胃出血，常与白及等分为末服，如乌及散；治便血，常与槐花、地榆同用；治外伤出血，可单用研末外敷。

3. 胃痛吐酸　本品能制酸止痛，为治胃痛吞酸之佳品。常与浙贝母配伍，即乌贝散，或与延胡索、瓦楞子、白及等同用。

4. 湿疮、湿疹、溃疡不敛　本品外用能收湿敛疮。治湿疮、湿疹，常与黄柏、青黛、煅石膏等药同用；治溃疡多脓，久不愈合，可单用或与煅石膏、煅龙骨、枯矾等药同用。

【用法用量】5～10g，煎服；外用适量，研末撒敷或调敷。

【使用注意】阴虚多热者不宜用。

莲　子
Lianzi

为睡莲科植物莲的干燥成熟种子。坠于水中或沉于淤泥者，或经霜老熟果皮呈灰黑色者，称“石莲子”。除去果皮和胚芽，晒干。打碎用。

【处方用名】莲子、莲子肉、莲肉、炒莲子肉。

【性味归经】甘、涩，平。归脾、肾、心经。

【功效】补脾止泻，止带，益肾固精，养心安神。

【应用】

1. 肾虚遗精，滑精　常与芡实、龙骨等同用，如金锁固精丸。

2. 脾虚泄泻　可涩肠，健脾，标本同治。常配党参、茯苓、白术等，如参苓白术散。

3. 带下　本品补脾益肾，固涩止带，为治脾虚、肾虚带下之常用品。治脾虚带下，常与茯苓、白术同用；治脾肾两虚，带下清稀，腰膝酸软，常与党参、山药、芡实等药同用。

4. 虚烦，心悸，失眠　本品能补脾养心益肾，宁心安神。治心肾不交之虚烦、心悸、失眠，常与酸枣仁、茯神、远志等药同用。

【用法用量】5～15g，煎服。去心打碎用。

【附药】

1. 莲子心　为莲的青嫩胚芽。味苦、性寒。归心、肾经。功能清心安神、交通心肾、涩精止血。用于热入心包之神昏谵语、心肾不交之失眠遗精、血热吐血等证。煎服，2～5g。

2. 荷叶　为莲的叶片。苦，平。归肝、脾、胃经。功能清暑化湿，升发清阳，凉血止血。用于暑热烦渴，暑湿泄泻，脾虚泄泻，血热吐衄，便血崩漏。荷叶炭收涩化瘀止血。用于出血症和产后血晕。煎服，3～10g；荷叶炭，3～6g。

其他固精锁尿止带药见表26－2。

表26－2　其他固精缩尿止带药

药名	性味归经	功效	主治	用法用量
桑螵蛸	甘、咸、平 归肝、肾经	涩精缩尿 补肾助阳	遗精滑精，遗尿尿频 肾虚阳痿	煎服，5～10g
芡实	甘、涩，平 归脾、肾经	益肾固精 补脾止泻 除湿止带	遗精滑精，遗尿尿频，崩漏带下 久泻，久痢	煎服，10～15g
金樱子	酸、甘、涩，平 归肾、膀胱、大肠经	固精缩尿 固崩止带 涩肠止泻	遗精滑精，遗尿尿频 崩漏，带下 久泻久痢	煎服，6～12g
覆盆子	甘、酸，微温 归肝、肾经	固精缩尿，补益肝肾，明目	遗精滑精，遗尿尿频 肝肾不足，目暗不明	煎服，5～10g

复习思考

一、选择题

（一）单项选择题

1. 收涩药治疗滑脱证，最宜配伍（　　）。

A. 化湿药　B. 清热药　C. 理气药　D. 补益药　E. 泻下药

2. 蛔厥腹痛，呕吐，宜选用的药物是（　　）。

A. 五倍子　B. 五味子　C. 乌梅　D. 诃子　E. 赤石脂

3. 煨制后涩肠止泻的药物是（　　）

A. 诃子　B. 五味子　C. 芡实　D. 乌梅　E. 豆蔻

4. 能敛肺滋肾，为治久咳虚喘要药的是（　　）

A. 诃子　B. 五味子　C. 覆盆子　D. 女贞子　E. 菟丝子

5. 患者，男，31 岁，面色淡白，腰背酸软，听力减退，小便频频而清，滑精早泄，舌淡苔薄白，脉细弱，宜首选（　　）

A. 山茱萸　B. 五味子　C. 莲子　D. 五倍子　E. 乌梅

6. 患者，女，39 岁，腹痛肢冷，神疲乏力，不思饮食，五更泄泻，舌淡苔薄白，脉沉迟无力，宜选用（　　）

A. 肉豆蔻　B. 诃子　C. 桑螵蛸　D. 山茱萸　E. 覆盆子

（二）多项选择题

1. 莲子所主治的病证是（　　）。

A. 脾虚泄泻　B. 带下清稀　C. 遗精滑精　D. 虚烦失眠　E. 肾虚阳痿

2. 乌梅的功效是（　　）。

A. 涩肠止泻　B. 敛肺止咳　C. 和胃安蛔　D. 固崩止血　E. 生津止渴

二、简答题

1. 简述收涩药的概念、作用、适应证。

2. 比较肉豆蔻与豆蔻功效的异同。

扫一扫，知答案

模块二十七

攻毒杀虫止痒药

扫一扫，看课件

【学习目标】

1. 熟悉攻毒杀虫止痒药的性能特点及使用注意。

2. 熟悉硫黄、蛇床子的功效、主治；硫黄、蛇床子、炉甘石的用法用量、使用注意。

3. 了解其他攻毒杀虫止痒药的功效。

项目一　攻毒杀虫止痒药基础

【概念】凡以攻毒杀虫，燥湿止痒为主要作用，治疗各种皮肤病的药物，称为攻毒杀虫止痒药。

【功效】解毒杀虫，消肿定痛。

【适应病证】主要适用于疥癣、湿疹、痈疮疔毒、麻风、梅毒、毒蛇咬伤等病症。

【性能特点】本类药物以外用为主，兼可内服。作内服使用时，除无毒副作用的药物外，宜作丸剂使用，以利于缓慢溶解吸收。

【使用注意】本类药物大多有毒，无论外用或内服，均应严格控制剂量和用法，不宜过量或持续使用，以防中毒。制剂应严格遵守炮制及制剂法度，以减轻毒性，确保用药安全。

现代研究

杀虫止痒药具有防腐、杀虫、止痒作用，能减轻炎症反应与刺激，减少皮肤溃疡及湿疹局部的渗出，多用于疥疮、顽癣、瘾疹瘙痒等证。

项目二　常用攻毒杀虫止痒药

硫　黄

liuhuang

为自然元素类矿物硫族自然硫或用含硫矿物经加工制得。

【处方用名】硫黄、制硫黄、石硫黄。

【性味归经】酸，温；有毒。归肾、大肠经。

【功效】外用解毒杀虫止痒；内服补火助阳通便。

【应用】

1. 疥癣，湿疹，皮肤瘙痒　为治疥疮之要药，常以本品为末，麻油调涂患处；治一切干湿癣，配石灰、铅丹等研末外撒；治湿疹瘙痒，可单用硫黄粉外敷，或与白矾、蛇床子同用。

2. 肾虚寒喘，阳痿，虚寒便秘　治肾阳不足之虚喘，配附子、肉桂，黑锡等，如黑锡丹；治肾阳虚阳痿，与补骨脂、鹿茸等同用。

【用法用量】外用适量，研末撒敷或香油调敷；入丸、散剂，每次 1.5～3g。制用，毒性降低，可供内服，以益火助阳为主。

【使用注意】阴虚阳亢或孕妇忌服。不宜与芒硝、玄明粉同用。

蛇床子

Shechuangzi

为伞形科植物蛇床的干燥成熟果实。

【性味归经】辛、苦，温；有小毒。归肾经。

【功效】杀虫止痒，祛风燥湿，温肾壮阳。

【应用】

1. 阴部湿痒，湿疹，疥癣　本品为皮肤科及妇科常用药。用治阴部瘙痒，可与白矾煎汤频洗；治疥癣瘙痒，可与地肤子、白鲜皮等煎汤外洗。

2. 肾阳虚证　治阳痿不育，常配淫羊藿、肉苁蓉等，如赞育丹；治肾阳虚，寒湿带下、湿痹腰痛，常与杜仲、牛膝等同用。

【用法用量】外用，15～30g，煎汤外洗；煎服，3～9g。

【使用注意】阴虚火旺或下焦有湿热者不宜内服。

硼砂

Pengsha

为天然硼酸盐类硼砂族矿物硼砂经提炼精制而成的结晶体。须置于密闭容器中防止风化。

【处方用名】硼砂、煅硼砂。

【性味归经】甘、咸，凉。归肺、胃经。

【功效】外用清热解毒；内服清肺化痰。

【应用】

1. 咽喉肿痛，口舌生疮，目赤翳障　本品外用有清热解毒、消肿防腐作用，为五官科常用药。治咽喉肿痛、口舌生疮，常配玄明粉、朱砂、冰片研末吹敷患处，如冰硼散；治目赤肿痛，目生翳障，可以本品水溶液洗眼，或与炉甘石、冰片、玄明粉等制成点眼剂点眼，如白龙丹。

2. 痰热咳嗽　治痰热壅滞之痰黄黏稠、咯吐不爽，可配贝母、瓜蒌等。

【用法用量】外用适量，研极细末撒、敷，或外洗，或制成眼剂外用；内服，入丸、散剂，每次1.5～3g。

炉甘石

Luganshi

为碳酸盐类矿物方解石族菱锌矿，主要成分为碳酸锌（$ZnCO_3$）。水飞用。

【处方用名】炉甘石、煅炉甘石

【性味归经】甘、平。归肝、胃经。

【功效】解毒明目退翳，收湿止痒敛疮。

【应用】

1. 目赤翳障　本品甘平无毒，既能解毒明目退翳，又能收湿止泪止痒，为眼科外用要药。治目赤暴肿，与玄明粉等分研末，化水点眼；治风眼流泪，常与海螵蛸、冰片共为细末点眼，如止泪散；与乌梅、归尾、冰片等制成光明眼药水，可治多种目疾。

2. 溃疡不敛，皮肤湿疮　治溃疡不敛，皮肤湿疮，常与青黛、黄柏、煅石膏等研末外用。

【用法用量】外用适量，水飞点眼；研末外撒或调敷。

【使用注意】本品宜炮制后使用，专作外用，不作内服。

白 矾
Baifan

为硫酸盐类矿物明矾石经加工提炼制成，主要成分为含水硫酸铝钾［KAL（SO_4）·$12H_2O$］。用时捣碎。

【处方用名】白矾、枯矾。

【性味归经】酸、涩，寒。归肺、肝、脾、大肠经。

【功效】外用解毒杀虫，燥湿止痒；内服止血，止泻，祛除风痰。

【应用】

1. 湿疹，湿疮，疥癣　本品性寒无毒，为皮肤科常用药。以收湿止痒见长，尤善治疮面湿烂或瘙痒。治湿疹瘙痒，与雄黄共为末，浓茶调敷，如二味拔毒散；治口疮，与黄柏、冰片等研末外擦；治疥癣，配硫黄、轻粉等。

2. 治吐衄下血，久泻久痢　内服外用均能收敛止血，治多种出血证。治吐衄下血及外伤出血，与儿茶配伍，研末内服或外用；治崩漏下血、便血，配伍地榆、五倍子等；治久泻、久痢，配五倍子、诃子等，如玉关丸。

3. 风痰所致的昏厥、癫痫、癫狂　本品能涌吐痰涎，祛痰开闭。治中风痰厥，可与皂荚为散，温开水灌服，如稀涎散；治风痰癫狂癫痫，常与郁金同用，即白金丸。

此外，本品尚有祛湿退黄之功，可用于湿热黄疸。取其收敛之功，可用于痔疮、子宫脱垂、脱肛等证。

【用法用量】外用适量，研末敷或化水洗；入丸、散剂，0.6～1.5g。煅后名枯矾，收湿敛疮、止血化腐作用增强。

【使用注意】体虚胃弱及无湿热痰火者忌服。

复习思考

一、选择题

（一）单项选择题

1. 外用杀虫主治疥疮，内服可助阳通便的药物是（　　）

A. 雄黄　B. 硫黄　C. 蛇床子　D. 樟脑　E. 土荆皮

2. 外用内服具有收敛止血作用的是（　　）

A. 雄黄　B. 茜草　C. 白矾　D. 降香　E. 蜂房

3. 主治肾虚阳痿及虚寒便秘的药物是（　　）

A. 白矾　B. 杜仲　C. 雄黄　D. 硫黄　E. 蛇床子

4. 主治阳痿、阴痒、湿疹、带下的药物是（　　）

A. 肉苁蓉　B. 续断　C. 硫黄　D. 白矾　E. 蛇床子

（二）多项选择题

1. 硫黄可用于治疗的病证是（　　）

A. 疥癣湿疹　B. 阴疽疮疡　C. 肾虚阳痿　D. 虚喘冷哮　E. 虚寒便秘

2. 白矾的功效是（　　）

A. 消散痈肿　B. 解毒杀虫　C. 开窍醒神　D. 燥湿止痒　E. 祛风止痛

二、简答题

1. 简述攻毒杀虫止痒药的概念、作用、适应证。
2. 简述白矾的药性、功效。
3. 简述硫黄的适应证。

扫一扫，知答案

下篇　常用方剂

模块二十八

解表剂

扫一扫，看课件

【学习目标】

1. 掌握麻黄汤、桂枝汤、银翘散的组成、功用、主治、配伍意义、配伍特点。

2. 熟悉小青龙汤、九味羌活汤、麻黄杏仁甘草石膏汤、败毒散的组成、功用、主治、配伍意义。

3. 了解止嗽散、桑菊饮、麻黄细辛附子汤的组成、功用、主治。

项目一　解表剂基础

【含义】以解表药为主组成，具有发汗、解肌、透疹等作用，用以解除表证的方剂，称为解表剂。属八法中之“汗法”。

【适用范围】解表剂主要用治表证，无论是风寒所伤，还是温病初起，以及麻疹、疮疡、水肿、痢疾、疟疾等病初起之时，见恶寒、发热、头疼、身痛、舌苔薄白或黄、脉浮等表证者，都可以用解表剂治疗。

【分类】解表剂用以治疗外感六淫之邪侵犯人体肌表、肺卫所致的表证。表邪有寒热性质的不同，患者体质有强弱的区别，故将解表剂分为以下3类：

1. 辛温解表剂　又名发散风寒剂，适用于风寒表证。

2. 辛凉解表剂　又名发散风热剂，适用于风热表证。

3. 扶正解表剂　适用于正气虚弱、外感邪气所致的表证。

【应用注意事项】

1. 解表药性多辛散轻扬，不宜久煎。

2. 解表剂宜温服，或加衣被，或饮适量热开水，以助药力。

3. 解表剂的取汗，以遍身、持续、微汗出为度。汗出过多易耗气伤津，汗出不透则病邪不解。

4. 解表剂适用于表证，若表邪未尽又见里证，则宜先解表后攻里，或表里双解；若病邪已入里，则不宜再用解表剂。

5. 宜避风寒，以免复感；药后禁食生冷、油腻之品，以免影响药物吸收和疗效的发挥。

项目二　辛温解表剂

辛温解表剂，又名发散风寒剂，适用于风寒表证，以恶寒发热、头身疼痛、口不渴、舌苔薄白、脉浮为辨证要点。常用发散风寒药如麻黄、桂枝、羌活、防风、苏叶等为主，配伍止咳平喘药如苦杏仁、甘草，或配伍敛阴和营药如白芍，温肺化饮药如干姜、细辛等组方。代表方如麻黄汤、桂枝汤、小青龙汤等。

案例导学

男，40岁，患者昨晚因外出受凉而突然出现恶寒、发热，伴头痛、鼻塞、流涕。现症状：恶寒重，发热轻，头痛而无汗，肢体酸重，鼻塞声重，吐痰稀薄色白，遂来就诊。查体：T：38℃，P：86 次/分，R：19 次/分，BP：120/80mmHg。神志清，精神可，咽部充血，扁桃体Ⅰ度肿大，双肺呼吸音清，未闻及干湿啰音，心率86次/分，舌苔薄白而润，脉浮紧。胸片：心肺未见异常。血常规：白细胞总数7.6×10^{9}/L，中性粒细胞72%。

分析以上病例：①辨证属于什么证型？②治法如何？应选用什么方剂为主方？

麻黄汤

《伤寒论》

【方歌】

麻黄汤中臣桂枝，杏仁甘草四般施，
发汗解表宣肺气，风寒表实无汗宜。

【组成】麻黄9g　桂枝6g　杏仁6g　甘草3g

【用法】水煎服。服药后宜加衣被，取微汗。

【功用】发汗解表，宣肺平喘。

【主治】外感风寒表实证。症见恶寒发热，头痛身疼，无汗而喘，舌苔薄白，脉浮紧。

【方解】本方证为外感风寒，肺气失宣所致。治宜发汗解表，宣肺平喘，表邪散去，营卫畅行，肺气宣通，诸症可愈。方中：

君药：麻黄，发汗解表，宣肺平喘。本方重用麻黄，并用以作为方名。

臣药：桂枝，发汗解肌，温通经脉，协助麻黄增强发汗解表力量，又能温经止痛。

佐药：杏仁，降利肺气，止咳平喘，助麻黄宣降肺气以平喘。

佐使药：炙甘草，调和诸药，又能缓和麻、桂之峻烈，防汗出太过。

配伍特点：麻、桂相须，发卫气郁闭以开腠理，行营分郁滞以畅营阴，则发汗解表之功益彰；麻、杏相使，宣降相因，则平喘之效甚著。

【临床应用】

1. 辨证要点　本方是治疗风寒表实证的基础方。临床应用以恶寒发热，无汗而喘，脉浮紧为辨证要点。

2. 现代应用　常用本方加减治疗普通感冒、流行性感冒、呼吸道炎症、颈椎病、肩周炎、过敏性疾病（荨麻疹、多形红斑等）、妇科病（产后感冒、高热等）属风寒表实证者。

【使用注意】本方为辛温发汗之峻剂，外感表虚自汗等禁用；发汗力强，不可过服。

桂枝汤

《伤寒论》

【方歌】

桂枝芍药等量伍，姜枣甘草微火煮，
解肌发表调营卫，风寒表虚自汗除。

【组成】桂枝 9g　芍药 9g　炙甘草 6g　生姜 9g　大枣 3 枚

【用法】水煎服。服药后片刻，喝少量热粥或开水，以助药力；适量增衣被取微汗。

【功用】解肌发表，调和营卫。

【主治】外感风寒表虚证。症见头痛发热，汗出恶风，鼻鸣干呕，苔白不渴，脉浮缓或浮弱。

【方解】本方证为外感风寒，营卫不和所致。风寒在表，应用辛温药以散表邪，但今发热汗出而恶风，是腠理不固、营卫不和所致。治宜解肌发表，调和营卫。方中：

君药：桂枝，解肌发表，温经止痛，以散肌表之风寒，并以之作为方名。

臣药：芍药，益阴养血，使汗出有源；敛营止汗，使桂枝辛散而不伤阴。桂、芍相合，一卫一营，一散一敛，调和营卫。

佐药：生姜，既助桂枝散表邪，又兼和胃止呕；大枣，补中益气，又可滋脾生津。姜枣相配，补脾和胃，调和营卫。

佐使药：炙甘草，调和药性，合桂枝辛甘化阳以实卫，合芍药酸甘化阴以和营。

配伍特点：综观本方，药虽五味，但结构严谨，发中有补，散中有收，邪正兼顾，阴阳并调。桂、芍相合，调和营卫；桂枝、生姜、甘草“辛甘化阳”，芍药、大枣、甘草“酸甘化阴”。

【临床应用】

1. 辨证要点　本方为治疗外感风寒表虚证的基础方，又是调和营卫、调和阴阳治法的代表方。临床应用以恶风、发热、汗出、脉浮缓为辨证要点。

2. 现代应用　本方常用于感冒、流行性感冒、原因不明的低热、产后及病后的低热、妊娠呕吐、多形红斑、冻疮、荨麻疹等属阴阳营卫不和者。

【使用注意】凡外感风寒表实无汗者禁用。服药期间禁食生冷、黏腻、酒肉、臭恶等物。

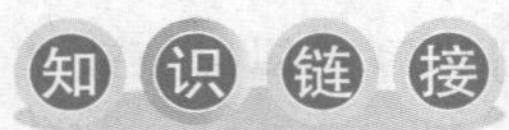

麻黄汤、桂枝汤比较

方剂		麻黄汤	桂枝汤
组成	相同	桂枝　甘草	
	不同	麻黄　杏仁	白芍　生姜　大枣
功用	相同	发散风寒	
	不同	宣肺平喘	调和营卫
主治	相同	外感风寒表证，恶寒发热，脉浮	
	不同	发汗力较强，主治外感风寒表实证之无汗、头身疼痛、脉浮紧	发汗力较弱，主治外感风寒表虚证之汗出、恶风、脉浮缓

小青龙汤

《伤寒论》

【方歌】

解表化饮小青龙，麻桂姜辛夏草从，
芍药五味敛气阴，表寒内饮最有功。

【组成】麻黄9g　芍药9g　细辛6g　干姜6g　炙甘草6g　桂枝9g　半夏9g　五

味子 6g

【用法】水煎服。

【功用】解表散寒，温肺化饮。

【主治】外寒里饮证。症见恶寒，发热，无汗，咳喘，痰涎清稀而量多，或痰饮咳喘，不得平卧，或头面四肢浮肿，舌苔白滑，脉浮。

【方解】病机是外感风寒，素有水饮，表寒引动内饮。治宜表里同治，发汗解表与温化痰饮相结合。方中：

君药：麻黄、桂枝，相须为用，发汗散寒解表；麻黄又能宣肺以平喘咳，桂枝又能化气行水以利内饮之温化。

臣药：干姜、细辛，温肺化饮，兼能助麻、桂解表。

佐药：五味子敛肺止咳，芍药和营养血，二药配合辛散药，散中有收，既增强了平咳喘的功效，又能防止辛散温燥太过；半夏，燥湿化痰，和胃降逆。

使药：炙甘草，益气和中，调和诸药。

八味相配，散中有收，开中有合，使风寒解，水饮去，宣降复，则诸症自平。

【临床应用】

1. 辨证要点　本方为外寒内饮所致咳喘的常用方。临床应用以恶寒发热、无汗、喘咳、痰多而稀、舌苔白滑、脉浮为辨证要点。

2. 现代应用　本方常用于慢性支气管炎或急性发作、支气管哮喘、肺气肿等属于外寒内饮者。

【使用注意】本方多温燥之品，故阴虚干咳无痰或热痰证者，不宜使用。

九味羌活汤

《此事难知》

【方歌】

九味羌活用防风，细辛苍芷与川芎，

黄芩生地同甘草，分经论治宜变通。

【组成】羌活 9g　防风 9g　苍术 9g　细辛 3g　川芎 6g　香白芷 6g　生地黄 6g　黄芩 6g　甘草 6g

【用法】水煎温服。

【功用】发汗祛湿，兼清里热。

【主治】外感风寒湿邪，兼里热证。症见恶寒发热，无汗，头痛项强，肢体酸楚疼痛，口苦、微渴，舌苔白或微黄，脉浮。

【方解】本方证由外感风寒湿邪，兼有内热所致。治宜表里兼顾，主要发散风寒湿邪，辅以清里热。方中：

君药：羌活，辛散温香，解表散寒，祛风除湿，止痛。

臣药：防风、苍术，协助羌活祛风散寒，除湿止痛。

佐药：细辛、川芎、白芷祛风散寒止痛，其中细辛善止少阴经头痛，白芷主入阳明，川芎善解少阳厥阴头痛；黄芩清气分热，生地黄凉血分热，清泄里热，又能防诸药温燥伤津。

使药：甘草，调和诸药。

本方升散药和清热药配合运用，表里同治，且升者不峻，寒者不滞；同时还体现了“分经论治”的思想。

【临床应用】

1. 辨证要点　本方是治疗外感风寒湿兼里热证的代表方。临床应用以恶寒发热，无汗，肢体酸楚疼痛，口苦、微渴为辨证要点。

2. 现代应用　常用本方加减治疗感冒、风湿性关节炎、偏头痛、腰肌劳损等属外感风寒湿邪，兼有里热者。

【使用注意】本方整体以温燥为主，阴虚内热、风热表证者不宜。

其他辛温解表剂见表28－1。

表28－1　其他辛温解表剂

方名	组成	功用主治	用法
止嗽散	荆芥　紫菀　陈皮　百部　桔梗　白前　甘草	疏风宣肺，止咳化痰 表邪未尽，肺气失宣之咳嗽	共为末，每服6～9g开水调，温服

项目三　辛凉解表剂

辛凉解表剂，又名发散风热剂，适用于风热表证。以发热，微恶风寒，头痛，口渴，咽痛或咳嗽，舌苔薄黄，脉浮数为辨证要点。常用发散风热药如桑叶、薄荷、菊花、葛根等为主，配伍化痰止咳药、清热生津药、清热解毒药组方。代表方有银翘散、桑菊饮等。

案例导学

李某，男，5岁。主诉：患儿昨晚起发热，体温39.5℃，有汗不畅，咽喉肿痛，咳嗽，口渴。诊查：面部和耳后有针头大小丘疹，部分融合呈砖红色，或片状斑丘疹，舌边尖红（麻疹），苔薄白而干，脉浮数。

分析以上病例：①辨证属于什么证型？②治法如何？应选用什么方剂为主方？

银翘散

《温病条辨》

【方歌】

银翘散主上焦疴，竹叶荆蒡豉薄荷，
甘桔芦根凉解法，发热咽痛均能除。

【组成】连翘 30g　银花 30g　桔梗 18g　薄荷 18g　竹叶 12g　甘草 15g　荆芥穗 12g　淡豆豉 15g　牛蒡子 18g

【用法】共为粗末，每服 18g，加芦根 15g，水煎服。也可做汤剂，水煎服，用量按原方比例酌减（连翘 6g，银花 6g，桔梗 3g，薄荷 3g，竹叶 2g，甘草 2.5g，荆芥穗 2g，淡豆豉 2.5g，牛蒡子 3g）。

【功用】辛凉透表，清热解毒。

【主治】温病初起。症见发热，微恶寒，无汗或有汗不畅，头痛口渴，咳嗽咽痛，舌尖红，舌苔薄白或薄黄，脉浮数。

【方解】温病初起，邪郁肺卫，风热搏结气血蕴结成毒，治宜辛凉解表，清热解毒。方中：

君药：金银花、连翘，疏散风热、清热解毒、芳香辟秽、宣透表邪的同时，兼顾了温热病邪蕴结成毒及多夹秽浊之气的特点。

臣药：薄荷、牛蒡子，疏散风热、清利头目、解毒利咽；荆芥穗、淡豆豉，性虽辛温，但微温不燥，配入辛凉解表方中，去性取用，增强逐邪透表之力。

佐药：桔梗、甘草，宣肺利咽止咳；竹叶、芦根，清热生津。

使药：甘草，调和诸药。

方中药物均为轻清之品，用量不大，煎煮时间不长，体现了吴鞠通“治上焦如羽，非轻不举”的思想。

配伍特点：一是辛凉药物中配伍少量辛温之品，有利于透邪，又不悖辛凉之旨；二是疏散风邪与清热解毒相配，构成清疏兼顾、以疏为主之剂。

【临床应用】

1. 辨证要点　本方是治疗风热表证的常用方，有“辛凉平剂”之称。临床应用以发热，微恶寒，咽痛，口渴，脉浮数为辨证要点。

2. 现代应用　常用本方加减治疗流行性感冒、急性上呼吸道感染、肺炎、急性支气管炎、荨麻疹、水痘，以及麻疹、腮腺炎、乙脑等辨证属温病初起、邪郁肺卫者。

【使用注意】凡外感风寒及湿温病初起者禁用。方中药物多为芳香宣透之品，故不宜久煎。

知识链接

银翘散的煎法

银翘散为煮散剂，即碎成粗粉后煎煮。要求“香气大出，即取服，勿过煮。肺药取轻清，过煮则味厚入中焦矣”。过煮则“轻清”类成分挥发，剩下“味厚”的苦寒性成分，解表作用降低，偏于清气分里热。银翘散的煎服方法是保证疗效的重要前提。症状较重者，宜用汤剂。

桑菊饮

《温病条辨》

【方歌】

桑菊饮中桔杏翘，芦根甘草薄荷饶，
清疏肺胃轻宣剂，风温咳嗽服之消。

【组成】桑叶7.5g　菊花3g　杏仁6g　连翘5g　薄荷2.5g　桔梗6g　生甘草2.5g　芦根6g

【用法】水煎服。

【功用】疏风清热，宣肺止咳。

【主治】风温初起，表热轻证。症见咳嗽，身热不甚，口微渴，舌尖红苔薄黄，脉浮数。

【方解】本方证为风温犯肺，受邪轻微，表热轻证。治宜疏风清热，宣肺止咳。方中：

君药：桑叶、菊花，疏散上焦风热，清肺，肃肺。

臣药：薄荷，辛凉解表，助君药疏散风热；杏仁、桔梗，一降一宣，恢复肺之宣降而止咳。

佐药：连翘，清热解毒，疏散风热；芦根，生津止渴。

使药：甘草，调和诸药，兼合桔梗以清利咽喉。

【临床应用】

1. 辨证要点　本方为治疗风热犯肺之咳嗽的常用方。临床应用以咳嗽，身热不甚，口微渴，脉浮数为辨证要点。

2. 现代应用　常用于流行性感冒、上呼吸道感染、急性扁桃体炎等属风热犯肺者。

【使用注意】本方为辛凉轻剂，肺热重者，应加味后应用；风寒咳嗽者，不宜使用。方中药皆轻清之品，不宜久煎。

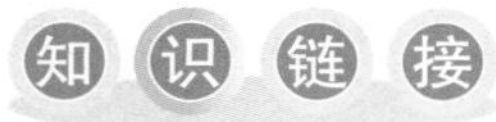

银翘散与桑菊饮的比较

方剂		银翘散	桑菊饮
组成	相同	连翘　桔梗　薄荷　甘草　芦根	
	不同	金银花　牛蒡子　芥穗　豆豉　竹叶	桑叶　菊花　杏仁
功效	相同	疏散风热	
	不同	清热解毒	宣肺止咳
主治	相同	风热表证及温病卫分证	
	不同	“辛凉平剂”，解表清热之力较强，适用于表证与热毒较重者，以发热、咽痛、口渴为主要表现	“辛凉轻剂”，肃肺止咳力较强，适用于风热或风温犯肺，以咳嗽、发热不甚为主要表现

麻黄杏仁甘草石膏汤

《伤寒论》

【方歌】

仲景麻杏甘石汤，辛凉宣肺清热良，
热邪壅肺咳喘急，有汗无汗均可尝。

【组成】麻黄 9g　杏仁 9g　炙甘草 6g　石膏 18g

【用法】水煎服。

【功用】辛凉疏表，清肺平喘。

【主治】外感风邪，肺热壅盛。症见身热不解，咳逆气急甚则鼻扇，口渴，有汗或无汗，舌苔薄白或黄，脉滑而数。

【方解】表邪未尽，肺中热盛，治宜辛凉宣肺，清热平喘。方中：

君药：麻黄，解表散邪，宣肺平喘；石膏大寒，用量倍于麻黄，清泻肺热，又可制约麻黄之温。麻、膏合用，一辛温，一辛寒；一以宣肺为主，一以清肺为主，且均能透邪于外。二药相合，宣肺平喘而不助热，清肺平喘而不凉遏。

臣药：苦杏仁，降利肺气而平喘咳，与麻黄合用，宣降相因。

佐使药：炙甘草，既能益气和中，又与石膏相合生津止渴，更能调和于寒温宣降之间。

【临床应用】

1. 辨证要点　本方为治疗表邪未解、邪热壅肺之喘咳的基础方。临床应用以发热、喘咳、苔薄黄、脉数为辨证要点。

2. 现代应用　常用于感冒、上呼吸道感染、急性支气管炎、支气管肺炎、大叶性肺炎、支气管哮喘、麻疹合并肺炎等属表邪未尽、热邪壅肺者。

【使用注意】　风寒咳喘，痰热盛者，不宜使用。

项目四　扶正解表剂

扶正解表剂，适用于正气虚弱而又外感邪气所致的表证，宜解表、扶正兼顾，常用解表药配伍益气助阳或滋阴养血药组成方剂。

败毒散

《小儿药证直诀》

【方歌】

人参败毒草苓芎，羌独柴前枳桔共，
生姜薄荷同煎服，气虚感寒有奇功。

【组成】柴胡　前胡　川芎　枳壳　羌活　独活　茯苓　桔梗　人参各30g　甘草15g

【用法】共为粗末。每服6g，另加生姜、薄荷少许，水煎服。亦可作汤剂，用量按原方比例酌减。

【功用】散寒祛湿，益气解表。

【主治】气虚，外感风寒湿表证。症见恶寒壮热，头项强痛，肢体酸楚，无汗，鼻塞声重，咳嗽有痰，胸膈痞满，舌淡苔白，脉浮濡，或脉浮而按之无力。

【方解】本方证为素体气虚，又感风寒湿邪所致的气虚外感证。表证宜散，气虚宜补，治宜散寒祛湿，益气解表。方中：

君药：羌活、独活，辛温发散，通治一身上下风寒湿邪。

臣药：川芎，活血祛风止痛；柴胡，解表退热，且行气。二药助君药祛散外邪，止疼痛。

佐药：枳壳、桔梗、前胡、茯苓宣肺理气，除痰湿，止咳嗽。人参补气扶正，一则助正气鼓邪外出，防邪复入；二则令全方散中有补，不致耗伤元气。

使药：甘草，调和诸药，兼益气和中；生姜、薄荷为引，以助解表之力。

配伍特点：本方邪正兼顾，以祛邪为主的配伍形式，使解表而不伤正，补不滞邪，无闭门留寇之弊，相辅相成。

因本方能疏表除湿，理气活血，可治疗外感夹湿型痢疾，喻嘉言认为此为外邪陷里所致，用本方可使陷里之邪仍从表出，如逆水挽船上行一样，故称“逆流挽舟”法。

【临床应用】

1. 辨证要点　本方是益气解表的常用方。临床应用以恶寒发热，肢体酸痛，无汗，脉浮，按之无力为辨证要点。

2. 现代应用　本方常用于感冒、上呼吸道感染、痢疾、风湿性关节炎、湿疹等属外感风寒湿邪兼气虚者。

【使用注意】方中药物多为辛香温燥之品，外感风热及阴虚外感者忌用；若时疫、湿温、湿热蕴结肠中而成的痢疾，切不可用。

【附方】

荆防败毒散（《摄生众妙方》）　组成：荆芥　防风　茯苓　独活　柴胡　前胡　川芎　枳壳　羌活　桔梗　薄荷各4.5g　甘草1.5g　用法：用水一盅，煎至八分，温服。功用：发汗解表，散风祛湿。主治：外感风寒湿邪，及时疫、痢疾、疮疡初起，见风寒湿表证者。

其他扶正解表剂见表28－2。

表28－2　其他扶正解表剂

方名	组成	功用主治	用法
麻黄细辛附子汤	麻黄　细辛　附子	助阳解表 素体阳虚，复感风寒证	水煎温服

复习思考

一、选择题

（一）单项选择题

1. 银翘散的组成药物除金银花、连翘、荆芥穗、淡豆豉、牛蒡子外，其余的是（　　）

A. 竹叶　芦根　桔梗　甘草　桑叶　　B. 薄荷　桔梗　竹叶　甘草　芦根
C. 薄荷　杏仁　桔梗　甘草　竹叶　　D. 薄荷　杏仁　竹叶　甘草　苏叶
E. 人参　薄荷　芦根　杏仁　菊花

2. 下列各项中，除哪项外都是桂枝汤的组成药物（　　）

A. 麻黄　B. 芍药　C. 生姜　D. 大枣　E. 炙甘草

3. 主治外感风寒表实证的代表方是（　）

A. 麻黄汤　B. 桂枝汤　C. 小青龙汤
D. 九味羌活汤　E. 败毒散

4. 具有益气解表功用的方剂是（　　）

A. 败毒散　B. 银翘散　C. 桑菊饮　D. 小青龙汤　E. 九味羌活汤

5. 败毒散中配伍少量人参的主要用意是（　　）

A. 益气生津，以资汗源　　B. 补脾益肺，培土生金

C. 大补脾肺，以复正气　　D. 扶助正气，鼓邪外出

E. 表里同治

6. 桂枝汤中具有调和营卫作用的配伍是（　　）

A. 生姜与甘草　　B. 桂枝与芍药　　C. 桂枝与甘草

D. 芍药与大枣　　E. 芍药与生姜

7. 银翘散的配伍特点是（　　）

A. 扶正祛邪　　B. 辛凉之中配少量辛温之品　　C. 表里同治

D. 散中有收　　E. 分经论治

8. 患者，李某，头痛发热，微恶风寒，口渴，咳嗽，咽痛，舌尖红，苔薄黄，脉浮数。治宜选用（　　）

A. 麻黄杏仁甘草石膏汤　　B. 银翘散　　C. 桑菊饮

D. 九味羌活汤　　E. 败毒散

（二）多项选择题

1. 麻黄汤与桂枝汤共有的药物是（　　）

A. 麻黄　　B. 芍药　　C. 桂枝　　D. 生姜　　E. 甘草

2. 银翘散的配伍特点是（　　）

A. 邪正兼顾，祛邪为主　　B. 辛凉之中配少量辛温药　　C. 散中有收

D. 分经论治　　E. 疏散风邪与清热解毒药配伍

二、简答题

1. 叙述解表剂的适用范围及应用注意事项。

2. 写出本章中含有下列药物的方剂名称、功用和主治：

（1）麻黄9g　芍药9g　细辛6g　干姜6g　炙甘草6g　桂枝9g　半夏9g　五味子6g

（2）柴胡　前胡　川芎　枳壳　羌活　独活　茯苓　桔梗　人参各30g　甘草15g

扫一扫，知答案

模块二十九

泻下剂

扫一扫，看课件

【学习目标】

1. 掌握大承气汤、温脾汤的组成、功用、主治、配伍意义、配伍特点。

2. 熟悉麻子仁丸、十枣汤、大黄牡丹汤的组成、功用、主治、配伍意义。

3. 了解小承气汤、调胃承气汤、大黄附子汤、增液承气汤、济川煎的组成、功用、主治。

项目一　泻下剂基础

【含义】凡以泻下药物为主组成，具有通便、泻热、攻积、逐水等作用，治疗里实证的方剂，统称为泻下剂。属“八法”中的“下法”。

【适用范围】泻下剂主要用于肠胃里实证，包括实热积滞证、寒冷积滞证、蓄水证、肠燥积滞证等。

【分类】根据泻下剂的不同作用，将泻下剂分为五类：

1. 寒下剂　适用于里热积滞实证。
2. 温下剂　适用于里寒积滞实证。
3. 润下剂　适用于肠燥便秘证。
4. 逐水剂　适用于水饮壅盛于里的实证。
5. 攻补兼施剂　适用于里实正虚，而大便秘结或泻下不畅。

【应用注意事项】

1. 泻下剂只适用于里实证。若表证未解而里实已成，应先解表后治里，或表里双解。
2. 里实，兼正虚者，宜慎用，或攻补兼施。
3. 服泻下剂应得下即止，免伤胃气。
4. 泻下剂除润下剂较缓和外，均属峻烈之剂，故年老体弱、久病、新产、孕妇、产妇及失血伤津者均应慎用或禁用。

5. 服泻下剂后，不宜早进油腻及不易消化的食物，以防重伤胃气。

项目二　寒下剂

寒下剂适用于里热积滞证。症见大便秘结、脘腹胀满、疼痛拒按、潮热谵语、舌苔黄、脉实等。常用寒下药如大黄、芒硝等泻热通便为主。若兼气滞，多配以厚朴、枳实、木香等以行气导滞，方如大承气汤；若兼瘀瘀阻滞，多配以桃仁、冬瓜子等化瘀排脓，方如大黄牡丹汤。

案例导学

王某，女，51 岁，因为剧烈头痛伴呕吐半天前来就诊，头颅 CT 示蛛网膜下腔出血，收住 ICU，常规治疗。入院一周仍头痛剧烈，目胀目痛，烦躁，面部红赤，口干，口气重浊，一直未解大便，腹胀腹痛，矢气少，嗳气频，进入病房就能闻到严重的恶臭气味，舌质红，苔黄厚干燥，唇红干裂，脉洪大。生命体征稳定，血压 170/106mmHg。

分析以上病例：①辨证属于什么证型？②治法如何？应选用什么方剂为主？

大承气汤

《伤寒论》

【方歌】

大承气汤用硝黄，配伍枳朴泻力强，
痞满燥实四症见，峻下热结宜此方。

【组成】大黄 10g　厚朴 15g　枳实 12g　芒硝 6g

【用法】水煎，先煎厚朴、枳实，后煎大黄，纳入芒硝溶服。

【功用】峻下热结，行气导滞。

【主治】

1. 阳明腑实证　大便不通，频转矢气，脘腹痞满，腹痛拒按，按之则硬，甚或潮热谵语，手足濈然汗出，舌苔黄燥起刺，或焦黑燥裂，脉沉实。

2. 热结旁流证　下利清水，色纯青，其气臭秽，脐腹疼痛，按之坚硬有块，口舌干燥，脉沉实。

3. 里热实证之热厥、痉病或发狂等。

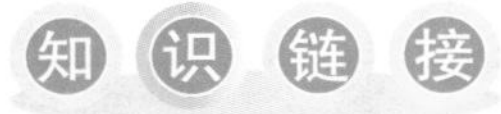

热结旁流

热结旁流主要变现为泻下黄臭粪水、腹痛拒按、苔黄、脉沉实，是热邪与燥屎坚结于肠，胃肠欲排不能，津液被迫从燥屎旁边流下所致，故亦宜峻下热结，体现了“通因通用”的治法。

【方解】本方为阳明腑实证而设，因实热内结、腑气不通所致，治宜峻下热结，辅以行气。方中：

君药：大黄，泻热通便，荡涤胃肠积滞，且能活血行瘀，有利于推陈出新，使胃肠功能恢复。

臣药：芒硝，润燥软坚散结，增强大黄作用。

佐使药：厚朴、枳实，下气导滞，消痞除满，与硝、黄共奏急下存阴之效。

配伍特点：大黄与芒硝相须为用，增强清热、泻下之力；厚朴与枳实相配行气导滞，助硝、黄推荡积滞，攻下热结。

【临床应用】

1. 辨证要点　本方是治疗阳明腑实证的基础方，主治痞、满、燥、实兼备的阳明腑实重证。临床应用以便秘或下利不畅，腹痛拒按，舌苔焦黑而干，脉沉实为辨证要点。

2. 现代应用　本方常用于急性单纯性肠梗阻、粘连性肠梗阻、蛔虫性肠梗阻、急性胆囊炎、急性胰腺炎等见便秘、苔黄、脉实者，以及某些热性疾病过程中出现高热、神昏、谵语、惊厥，发狂而见阳明腑实证者。

【使用注意】作用峻猛，凡气虚阴亏，胃肠无积滞，或表证未解，均不宜使用；年老、体弱及孕妇均应慎用；中病即止，切勿过用。

【附方】

1. 小承气汤《伤寒论》　组成：大黄12g　厚朴6g　枳实9g　水煎服。功用：轻下热结。主治：阳明腑实热结轻证，症见便秘、腹胀痛、发热、苔黄、脉滑数；痢疾初起，腹中胀痛，或脘腹胀满，里急后重者，以痞、满、实为特点的阳明腑实轻证。

2. 调胃承气汤《伤寒论》　组成：大黄12g　炙甘草6g　芒硝9g　水煎大黄、甘草，去渣，溶化芒硝，温顿服之。功用：缓下热结。主治：阳明腑实，症见发热、便秘，口渴，苔黄干，脉滑数，以及胃肠热盛而致发斑吐衄，口齿咽喉肿痛等，以燥、实为主的阳明腑实热结证。

其他寒下剂见表29－1。

表29－1 其他寒下剂

方名	组成	功用主治	用法
大黄牡丹汤	大黄 丹皮 桃仁 冬瓜仁 芒硝	泻热破瘀，散结消肿 用于肠痈初起	水煎服

项目三 温下剂

温下剂适用于里寒积滞实证。症见大便秘结，腹痛喜按，手足不温，舌苔白滑，脉沉紧等。多以附子、干姜配伍大黄为主组成方剂。代表方如温脾汤、大黄附子汤。

案例导学

吴赉臣明经，脐腹绞结，胀痛非常，头晕形寒，手足冷痹。诊左脉沉细，右洪滑而弦，禀质素弱，食停肠胃，冷热不调，服行气导滞止痛诸方无效。

分析以上病例：①辨证属于什么证型？②治法如何？应选用什么方剂为主？

温脾汤

《备急千金要方》

【方歌】

温脾参附与干姜，甘草当归硝大黄，
寒热并行治寒积，脐腹绞结痛非常。

【组成】大黄10g 当归10g 干姜6g 附子9g 人参6g 芒硝10g 甘草3g

【用法】水煎服。

【功用】泻下寒积，温补脾阳。

【主治】寒积腹痛。脐腹冷痛，喜温喜按，便秘或下利日久不止，手足不温，苔白不渴，脉沉弦而迟。

【方解】本方证因脾阳不足，寒积中阻肠道所致，治宜攻逐寒积与温补脾阳并用。方中：

君药：附子，温补脾阳，祛除寒邪；大黄，泻下通便，荡涤积滞。

臣药：干姜，温中祛寒；芒硝，润燥软坚，助大黄泻下攻积。

佐药：人参、当归，补气养血，防止硝、黄泻下伤中。

使药：甘草，助人参补气，和附子、干姜构成温补结构，调和诸药。

本方温通、泻下、补益三法兼备，寓温补于攻下之中，温阳以祛寒，攻下不伤正。

【临床应用】

1. 辨证要点　本方是温下剂的常用方，以脐腹冷痛、便秘或下利、手足不温、苔白、脉沉弦而迟为辨证要点。

2. 现代应用　本方常用于急性单纯性肠梗阻或不完全性肠梗阻、慢性痢疾等，属阳虚寒积证者。

【使用注意】热结津伤便秘者禁用。

其他温下剂见表 29－2。

表 29－2　其他温下剂

方名	组成	功用主治	用法
大黄附子汤	大黄　附子　细辛	温里通便 用于寒积实证	水煎服

项目四　润下剂

润下剂适用于肠燥便秘证。症见大便秘结，小便短赤，或有身热，口渴，舌红苔黄，脉细涩等。常用润下药如火麻仁、苦杏仁等为主，配伍寒下药大黄等组成方剂。代表方如麻子仁丸。

麻子仁丸（又名脾约丸）

《伤寒论》

【方歌】

麻子仁丸治便难，小承气加杏芍餐，
脾受约束津不布，润肠泄热自能安。

【组成】麻子仁 30g　大黄 10g　杏仁 10g　白芍 15g　枳实 15g　厚朴 10g　蜂蜜 15g

【用法】上药为末，炼蜜为丸。每日 2 次，每次 10 克，空腹服；亦可作汤剂，水煎服。

【功用】润肠通便。

【主治】脾约证。大便干结，小便频数，不更衣数日而无所苦，舌质红，苔黄干，脉浮涩。

【方解】本方证为胃有燥热，脾阴不足，脾受约束，不能为胃行其津液，津液不能四布偏渗于膀胱，大肠不得濡润所致。治宜润肠通便为主，兼以泄热导滞。方中：

君药：麻子仁，既能滋脾润燥，又能滑肠通便。

臣药：大黄，通便泻热；杏仁，降气润肠；白芍：养阴和里。

佐使药：枳实、厚朴，下气破结，加强降泄通便之功；蜂蜜：润燥滑肠。

【临床应用】

1. 辨证要点　临床以便秘，小便频数，舌红，苔黄干为辨证要点。

2. 现代应用　多用于治疗虚人及老人肠燥便秘，习惯性便秘。

【使用注意】本方虽然为缓下之剂，但药多破滞，故体虚、年老者不宜常服；孕妇不宜服用。

其他润下剂见表 29－3。

表 29－3　其他润下剂

方名	组成	功用主治	用法
济川煎	当归　牛膝　肉苁蓉　泽泻　升麻　枳壳	温肾益精，润肠通便 主治肾虚便秘	水煎服

项目五　逐水剂

逐水剂用于水饮壅盛于里的实证。症见胸胁引痛，或水肿腹胀，二便不利，脉实有力等。以甘遂、大戟、芫花、牵牛子等峻下逐水药为主组方，常配伍养胃扶正之品，代表方如十枣汤。

十枣汤

《伤寒论》

【方歌】

十枣逐水效堪夸，大戟甘遂与芫花，
悬饮内停胸胁痛，大腹肿满用无差。

【组成】芫花 甘遂 大戟各等分。

【用法】上三味等分为末，每服 0.5～1g，每日一次，以大枣十枚煎汤送服，清晨空腹服。得快下利后停服，糜粥自养。

【功用】攻逐水饮。

【主治】

1. 悬饮　咳唾胸胁引痛，心下痞硬，干呕短气，头痛目眩，或胸背掣痛不得息，舌苔滑，脉沉弦。

2. 水肿　一身悉肿，尤以身半以下为重，腹胀喘满，二便不利。

【方解】本方证为水饮壅盛于里所致。方中：

君药：甘遂，善行经隧之水湿。

臣药：大戟，善泻脏腑之水邪；芫花，善消胸胁之伏痰。

三药峻烈，合而用之，攻逐水饮之力愈著。由于以上三药都为峻烈有毒之品，易伤脾胃之气，故以大枣肥者十枚煎汤送服，味甘性缓，既可顾护脾胃，又能缓解其毒性，一举两得，使邪去而不伤正。

【临床应用】

1. 辨证要点　本方为攻逐水饮之峻剂，临床以咳唾胸胁引痛，或水肿腹胀，二便不利，脉沉弦为辨证要点。

2. 现代应用　本方常用于渗出性胸膜炎，肝硬化腹水，肾炎水肿，以及晚期血吸虫病所致的腹水等属形气俱实者。

【使用注意】本方为逐水峻剂，中病即止，不宜久服；宜从小剂量开始，逐渐加量，中病即止。年老体弱慎用，孕妇忌服。

项目六　攻补兼施剂

攻补兼施剂适用于里实积滞，正气虚弱之证。症见腹满便秘而兼气血不足或阴津内竭者。此时不攻则里实不去，泄实则正气更伤；不补则正虚无救，补虚则里实愈坚，唯用攻补兼施之法，使攻不伤正，补不助邪，各得其所。常用大黄、芒硝等攻下药与补气血、益阴津之品如人参、当归、玄参、麦冬、生地黄等组成方剂，代表方如增液承气汤。

增液承气汤

《温病条辨》

【方歌】

增液承气用硝黄，玄参生地麦冬尝，
热结阴亏肠燥实，滋阴通便效非常。

【组成】玄参 30g　麦冬 20g　生地黄 30g　大黄 6g　芒硝 3g

【用法】水煎服。

【功用】滋阴增液，泄热通便。

【主治】热结阴亏便秘证。大便秘结，下之不通，脘腹胀满，口干唇燥，舌红苔薄黄干，脉沉细数。

【方解】本方证因热结胃肠，阴液亏损所致。方中：

君药：玄参，滋阴降火，软坚润燥。

臣药：生地黄、麦冬，滋阴增液，清热降火。

佐药：大黄、芒硝，软坚润燥，泄热通便。

【临床应用】

1. 辨证要点 临床以便秘、口干唇燥，舌红苔黄，脉细数为辨证要点。

2. 现代应用 本方常用于结肠炎、肠结核、习惯性便秘、痔疮等属热结阴亏者。

【使用注意】对产后血虚，老年肾虚之便秘不宜。

复习思考

一、选择题

（一）单项选择题

1. 主治脾约证的方剂是（　）

A. 黄龙汤　B. 济川煎　C. 麻子仁丸　D. 增液承气汤　E. 五仁丸

2. 大承气汤用治热结旁流，体现的治法是（　）

A. 热因热用　B. 寒因寒用　C. 通因通用　D. 塞因塞用　E. 寒因热用

3. 具有泻热破瘀，散结消肿功用的方剂是（　）

A. 五味消毒饮　B. 桃核承气汤　C. 仙方活命饮

D. 大黄牡丹汤　E. 复元活血汤

4. 温脾汤的功用是（　）

A. 温里散寒，通便止痛　B. 攻下寒积，温补脾阳

C. 攻逐寒积，行气通便　D. 温肾益精，润肠通便

E. 温补脾阳，润肠通便

5. 突然昏厥，气息窒塞，脘腹胀满，大便不通，舌苔黄腻，脉沉实。宜选用（　）

A. 四逆汤　B. 四逆散　C. 小承气汤　D. 大承气汤　E. 安宫牛黄丸

6. 主治寒积腹痛的方剂是（　）

A. 大黄牡丹汤　B. 麻子仁丸　C. 温脾汤　D. 济川煎　E. 五仁丸

7. 患者下利清水，色纯青，腹中硬满而痛，口干舌燥，脉滑实。首选（　）

A. 大承气汤　B. 小承气汤　C. 调胃承气汤　D. 葛根芩连汤　E. 增液承气汤

（二）多项选择题

1. 大承气汤主治证包括（　）

A. 阳明腑实证　B. 热结旁流证

C. 热厥属里热实积证者　D. 发狂属里热实积证者

E. 痉病属里热实积证者

2. 组成中含有大黄的方剂是（　）

A. 大承气汤　B. 小承气汤　C. 十枣汤　D. 调胃承气汤　E. 温脾汤

二、简答题

1. 使用泻下剂应注意哪些问题？

2. 大承气汤主治阳明腑实证与“痞、满、燥、实”有何关联？

3. 说出以下方剂的名称及其功用、主治。

（1）大黄 10g　厚朴 15g　枳实 12g　芒硝 6g

（2）大黄 10g　当归 10g　干姜 6g　附子 9g　人参 6g　芒硝 10g　甘草 3g

（3）麻子仁 30g　大黄 10g　杏仁 10g　白芍 15g　枳实 15g　厚朴 10g　蜂蜜 15g

扫一扫，知答案

模块三十 和解剂

扫一扫，看课件

【学习目标】

1. 掌握小柴胡汤、逍遥散、半夏泻心汤的组成、功用、主治、配伍意义、配伍特点。

2. 熟悉蒿芩清胆汤的组成、功用、主治、配伍意义。

3. 了解四逆散、大柴胡汤、痛泻药方的组成、功用、主治。

项目一 和解剂基础

【含义】凡具有和解少阳、调和肝脾、调和肠胃等作用，治疗伤寒病少阳证、肝脾不和、肠胃不和等的方剂，统称和解剂。属于“八法”中的“和法”。

【适用范围】和解剂原为治疗伤寒邪入少阳而设，少阳属胆，位于半表半里，既不宜发汗，又不宜吐下，唯和解最为恰当。这是和解法与和解剂的最早含义，所谓“和解专治少阳”。后人引申其义，不论外感内伤，凡病之不专在表，不专在里，不专于虚，不专于实，不宜单纯使用汗下温清补泻之药，而需汗下温清补泻配合运用者，皆属“和解”的范围。

【分类】和解剂分为三类：

1. 和解少阳剂　适用于邪在少阳半表半里证。

2. 调和肝脾剂　适用于肝脾不和证。

3. 调和肠胃剂　适用于肠胃不和证。

【应用注意事项】

1. 邪在肌表者，不宜用和解剂，以免引邪入里。

2. 和解剂补泻兼施，以祛邪为主。故纯虚者不宜，以防伤及正气；纯实者亦不可，因其兼顾正气。

项目二　和解少阳剂

和解少阳剂，适用于邪在少阳半表半里证。症见寒热往来，胸胁苦满，默默不欲饮食，心烦喜呕，以及口苦咽干目眩，脉弦等。常以柴胡、黄芩、青蒿为主组成方剂，佐以人参、甘草、大枣、竹茹、半夏等药，代表方如小柴胡汤、蒿芩清胆汤。

案例导学

张某，34 岁，2 月前因感冒发热服药，热退后即上班，二三天后仍发热，且症状愈多，经诊治无效。就诊时主诉胸胁胀满，胃脘堵闷，食欲不振，口苦耳鸣，下午低热，时有恶心，二便正常，月经正常，苔薄白，脉右弦滑，左弦。

分析以上病例：①辨证属于什么证型？②治法如何？应选用什么方剂为主？

小柴胡汤

《伤寒论》

【方歌】

小柴胡汤和解功，半夏人参甘草从，
更用黄芩加姜枣，少阳为病此为宗。

【组成】柴胡 12g　黄芩 10g　人参 10g　甘草 6g　半夏 10g　生姜 10g　大枣 4 枚

【用法】水煎服。

【功用】和解少阳。

【主治】

1. 少阳证　往来寒热，胸胁苦满，默默不欲饮食，心烦喜呕，口苦，咽干，目眩，舌苔薄白，脉弦者。

2. 妇人伤寒，热入血室　经水适断，寒热发作有时，以及疟疾、黄疸等病而见少阳证者。

【方解】本方为和解少阳的代表方。病位在半表半里之间，故治宜和解少阳。方中：

君药：柴胡，重用，透泄与清解半表之邪，并能疏利气机。

臣药：黄芩，清泄半里之邪，令胆热得以内泄。合柴胡，一散一清，共解少阳之邪。

佐药：生姜、半夏，和胃降逆，散结消痞；人参、甘草与生姜、大枣，益气健脾，既扶正以助祛邪，又实里以防邪入。如此配伍，以祛邪为主，兼顾正气，以少阳为主，兼和胃气。

使药：甘草，助人参、大枣益气扶正；调和诸药。

配伍特点：一是疏透与清泄相结合，柴胡与黄芩外透内清，构成和解少阳的基本组合；二是以祛邪为主，兼顾正气；三是以少阳为主，兼补胃气。

【临床应用】

1. 辨证要点　本方为和解少阳的代表方。临床应用以往来寒热，胸胁苦满，苔薄白，脉弦为辨证要点。

2. 现代应用　本方常用于感冒、流行性感冒、疟疾、慢性肝炎、肝硬化、急慢性胆囊炎、急性胰腺炎、急性乳腺炎、睾丸炎、胸膜炎、淋巴腺炎、中耳炎、产褥热、胆汁反流性胃炎、胃溃疡等属少阳证者。

【使用注意】因柴胡升散，黄芩、半夏性燥，故阴虚血少者不宜用。

蒿芩清胆汤

《重订通俗伤寒论》

【方歌】

蒿芩清胆碧玉服，陈夏茯苓枳竹茹；
热重寒轻痰夹湿，胸痞呕恶总能除。

【组成】青蒿脑 9g　淡竹茹 9g　仙半夏 9g　赤茯苓 12g　青子芩 9g　生枳壳 6g　陈广皮 6g　碧玉散（滑石、甘草、青黛）9g

【用法】水煎服。

【功用】清胆利湿，和胃化痰。

【主治】少阳湿热证（湿轻热重）。寒热如疟，寒轻热重，口苦胸闷，吐酸苦水，或呕黄涎而黏，甚则干呕呃逆，胸胁胀疼，小便黄少，舌红苔白腻，间现杂色，或尖白中红，或边白中红，脉数而右滑左弦者。

【方解】本方专为少阳胆热偏重，兼有痰湿中阻而设。治宜清胆和胃，兼以利湿、化痰。方中：

君药：青蒿，苦寒芳香，清透少阳邪热；黄芩，善清胆热，又燥湿。两药相合，清透并用，以清为主，增强清泄少阳胆热之力，兼可化浊辟秽。

臣药：竹茹，善清胆胃之热，化痰止呕；半夏，燥湿化痰，降逆止呕。两药合用，化痰和胃之力益强。碧玉散、赤茯苓，清热利湿，引湿热从小便而解。

佐药：枳壳，下气宽中，除痰消痞；陈皮，理气化痰，宽胸畅膈。

【临床应用】

1. 辨证要点　本方是治疗少阳湿热证的代表方。临床应用以往来寒热，胸胁胀闷，吐酸苦水，舌红苔白腻，脉弦数滑为辨证要点。

2. 现代应用　本方现代常用于肠伤寒、急性胆囊炎、急性黄疸型肝炎、胆汁反流性胃炎、耳源性眩晕、肾盂肾炎、疟疾、盆腔炎、钩端螺旋体病等属少阳热重、湿热痰浊内阻者。

【使用注意】邪犯少阳，属寒重热轻者禁用。

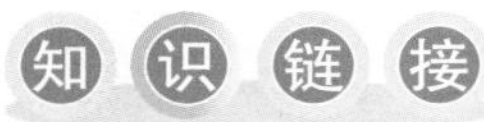

小柴胡汤、蒿芩清胆汤的比较

方剂		小柴胡汤	蒿芩清胆汤
组成	相同	黄芩　半夏　甘草	
	不同	柴胡　人参　生姜　大枣	青蒿　竹茹　茯苓　枳壳　陈皮　青黛　滑石
功用	相同	和解少阳	
	不同	和解少阳之力强	兼能清利湿热，和胃化痰
主治	相同	少阳病，往来寒热	
	不同	伤寒少阳证。往来寒热，胸胁苦满，默默不欲饮食，心烦喜呕	少阳湿热证。寒热如疟，寒轻热重，口苦胸闷，吐酸苦水，或呕黄涎而黏

其他和解少阳剂见表30－1。

表30－1　其他和解少阳剂

方名	组成	功用主治	用法
大柴胡汤	柴胡　黄芩　芍药　半夏　生姜　枳实　大枣　大黄	和解少阳，内泻热结 少阳阳明合病，往来寒热 胸胁苦满，郁郁微烦，心下痞硬	水煎服

项目三　调和肝脾剂

调和肝脾剂，适用于肝脾不和证。其证或因肝气郁结，横犯脾胃；或脾虚不运，而致肝失疏泄，症见胸闷胁痛，月经不调，脘腹胀满，不思饮食，大便泄泻，手足不温等。治宜舒肝健脾，常以柴胡、香附、白芍等疏肝理气药与人参、白术、茯苓、当归、甘草等健脾养血药配伍组成方剂。代表方如四逆散、逍遥散、痛泻要方。

案例导学

李某，男，63岁。初诊：1985年11月19日。主诉：近半年来，胸胁肩背作痛，走窜不定，时作时休；胃脘胀满，嗳气颇多，自觉有气上冲。1985年7月曾在解放军某医院做上消化道造影，未见异常；经B超诊断，发现“慢性胆囊炎”“胆结石”。曾经耳针治疗，但症状如故。诊查：舌苔黄，脉沉小。

分析以上病例：①辨证属于什么证型？②治法如何？应选用什么方剂为主？

逍遥散

《太平惠民和剂局方》

【方歌】

逍遥散用归芍柴，苓术甘草姜薄偕，
舒肝养血兼理脾，丹栀加入热能排。

【组成】柴胡10g　白术10g　芍药15g　茯苓15g　当归10g　甘草10g

【用法】加煨姜、薄荷少许，共煎汤温服，日服3次。

【功用】疏肝解郁，养血健脾。

【主治】肝郁血虚脾弱证。胁痛，头痛目眩，口燥咽干，神疲食少，月经不调，乳房胀痛，脉弦而虚者。

【方解】本方证系因情志不遂，由肝及脾所致。方中：

君药：柴胡，疏肝解郁，使肝气得以条达。

臣药：白芍，养血敛阴，柔肝缓急；当归，养血和血。归、芍与柴胡同用，补肝体而助肝用，使血和则肝和，血充则肝柔。

佐药：白术、茯苓、甘草，益气健脾；薄荷，解郁和中；煨生姜，温胃和中。

使药：甘草，兼调和诸药。

配伍特点：疏肝药配健脾药，疏中寓养，虚实兼顾；健脾药配补血药，气血津液兼顾。

【临床应用】

1. 辨证要点　临床应用以胁肋疼痛，神疲食少，或（和）月经不调，脉弦而虚为辨证要点。

2. 现代应用　本方常用于治疗慢性肝炎，肝硬化，胆囊炎，胆石症，胃及十二指肠溃疡，慢性胃炎，经前期综合征，乳腺增生，慢性前列腺炎，更年期综合征，盆腔炎等属肝郁血虚脾弱者。

【使用注意】肝郁多因情志不遂所致，治疗时须嘱病人心情达观，方能获效。

【附方】

加味逍遥散（《内科摘要》）　组成：当归　芍药　茯苓　白术　柴胡各6g　牡丹皮　山栀　甘草各3g　水煎服。功用：养血健脾，疏肝清热。主治：肝郁血虚，内有郁热证。症见潮热晡热，烦躁易怒，或自汗盗汗，或头痛目涩，或怔忡不宁，或颊赤口干，或月经不调，或肚腹作痛，或小腹重坠，或小便涩痛，或肿痛出脓，内热作渴，舌红苔薄黄，脉弦虚者。

四逆散

《伤寒论》

【方歌】

四逆散非四逆汤，柴甘枳芍共煎尝，
透解阳郁治热厥，调理肝脾效亦彰。

【组成】柴胡　芍药　枳实　甘草（炙）各100g

【用法】研末为散，每日3次，每次10g，水煎服。参考剂量：柴胡10～20g，芍药10～20g，枳实6～12g，炙甘草5～10g。

【功用】透邪解郁，疏肝理气。

【主治】

1. 四逆证　四肢逆冷，或身微热，或心悸，或腹痛，或泄泻，脉弦。

2. 肝脾不和　脘腹疼痛，胁肋胀闷，脉弦。

【方解】本方在《伤寒论》中治“少阴病，四逆”。其病机是外邪传经入里，阻遏气机，使得阳气内郁，不能布达四肢，四肢失于温养，造成四逆。治宜透邪解郁，疏肝理气。方中：

君药：柴胡，透邪升阳，疏肝解郁。

臣药：芍药，敛阴养血柔肝。合柴胡，一散一收，养肝体，调肝用。

佐药：枳实，理气解郁，泄热破结。与柴胡伍，一升一降，一肝一脾，升清降浊，调和肝脾；与白芍伍，一气一血，调畅气血。

佐使药：甘草，益气补脾，调和诸药。

【临床应用】

1. 辨证要点　本方原治阳郁厥逆证，后世多用治疗肝脾不和的基础方。临床应用以手足不温（四逆程度较轻，冷不过肘、膝，或仅指、趾不温），或胁肋疼痛，脉弦为辨证要点。

2. 现代应用　现代常用于慢性肝炎、胆囊炎、胆石症、胆道蛔虫症、肋间神经痛、胃溃疡、胃炎、胃肠神经官能症、附件炎、输卵管阻塞、急性乳腺炎等属肝胆气郁，肝脾（或胆胃）不和者。

【使用注意】阳衰阴盛之寒厥忌用。

其他调和肝脾剂见表30－2。

表30－2　其他调和肝脾剂

方名	组成	功用主治	用法
痛泻要方	白术　芍药　陈皮　防风	补脾柔肝，祛湿止泻 脾虚肝旺之痛泻。肠鸣腹痛 大便泄泻，泻必腹痛，泻后痛减	水煎服

项目四　调和肠胃剂

调和肠胃剂适用于之寒热错杂、虚实夹杂、升降失常等所致的肠胃不和证。症见心下痞满，呕恶嗳气，肠鸣下利。治宜寒热并用，辛苦并举，补泻兼施。常用半夏、黄芩、黄连、干姜等辛温、苦寒药为主，配伍补虚药人参、甘草、大枣等组成方剂，代表方如半夏泻心汤。

半夏泻心汤

《伤寒论》

【方歌】

半夏泻心黄连芩，干姜甘草与人参，
大枣合之治虚痞，法在降阳而和阴。

【组成】半夏12g　黄芩8g　干姜6g　人参10g　黄连5g　大枣6g　甘草6g

【用法】水煎服。

【功用】寒热平调，散结除痞。

【主治】痞证。心下痞闷或胀满，不痛，伴肠鸣下利，恶心呕吐，苔腻而微黄，脉弦数。

【方解】本方原治因小柴胡汤证误下，损伤中阳，外邪乘虚而入，以致寒热互结，成心下痞。方中：

君药：半夏，散结除痞，降逆止呕。

臣药：干姜，温中散寒；黄连、黄芩，泄热除痞，清入里郁化之热；干姜配半夏，温散寒邪，和胃降逆。寒热两类结合运用，平调寒热，消痞开结。

佐药：人参、甘草、大枣，益气补中。

使药：甘草，调和诸药。

配伍特点：寒热并用以和其阴阳，辛开苦降以调其升降，补泻兼施以顾其虚实。

【临床应用】

1. 辨证要点　临床应用以心下痞，呕恶泻利，苔腻微黄为辨证要点。

2. 现代应用　现代临床常用于急慢性胃肠炎、慢性结肠炎、神经性胃炎、慢性肝炎、早期肝硬化等属于寒热互结，症见痞、呕、下利者。

【使用注意】心下痞满属气滞或食积者，不宜用。

复习思考

一、选择题

（一）单项选择题

1. 伤寒少阳证，寒热往来，口苦咽干，目眩，苔薄白，脉弦，治宜用（　　）

A. 大柴胡汤　　B. 小柴胡汤　　C. 小青龙汤
D. 柴葛解肌汤　　E. 九味羌活汤

2. 蒿芩清胆汤的组成中有（　　）

A. 半夏、人参　　B. 陈皮、柴胡　　C. 厚朴、半夏
D. 竹茹、黄连　　E. 碧玉散、赤茯苓

3. 四逆散中一升一降配伍的药物是（　　）

A. 柴胡配芍药　　B. 柴胡配甘草　　C. 柴胡配枳实
D. 芍药配甘草　　E. 枳实配芍药

4. 逍遥散的组成中有（　　）

A. 当归、川芎　　B. 白芍药、茯苓　　C. 白术、半夏
D. 薄荷、防风　　E. 香附、陈皮

5. 两胁作痛，神疲食少，月经不调，乳房胀痛，脉弦而虚，宜选用（　　）

A. 小柴胡汤　　B. 大柴胡汤　　C. 四逆散　　D. 逍遥散　　E. 香薷散

6. 半夏泻心汤主治何种痞证（　　）

A. 水热互结之痞证　　B. 胃气虚弱之痞证　　C. 热结心下之痞证
D. 痰湿交阻之痞证　　E. 寒热互结之痞证

7. 半夏泻心汤的功用是（　　）

A. 和胃消痞，散结除水　　B. 和胃补中，降逆消痞
C. 化痰清热，和胃降逆　　D. 泻火解毒，燥湿除痞
E. 寒热平调，散结除痞

（二）多项选择题

1. 逍遥散的功用包括（　　）

A. 疏肝解郁　　B. 活血调经　　C. 健脾益气
D. 养血柔肝　　E. 和解少阳

2. 组成中有黄芩、半夏的方剂是（　　）

A. 大柴胡汤　　B. 九味羌活汤　　C. 蒿芩清胆汤

D. 龙胆泻肝汤　　E. 半夏泻心汤

3. 四逆散适用于（　　）

A. 肝郁血虚脾弱证　　B. 阳郁四逆证　　C. 虚寒厥逆证

D. 肝脾不和证　　E. 肠胃不和证

二、简答题

1. 简述和解剂的适用范围及使用注意。
2. 比较小柴胡汤和大柴胡汤在组成、功用、主治上的异同。
3. 试述柴胡在小柴胡汤、逍遥散中的作用。
4. 说出以下方剂的名称及其功用、主治。

（1）柴胡 12g　黄芩 10g　人参 10g　甘草 6g　半夏 10g　生姜 10g　大枣 4 枚

（2）柴胡 10g　芍药 10g　枳实 6g　炙甘草 5g

（3）半夏 12g　黄芩 8g　干姜 6g　人参 10g　黄连 5g　大枣 6g　甘草 6g

扫一扫，知答案

模块三十一
清热剂

扫一扫，看课件

【学习目标】

1. 掌握白虎汤、清营汤、黄连解毒汤、龙胆泻肝汤的组成、功用、主治、配伍意义、配伍特点。

2. 熟悉仙方活命饮、导赤散、清胃散、左金丸、香薷散、青蒿鳖甲汤的组成、功用、主治、配伍意义。

3. 了解竹叶石膏汤、犀角地黄汤、普济消毒饮、泻白散、苇茎汤、芍药汤、白头翁汤、葛根黄芩黄连汤、当归六黄汤、清暑益气汤的组成、功用、主治。

项目一　清热剂基础

【含义】凡以清热药为主组成，具有清热、泻火、清热祛暑、凉血解毒等作用，用于治疗里热证的方剂，统称为清热剂。属八法中的“清”法。

【适用范围】清热剂主要用于治疗里热证。

【分类】根据里热证病因病机、病位的不同，本章方剂相应分为六类：

1. 清气分热剂　适用于气分热证，或温病后期、气阴两伤证。

2. 清营凉血剂　适用于热入营分或血分诸证。

3. 清热解毒剂　适用于温疫、温毒或疮疡疔毒等证。

4. 清脏腑热剂　适用于脏腑邪热偏盛之证。

5. 清虚热剂　适用于虚热证。

6. 清热祛暑剂　适用于夏月暑热证。

【应用注意事项】

1. 认清适用范围。清热剂适用于表证已解，热邪入里，但未成实者。要辨清热证的虚实、病位和真假，真寒假热证禁用。

2. 热盛拒药者，可配伍少量反佐药，煎液也可放凉些服用。

3. 清热剂多寒凉之品，有败胃或伤阳之弊；平素虚寒者，应慎用。

项目二　清气分热剂

清气分热剂具有清热生津作用，适用于热邪在气分，症见壮热，恶热，烦渴，大汗出，口干舌红，脉洪大等。常用石膏、知母、竹叶、芦根等清热泻火药为主组方。代表方如白虎汤。

案例导学

刘某，男，19 岁。病者于 2 天前头痛，次日上午头痛转剧，身发热，并呕吐一次，至下午身热如焚，问之答话不清。经区医院检查，诊为流行性乙型脑炎。诊查：体温 39.5℃，神昏，面红唇赤，脉大而数。强张其口，腹壁、提睾反射均消失，抬腿、划足趾试验均为阳性，膝反射增强。

分析以上病例：①辨证属于什么证型？②治法如何？应选用什么方剂为主？

白虎汤

《伤寒论》

【方歌】

白虎汤中石膏知，甘草粳米四般施，
阳明大热脉洪大，清热生津法最宜。

【组成】石膏 30g　知母 12g　甘草 6g　粳米 9g

【用法】水煎服。

【功用】清热生津。

【主治】阳明（气分）热盛证。壮热面赤，烦渴引饮，汗出恶热，脉洪大有力。

【方解】本方主治阳明气分热盛证。方中：

君药：石膏，既能清热泻火，以制阳明内盛之热，又能止渴除烦。

臣药：知母，助石膏以清热，质润以滋阴生津；石膏、知母相须为用，增强清热滋阴之力。

佐药：粳米、甘草，益胃护津，防石膏、知母大寒伤中。

使药：甘草，调和诸药。

【临床应用】

1. 辨证要点　本方是治疗阳明气分热盛证的基础方。临床应用以“四大”，即大热、大汗、大渴、脉洪大为辨证要点。

2. 现代应用　常用于感染性疾病，如流行性感冒、大叶性肺炎、流行性乙型脑炎、流行性出血热、牙龈炎等属于气分热盛者。

【使用注意】表证未解的无汗发热；外感风寒无汗发热；血虚发热之面赤脉洪大，但重按无力者；气虚发热之汗多，但面色㿠白，渴喜热饮者；真寒假热之阴盛格阳证；均当禁用。

表31－1　其他清气分热剂

方名	组成	功用主治	用法
白虎加人参汤	石膏　知母　炙甘草　粳米　人参	清热，益气，生津 气分热盛，气阴两伤证	水煎服
竹叶石膏汤	竹叶　石膏　半夏　麦门冬　人参 炙甘草　粳米	清热生津，益气和胃 热病余热未清，气津两伤证	水煎服

项目三　清营凉血剂

清营凉血剂，具有清营透热、凉血散瘀作用，适用于邪热传营、热入血分诸证。邪热传营症见身热夜甚，神烦少寐，时有谵语，或斑疹隐隐等；热入血分则见出血，发斑，斑疹紫暗，如狂，谵语，舌绛起刺等。治疗热入营血证，常以水牛角、生地黄、玄参清热凉血为主。热入营分证常配伍银花、连翘等促其透热转气，热入血分还需配伍丹皮、赤芍等凉血散瘀药。代表方如清营汤。

案例导学

张某，男，62岁。因持续发热7日来院急诊。症见发热鼻塞，体温39℃以上，全身肢体酸痛。西医诊断为发热待查，结缔组织病。先予抗生素治疗，但效果不显，故邀中医会诊。诊见：壮热神昧，入暮尤甚，唇干齿燥，口渴不饮，下肢皮肤散在性红疹，尿黄赤不畅，便闭，舌红绛无苔，脉弦细数。

分析以上病例：①辨证属于什么证型？②治法如何？应选用什么方剂为主？

清营汤

《温病条辨》

【方歌】

清营汤是鞠通方，热入心包营血伤，
角地银翘玄连竹，丹麦清热佐之良。

【组成】犀角（水牛角代）15g　生地黄 20g　玄参 15g　竹叶心 6g　麦冬 10g　丹参 6g　黄连 5g　银花 10g　连翘 10g

【用法】水煎服。

【功用】清营解毒，透热养阴。

【主治】热入营分证。身热夜深，神烦少寐，时有谵语，目常喜开或喜闭，口渴或口不渴，斑疹隐隐，脉细数，舌绛而干。

【方解】本方证乃邪热内传营分，耗伤营阴所致。方中：

君药：水牛角，清营解毒，凉血散瘀。

臣药：生地黄，凉血滋阴；玄参，滋阴降火解毒；麦冬，清热养阴生津；三药合用，既可甘寒养阴保津，又可助君药清营凉血解毒。

佐药：银花、连翘，清热解毒，轻宣透邪；竹叶清心除烦；三药相合，使营分热邪有外达之机，促其透出气分而解，即“入营犹可透热转气”。黄连，清心泻火；丹参，清心凉血活血。

配伍特点：一是凉血药配伍滋阴清热药，为热伤营阴，渐迫及血而设；二是清热凉血药中配伍轻宣透热之品，使热邪转气而解；三是凉血药配伍活血药，以防止热与血结。

【临床应用】

1. 辨证要点　本方为治疗热邪初入营分证的常用方。临床应用以身热夜甚，神烦少寐，斑疹隐隐，舌绛而干，脉数为辨证要点。

2. 现代应用　本方常用于乙型脑炎、流行性脑脊髓膜炎、败血症、肠伤寒或其他热性病证属热入营分者。

【使用注意】使用本方应注意舌诊，正如《温病条辨》所说：“舌白滑者，不可与也。”舌质绛而苔白滑，是夹有湿邪之象，忌用本方，否则助湿留邪，致使病程延长，必须是舌绛而干，才可应用本方。

表 31－2　其他清热凉血剂

方名	组成	功用主治	用法
犀角地黄汤	犀角　生地黄　芍药　牡丹皮	清热凉血，养阴散血 用于热入血分证及蓄血发狂证	水煎服

项目四　清热解毒剂

清热解毒剂，具有清热、泻火、解毒等作用，适用于温疫、温毒、火毒及疮疡疔毒等证。如三焦火毒充盛之大热烦扰，错语，大便秘结，小便短赤，舌红苔黄，脉数有力，以及热毒疮痈等。常以黄芩、黄连、连翘、金银花、蒲公英、大青叶等清热解毒药为主组方。若疫毒壅于上焦，可配伍辛凉疏散之品如薄荷、牛蒡子、僵蚕等；疮疡肿毒初起，当配伍理气活血、散结疏邪药以促其消散。代表方如黄连解毒汤、仙方活命饮、普济消毒饮。

案例导学

黄某，女，26 岁，1999 年 11 月 4 日初诊。左乳房红肿疼痛 3 天就诊，西医诊为急性乳腺炎，给予青霉素、丁胺卡那、严迪等药治疗，经 1 周痛减热除而肿块不消。继续治疗月余，疗效甚微，特来就诊。患者体质尚可，身无寒热，左乳房肿大，为右乳房之 3 倍，乳房的 80% 部分紫红色如茄，触之硬，不热，挤之乳汁尚出，不甚痛。舌暗红，苔微黄，脉沉稍滑。

分析以上病例：①辨证属于什么证型？②治法如何？应选用什么方剂为主？

黄连解毒汤

《外台秘要》

【方歌】

黄连解毒汤四味，黄芩黄柏栀子备，
躁狂大热呕不眠，吐衄斑黄均可为。

【组成】黄连 10g　黄芩　黄柏各 8g　栀子 10g

【用法】水煎服。

【功用】泻火解毒。

【主治】三焦火毒热盛证。大热烦躁，口燥咽干，错语不眠；或热病吐血、衄血；或热甚发斑，或身热下利，或湿热黄疸，或外科痈疡疔毒，小便黄赤。舌红苔黄，脉数有力。

【方解】本方证乃火毒充斥三焦所致。治宜泻火解毒。方中：

君药：黄连，大苦大寒，善清泻心火，兼泻中焦之火。

臣药：黄芩，苦寒，善清上焦之火。

佐药：黄柏善泻下焦之火；栀子清泻三焦之火，导热下行，引热邪从小便而解。四药合用，苦寒直折，三焦火毒解，诸症自愈。

【临床应用】

1. 辨证要点　本方为清热解毒的基础方。临床应用以大热烦躁，口燥咽干，舌红苔黄，脉数有力为辨证要点。

2. 现代应用　本方常用于败血症、脓毒血症、痢疾、肺炎、泌尿系统感染、流行性脑脊髓膜炎、乙型脑炎以及感染性炎症等属热毒为患者。

【使用注意】本方为大苦大寒之剂，久服或过量易伤脾胃，非火盛者不宜使用。

仙方活命饮

《校注妇人良方》

【方歌】

仙方活命金银花，防芷陈皮皂山甲，
贝母花粉归乳没，赤芍甘草酒煎佳，

【组成】白芷6g　贝母6g　防风9g　赤芍9g　当归尾6g　甘草6g　皂角刺6g　穿山甲6g　天花粉12g　乳香6g　没药6g　金银花24g　陈皮9g

【用法】水煎服，或水酒各半煎服。

【功用】清热解毒，消肿溃坚，活血止痛。

【主治】疮痈肿毒初起。红肿焮痛，或身热凛寒，苔薄白或黄，脉数有力。

【方解】本方主治疮疡肿毒初起而属阳证者，被前人称为“疮疡之圣药，外科之首方”。方中：

君药：金银花，善清热解毒疗疮，被称为“疮家圣药”。

臣药：当归、赤芍、乳香、没药、陈皮，行气通络，活血散瘀，消肿止痛。

佐药：白芷、防风，透达营卫，疏风解表，散结消肿；穿山甲、皂刺，通行经络，可使脓成即溃；花粉、贝母，清热化痰排脓。

佐使药：甘草，清热解毒，调和诸药；酒，通瘀，引药至病所。

本方以清热解毒、活血散瘀、通经溃坚为主，兼以行气、疏腠透邪、化痰散结，体现了阳性疮痈内治消法的配伍特点。

【临床应用】

1. 辨证要点　本方是治疗热毒疮痈的常用方。临床以局部红肿热痛，或身热凛寒，脉数有力为辨证要点。

2. 现代应用　常用于多种化脓性炎症，如蜂窝组织炎、化脓性扁桃体炎、乳腺炎、脓疱疮、疖肿等属阳证、实证者。

【使用注意】痈肿溃后、阴证疮疡者忌用；脾胃虚弱、气血不足者慎用。

表31－3　其他清热解毒剂

方名	组成	功用主治	用法
普济消毒饮	黄芩　黄连　陈皮　甘草　玄参　柴胡　桔梗　连翘　板蓝根　马勃　牛蒡子　薄荷　僵蚕　升麻	清热解毒，疏风消肿 用于大头瘟	水煎服

项目五　清脏腑热剂

清脏腑热剂，适用于邪热偏盛于某一脏腑所产生的火热证。本类方剂多按所治脏腑火热证候之不同，分别使用相应的清热药为主组成方剂。如心经热盛，用黄连、栀子、木通、莲子心等以泻火清心；肝胆实火，用龙胆草、夏枯草、青黛等以泻火清肝；肺中有热，用黄芩、桑白皮、石膏、知母等以清肺泻热；热在脾胃，用石膏、黄连等以清胃泻热；热在大肠，用白头翁、黄连、黄柏等以清肠解毒。代表方如龙胆泻肝汤、导赤散、清胃散、左金丸、泻白散、苇茎汤、芍药汤、白头翁汤、葛根黄芩黄连汤。

案例导学

患者，女，45 岁，2000 年 3 月 12 日就诊。带状疱疹，于左胁呈点状分布，直至左下腹，色暗红，无脓疱及溃破，疼痛难忍，动则尤甚，自觉痛处有灼热感，伴口苦、纳差、眠差、舌红、苔黄，脉弦滑数无力。

分析以上病例：①辨证属于什么证型？②治法如何？应选用什么方剂为主？

龙胆泻肝汤

《医方集解》

【方歌】

龙胆泻肝栀芩柴，生地车前泽泻偕，
木通甘草当归合，肝经湿热力能排。

【组成】龙胆草（酒拌炒）6g　黄芩（酒炒）10g　栀子（炒）10g　泽泻 10g　木通 10g　当归 6g　生地黄（酒拌炒）15g　柴胡 6g　生甘草 6g　车前子 10g

【用法】水煎服。

【功用】泻肝胆实火，清下焦湿热。

【主治】

1. 肝胆实火上炎　头痛目赤，胁痛，口苦，耳聋，耳肿，舌红苔黄，脉弦数有力。

2. 肝经湿热下注　阴肿，阴痒，筋痿，阴汗，小便淋浊，或妇女带下黄臭等，舌红苔黄腻，脉弦数有力。

【方解】本方证由肝胆实火上炎或肝经湿热下注所致。方中：

君药：龙胆，上清肝胆实火，下泻肝胆湿热，泻火除湿，为凉肝猛将。

臣药：黄芩、栀子，助君药上清肝火，下除湿热。

佐药：泽泻、木通、车前子，清利湿热，导湿热下行；生地黄、当归，滋阴养血。

使药：柴胡，疏理肝郁，引诸药归于肝经；甘草，缓苦寒之品伤胃，调和诸药。

配伍特点：泻中有补，利中有滋，降中有升，泻火而不伤胃；泻火与除湿并用，使火降热清，湿浊得利，循经诸症皆愈。

【临床应用】

1. 辨证要点　本方为治疗肝胆实火上炎，肝经湿热下注的常用方。临床以口苦溺赤，舌红苔黄，脉弦数有力为辨证要点。

2. 现代应用　本方常用于传染性肝炎、急性胆囊炎、高血压病、偏头痛、泌尿生殖系统炎症、急性结膜炎、外耳道脓肿、带状疱疹、急性盆腔炎等属肝胆实火或肝经湿热者。

【使用注意】脾胃虚寒及阴虚阳亢者，皆非所宜。

导赤散

《小儿药证直诀》

【方歌】

导赤生地与木通，草梢竹叶四般功，
口糜淋痛小肠火，引热同归小便中。

【组成】生地黄 30g　木通 10g　生甘草 10g　竹叶 10g

【用法】水煎服。

【功用】清心利水，导热下行。

【主治】

1. 心经火热　心胸烦热，口渴面赤，意欲冷饮，以及口舌生疮。

2. 心火下移　小便赤涩刺痛，舌红，脉数。

【方解】本方证乃心经热盛或移于小肠所致。方中：

君药：木通，清心降火，利水通淋，引心经之热从小便排出。

臣药：生地黄，清心热，凉血滋阴。

佐药：竹叶，清心除烦，使心热移于小肠，引热下行。

佐使药：生甘草梢，清热解毒，直达茎中止淋痛；调和诸药。

【临床应用】

1. 辨证要点　临床以心胸烦热，口渴，口舌生疮或小便赤涩，舌红脉数为辨证要点。

2. 现代应用　本方常用于口腔炎、鹅口疮、小儿夜啼等属心经有热者；急性泌尿系统感染属下焦湿热者，亦可加减治之。

【使用注意】方中木通苦寒，生地黄阴柔寒凉，故脾胃虚弱者慎用。

清胃散

《兰室秘藏》

【方歌】

清胃散用升麻连，当归生地牡丹全，
或加石膏清胃热，口疮吐衄与牙宣。

【组成】生地黄　当归身各6g　牡丹皮9g　黄连6g　升麻9g

【用法】共为末，水煎冷服。

【功用】清胃凉血。

【主治】胃火牙痛。牙痛牵引头痛，面颊发热，其齿喜冷恶热；或牙宣出血；或牙龈红肿溃烂；或唇舌颊腮肿痛；口气臭热，口干舌燥，舌红苔黄，脉滑数。

【方解】本证为胃有积热，热循足阳明经脉上攻所致。治宜清胃凉血。方中：

君药：黄连，苦寒，降泻上炎之火，清胃中积热。

臣药：升麻，清热解毒，轻清升散透发，可宣达郁遏之伏火，有“火郁发之”之意。黄连得升麻，降中寓升，则泻火而无凉遏之弊；升麻得黄连，则散火而无升焰之虞。生地黄，凉血滋阴；丹皮，清血分郁热，凉血活血，使全方凉而不瘀。

佐药：当归，养血和血，活血止痛。

【临床应用】

1. 辨证要点　本方为治疗胃火牙痛的常用方。临床应用以牙痛牵引头痛，口气热臭，舌红苔黄，脉滑数为辨证要点。

2. 现代应用　常用于口腔炎，牙周炎，三叉神经痛等属胃火上攻者。

【使用注意】牙痛属风寒及肾虚火炎者不宜使用。

左金丸

《丹溪心法》

【方歌】

左金连茱六一丸，肝火犯胃吐吞酸，
再加芍药成戊己，热泻热痢服之安。

【组成】黄连180g　吴茱萸30g

【用法】研末，水泛为丸，每日3次，每次5～6g，开水吞服。亦可作汤剂，用量按原方比例为6∶1酌定。

【功用】清泻肝火，降逆止呕。

【主治】肝火犯胃证。胁肋疼痛，嘈杂吞酸，呕吐口苦，舌红苔黄，脉弦数。

【方解】本方证是由肝郁化火，横逆犯胃，肝胃不和所致。治以清泻肝火为主，兼降逆止呕。方中：

君药：黄连，清肝火，泻胃火，对肝火犯胃之呕吐吞酸尤为适宜。

佐药：吴茱萸，助黄连和胃降逆，佐于大剂寒凉之中，非但不会助热，且使肝气条达，郁结得开；制约黄连之苦寒，使泻火而无凉遏之弊；引黄连入肝经。

本方黄连与吴茱萸的用量比例一般为6∶1。肝经火郁较甚者，可7∶1或8∶1。

【临床应用】

1. 辨证要点　本方是治疗肝火犯胃，肝胃不和的常用方。临床应用以呕吐吞酸，胁痛口苦，舌红苔黄，脉弦数为辨证要点。

2. 现代应用　常用于胃炎、食道炎、胃溃疡等属肝火犯胃者。

【使用注意】吐酸属脾胃虚寒者忌用。

芍药汤

《素问病机气宜保命集》

【方歌】

芍药汤中用大黄，芩连归桂槟甘香，
清热燥湿调气血，里急腹痛便血康。

【组成】芍药20g　当归6g　黄连10g　槟榔　木香　甘草（炒）各5g　大黄6g　黄芩9g　官桂3g

【用法】水煎服。

【功用】清热燥湿，调和气血。

【主治】湿热痢疾。症见腹痛，便脓血，赤白相间，里急后重，肛门灼热，小便短赤，舌苔黄腻，脉滑数。

【方解】本方证是由湿热积滞蕴结大肠所致。治宜清热燥湿，调和气血。方中：

君药：黄芩、黄连，清热燥湿以除大肠湿热。

臣药：芍药、当归，活血养血，缓急止痛；木香、槟榔，行气导滞，“调气则后重自除”。

佐药：大黄，泻下积滞，排除湿热及热毒，是“通因通用”的治法；肉桂，辛、甘，热，配在大队苦寒药中，使得全方凉而不郁，亦有“反佐”之意。

使药：炙甘草，益胃气，既合芍药以缓急止痛，又能调和诸药。

【临床应用】

1. 辨证要点　芍药汤是治疗痢疾的重点方、常用方。临床应用以痢下赤白，腹痛里急，苔腻微黄为辨证要点。

2. 现代应用　常用于细菌性痢疾、阿米巴痢疾、溃疡性结肠炎、急性肠炎等属湿热蕴结大肠者。

【使用注意】痢疾初起有表证者忌用。

表 31－4　其他清脏腑热剂

方名	组成	功用主治	用法
白头翁汤	白头翁　黄柏　黄连　秦皮	清热解毒，凉血止痢 用于热毒痢	水煎服
泻白散	地骨皮　桑白皮　甘草　粳米	清肺热，平喘咳 用于肺有伏火证	水煎服
苇茎汤	苇茎　薏苡仁　瓜瓣（多用冬瓜子代）　桃仁	清肺化痰，逐瘀排脓 用于肺痈	水煎服
葛根黄芩黄连汤	葛根　炙甘草　黄芩　黄连	解表清里，用于协热下利	水煎服
玉女煎	石膏　熟地黄　麦冬　知母　牛膝	清胃热，滋肾阴， 用于胃热阴虚证	水煎服

项目六　清虚热剂

清虚热剂，具有滋阴清热、养阴透热等作用，适用于热病后期，阴液已伤，邪热未尽，深伏阴分，症见夜热早凉、舌红少苔、脉细数等；或肝肾阴虚，虚火上扰所致的骨蒸潮热、盗汗、面赤或久热不退的虚热证。本类方剂常以滋阴清热的鳖甲、知母、生地黄等与清透伏热的青蒿、柴胡、地骨皮等为主组成方剂。代表方如青蒿鳖甲汤等。

案例导学

某男，68 岁。自述半月前患痢疾，经治疗后下痢已止，但是唯低热起伏不退已 1 周。经用抗生素无效，腋下体温在 37.5～38℃，自觉疲乏无力，渴而少饮，暮热早凉，且大便干燥，尿少色黄。查体：体温 37.8℃，面色潮红，舌质红而干，少苔，脉象细数。大、小便常规化验正常。

分析以上病例：①辨证属于什么证型？②治法如何？应选用什么方剂为主？

青蒿鳖甲汤

《温病条辨》

【方歌】

青蒿鳖甲地知丹，热自阴来仔细辨，
夜热早凉无汗出，养阴透热服之安。

【组成】青蒿10g 鳖甲30g 细生地30g 知母10g 丹皮10g

【用法】水煎服。

【功用】养阴透热。

【主治】温病后期，邪伏阴分证。夜热早凉，热退无汗，舌红苔少，脉细数。

【方解】本方证因温病后期，阴液已伤，而邪热深伏阴分所致。方中：

君药：鳖甲，滋阴退热，又可入络搜邪；青蒿，苦辛而寒，气味芳香，能清热透络，引热邪外出。两药相配，内清外透，使阴分伏热有外达之机。

臣药：生地黄，滋阴凉血；知母，滋阴降火。

佐药：丹皮，泄血分之伏热，助青蒿透阴分伏热。

【临床应用】

1. 辨证要点 本方为温病后期，邪伏阴伤的常用方。临床应用以夜热早凉，热退无汗，舌红苔少，脉细数为辨证要点。

2. 现代应用 现代可用于感染性疾患后期低热、妇科术后低热、原因不明的发热、结核病之长期低热等属阴虚内热、低热不退者。

【使用注意】阴虚欲作动风者，不宜使用。

【附方】

当归六黄汤（《兰室秘藏》） 组成：当归6g 生地黄20g 熟地黄15g 黄芩10g 黄连6g 黄柏10g 黄芪15g 功效：养阴泻火，固表止汗。主治：阴虚火旺证。症见午后发热，盗汗，面赤心烦，口干唇燥，大便干结，小便短黄，舌红苔黄干，脉数。

项目七 清热祛暑剂

清热祛暑剂适用于夏季感暑证。感受暑热，易耗气伤津，出现身热汗多，心烦口渴，体倦气短，脉虚数等症，治宜清暑益气养阴，如清暑益气汤。暑多夹湿，感受暑湿，症见身热心烦、小便短赤者，治宜清暑利湿，如六一散。若暑月感寒，应祛暑解表，方如香薷散。

清暑益气汤

《温热经纬》

【方歌】

王氏清暑益气汤，竹叶荷梗洋参甘，
冬知粳斛连瓜翠，擅治中暑气津伤。

【组成】西洋参5g 石斛15g 麦冬9g 黄连3g 竹叶6g 荷梗15g 知母6g 甘草

5g　粳米 15g　西瓜翠衣 30g

【用法】水煎服。

【功用】清暑益气，养阴生津。

【主治】暑伤气津证。症见身热汗多，心烦口渴，神疲体倦，气短乏力，舌淡红，苔白干，脉虚数。

【方解】本方证乃夏月感暑，耗气伤津所致。暑热邪盛而正气已虚，治宜清暑热，益气养阴。方中：

君药：西瓜翠衣、西洋参，西瓜翠衣善清解暑热，西洋参益气养阴生津。

臣药：石斛、麦冬，养阴清热；荷梗，清热解暑，又能行气。

佐药：竹叶、黄连，清心除烦；知母、黄连，清解暑热。

使药：甘草、粳米益气养胃。

【临床应用】

1. 辨证要点　本方常用于夏季暑伤气津证。临床应用以身热汗多，体倦少气，口渴，脉虚数为辨证要点。

2. 现代应用　本方常用于夏季热、热射病、功能性发热等属中暑发热耗伤气津者。

【使用注意】感受暑湿、舌苔白腻者，禁用。

【附方】

清暑益气汤（《脾胃论》）　组成：黄芪 10g　苍术 10g　升麻 6g　人参 10g　泽泻 6g　神曲 6g　橘皮 6g　白术 10g　麦冬 10g　当归身 3g　炙甘草 3g　青皮 5g　黄柏 5g　葛根 15g　五味子 5g　功效：健脾除湿，清暑益气。主治：暑湿证。症见身热多汗，头痛体倦，胸满身重，大便溏，小便少，舌淡苔白腻，脉虚。暑热较重，伤及气阴者，用王氏清暑益气汤；元气虚，感受暑湿者，用李东垣清暑益气汤。

其他清热祛暑剂见表 31－5。

表 31－5　其他清热祛暑剂

方名	组成	功用主治	用法
香薷散	香薷　白扁豆　厚朴	祛暑解表，化湿和中。用于阴暑证	水煎服

复习思考

一、选择题

（一）单项选择题

1. 症见壮热面赤，烦渴引饮，汗出恶热，脉洪大有力，治疗宜用（　　）

A. 当归补血汤　　B. 麻杏石甘汤　　C. 白虎汤
D. 白虎加人参汤　　E. 黄连解毒汤

2. 热入营分，身热夜甚，神烦少寐，时有谵语，斑疹隐隐，脉数，舌绛而干，治宜选用（　　）

A. 安宫牛黄丸　　B. 犀角地黄汤　　C. 清营汤
D. 黄连解毒汤　　E. 清瘟败毒饮

3. 清营汤中用以“透热转气”的药物是（　　）

A. 丹参、黄连　　B. 金银花、连翘　　C. 生地黄、竹叶
D. 芦根、生地黄　　E. 金银花、麦门冬

4. 黄连解毒汤的组成是（　）

A. 黄芩、黄柏、大黄、黄连　B. 黄柏、大黄、栀子、黄连
C. 大黄、栀子、黄芩、黄连　D. 栀子、黄芩、黄柏、黄连
E. 大黄、栀子、生地黄、黄连

5. 功能清热解毒，消肿溃坚，活血止痛的方剂是（　　）

A. 仙方活命饮　　B. 五味消毒饮　　C. 四妙勇安汤
D. 黄连解毒汤　　E. 普济消毒饮

6. 下列方剂中，主治心火上炎或心火下移的是（　　）

A. 清心莲子饮　　B. 导赤散　　C. 龙胆泻肝汤
D. 泻白散　　E. 左金丸

7. 左金丸中，黄连与吴茱萸的用药比例一般为（　　）

A. 6∶1　　B. 4∶1　　C. 2∶1　　D. 3∶1　　E. 1∶1

8. 功用为清泻肝火，降逆止呕的方剂是（　　）

A. 龙胆泻肝汤　　B. 泻青丸　　C. 左金丸
D. 吴茱萸汤　　E. 当归龙荟丸

9. 香薷散的功用为（　　）

A. 祛暑清热　　B. 祛暑解表，化湿和中　　C. 清暑利湿
D. 清暑解热，化气利湿　　E. 清暑益气，养阴生津

（二）多项选择题

1. 白虎汤不宜用治（　　）

A. 表邪未解的无汗发热　　B. 脉浮细或沉者　　C. 气分实热者
D. 血虚发热，脉洪大无力者　E. 暑热烦渴，身热汗出，脉洪大有力者

2. 龙胆泻肝汤组成中有（　　）

A. 车前子、木通　　B. 熟地黄、竹叶　　C. 黄芩、栀子

D. 泽泻、当归　　　　　　　　E. 柴胡、甘草

二、简答题

1. 说出清热剂的适用范围及使用注意。

2. 青蒿鳖甲汤中青蒿与鳖甲两药相配的意义是什么?

3. 说出以下方剂的名称及其功用、主治。

（1）石膏 30g　知母 12g　甘草 6g　粳米 9g

（2）水牛角 15g　生地黄 20g　玄参 15g　竹叶心 6g　麦冬 10g　丹参 6g　黄连 5g　银花 10g　连翘 10g

（3）龙胆草（酒拌炒）6g　黄芩（酒炒）10g　栀子（炒）10g　泽泻 10g　木通 10g　当归 6g　生地黄（酒拌炒）15g　柴胡 6g　生甘草 6g　车前子 10g

（4）青蒿 10g　鳖甲 30g　细生地 30g　知母 10g　丹皮 10g

扫一扫，知答案

模块三十二
温里剂

扫一扫，看课件

【学习目标】

1. 掌握理中丸、小建中汤、四逆汤的组成、功效、主治、配伍意义、配伍特点。

2. 熟悉当归四逆汤、阳和汤的组成、功效、主治、配伍意义。

3. 了解吴茱萸汤、黄芪桂枝五物汤的组成、功效、主治。

项目一　温里剂基础

【含义】凡以温里药为主组成，具有温中祛寒、回阳救逆、温经散寒等作用，治疗里寒证的方剂，称为温里剂。属于“八法”中的温法。

【适用范围】适用于里寒证。

【分类】里寒证的成因，或因素体阳虚，寒从内生，或因外寒入里。治宜温里祛寒。根据里寒证的病位有脏腑经络的不同，病情轻重缓急有别，将温里剂分为三类：

1. 温中祛寒剂　用治中焦虚寒证。

2. 回阳救逆剂　用治阳衰阴盛，甚或阴盛格阳、戴阳的危重病证。

3. 温经散寒剂　用治寒凝经脉证。

【应用注意事项】

1. 使用温里剂时，应明辨寒热真假，勿为假象所迷惑。如为真热假寒证，忌用温里剂。

2. 阴寒太盛，服热药入口即吐者，可少佐寒凉之品，或热药冷服，此即寒因寒用的反佐法。

3. 温里剂药物大多辛温燥烈，易耗伤阴血，故凡阴虚、血虚、血热者，均当慎用或忌用。

项目二　温中祛寒剂

温中祛寒剂，主治中焦虚寒证。症见肢体倦怠，食欲不振，腹痛吐泻，四肢不温，口淡不渴，或吞酸吐涎，舌淡苔白滑，脉沉细或沉迟等。常用温里药干姜、吴茱萸等为主，配伍人参、白术等健脾益气药组方。代表方如理中丸等。

案例导学

男，2岁2个月。其母代诉：近2个月来每天腹泻3～4次，大便清稀不臭，夹未消化食物残渣，纳呆，间有抽搐。面色白，精神委顿，肢冷，腹部柔软略胀，舌淡、苔薄白，脉沉微，指纹淡紫透气近命。

分析以上病例：①辨证属于什么证型？②治法如何？③应选用什么方剂为主方？

理中丸

《伤寒论》

【方歌】

理中丸主理中乡，甘草人参术干姜，
呕利腹痛阴寒盛，或加附子总扶阳。

【组成】人参　干姜　甘草（炙）　白术各90g

【用法】作蜜丸，每日2～3次，每次1丸（9g），温开水送服；作汤剂按原方比例酌定用量，水煎服。

【功用】温中祛寒，益气健脾。

【主治】

1. 脾胃虚寒　脘腹疼痛，喜温喜按，腹满食少，呕吐下利，畏寒肢冷，舌淡苔白，脉沉细。

2. 阳虚失血　吐血、衄血、便血、崩漏等，血色暗淡，质清稀。

3. 中焦虚寒　小儿慢惊，病后喜唾涎沫，霍乱及胸痹等由中焦虚寒而致者。

【方解】本方所治诸证皆由脾胃虚寒所致。治宜温中祛寒，益气健脾。方中：

君药：干姜，温脾胃，祛寒止痛。

臣药：人参，补气健脾，益气助阳，合干姜温中健脾。

佐药：白术，燥湿健脾，健运中州。

使药：炙甘草，益气补中，调和诸药。

配伍特点：全方药仅四味，温补并用而以温为主，温中阳，补中虚，助运化，故曰“理中”。

【临床应用】

1. 辨证要点　本方为温补脾胃、治疗中焦虚寒的要方，临床应用以脘腹绵绵作痛，呕吐便溏、畏寒肢凉，舌淡，苔白，脉沉细为辨证要点。

2. 现代应用　常用本方加减治疗慢性胃炎、胃及十二指肠溃疡、胃下垂、胃扩张、慢性结肠炎等属脾胃虚寒者。

【使用注意】药性温燥，故湿热内蕴或脾阴虚者禁用。

【附方】

附子理中丸（《太平惠民和剂局方》）　组成：附子　人参　干姜　炙甘草　白术各90g　蜜丸，每日2～3次，每次1丸（9g），温开水送服。功用：温阳祛寒，补气健脾。主治：用于脾肾虚寒较甚，或脾肾阳虚证。症见畏寒肢冷，恶心呕吐，脘腹冷痛，下利清谷，或霍乱吐利转筋等。

小建中汤

《伤寒论》

【方歌】

小建中汤芍药多，桂姜甘草大枣和，
更加饴糖补中气，虚劳腹痛服之瘥。

【组成】芍药18g　桂枝9g　甘草（炙）6g　大枣4枚　生姜9g　饴糖30g

【用法】水煎服，加入饴糖溶化，温服。

【功用】温中补虚，和里缓急

【主治】中焦虚寒，肝脾不和证。腹中拘急疼痛，喜温喜按，神疲乏力，虚怯少气；或心中悸动，虚烦不宁，面色无华；或伴四肢酸楚，手足烦热，咽干口燥；舌淡苔白，脉细弦。

【方解】本方证为中焦虚寒，肝脾不和。治宜温中补虚，和里缓急。方中：

君药：饴糖，重用，温补中焦，缓急止痛，润肺止咳。

臣药：桂枝辛、甘、温，合饴糖，辛甘化阳，温阳散寒而不滞腻；芍药，合饴糖，酸甘益阴，补虚与缓急止痛力更优；桂枝配合芍药，阴阳双补，调和营卫，共为臣药。

佐使药：生姜温胃散寒，大枣补气健脾，合用则升腾中焦生发之气而调营卫。炙甘草，既助饴糖、桂枝“辛甘化阳”而温阳益气缓急，又合芍药“酸甘化阴”以和阴缓急，共为佐使药。

六药合用，共奏温中补虚，缓急止痛之效。中气健，化源足，阴阳调，肝脾和，则里急腹痛、虚劳发热、心悸虚烦自除。建中者，建立中焦之气也。

【临床应用】

1. 辨证要点　本方是治疗虚寒性腹痛的重要方剂，又为调和阴阳、柔肝理脾之常用方。临床应用以腹痛喜温喜按，面色无华，舌质淡，脉弦缓无力为辨证要点。

2. 现代应用　常用本方加减治疗胃及十二指肠溃疡、慢性胃炎、慢性肝炎、神经衰弱、再生障碍性贫血、功能性发热、过敏性肠炎等属中焦虚寒、阴阳不调者。

【使用注意】甘能填实助满，故呕吐或中满者不宜。阴虚火旺之胃脘疼痛者忌用。

其他温中祛寒剂见表 32－1。

表 32－1　其他温中祛寒剂

方名	组成	功用主治	用法
吴茱萸汤	吴茱萸　人参　生姜　大枣	温中补虚，降逆止呕 用于胃寒呕吐和厥阴头痛	水煎服

项目三　回阳救逆剂

回阳救逆剂，适用于阳气衰微，阴寒内盛，甚或阴盛格阳、戴阳的危重病证。症见四肢厥逆，精神萎靡，恶寒踡卧，下利清谷，甚至大汗淋漓，脉微欲绝等。若亡阳气脱者，则配伍人参以大补元气，复脉固脱。常用药物有附子、干姜、肉桂、人参、炙甘草等。代表方剂有四逆汤等。

案例导学

苏某，女，30 岁。月经期不慎落水，夜间忽发寒战，继即沉沉而睡，不省人事，脉微细欲绝，手足厥逆。当即针人中及十宣穴出血，血色紫黯难以挤出。针时能呼痛，并一度苏醒，但不久仍呼呼入睡。

分析以上病例：①辨证属于什么证型？②治法如何？应选用什么方剂为主方？

四逆汤

《伤寒论》

【方歌】

四逆汤中附草姜，四肢厥冷急煎尝，

腹痛吐泻脉微细，急投此方可回阳。

【组成】附子15g　干姜6g　甘草（炙）6g

【用法】水煎服。

【功用】回阳救逆。

【主治】

1. 心肾阳虚寒厥　症见四肢厥逆，恶寒踡卧，神衰欲寐，面色苍白，腹痛下利，呕吐不渴，舌苔白滑，脉微细。

2. 亡阳证　久病衰竭或过度发汗，猝然大汗淋漓，汗出如珠，面色苍白，心悸心慌，脉微、结代。

【方解】本方证因心肾阳衰，阴寒内盛所致。此为心脾肾三经阳衰阴盛之危重证，必用大辛大热纯阳之品，方能回阳气、逐阴寒、救厥逆。方中：

君药：附子，大辛大热，补火助阳，回阳救逆，散寒止痛。

臣药：干姜，温中散寒，助阳通脉，助附子回阳，并能制约附子的毒性。

佐药：炙甘草，补中益气，调和诸药，缓姜、附燥烈辛散之性，并解附子之毒。

【临床应用】

1. 辨证要点　本方为回阳救逆的代表方。临床应用以四肢厥逆，神衰欲寐，脉微细为辨证要点。

2. 现代应用　常用本方加减治疗心力衰竭、心肌梗死、肾功能衰竭、急性胃肠炎、吐泻过多等而见休克属阴盛阳衰者。

【使用注意】服药后出现呕吐拒药者，可将药液置凉或加少量猪胆汁后服用。本方纯用辛热之品，中病手足温和即止，不可久服。真热假寒者忌用。本方所治之厥逆，非属于阳虚者勿用。

【附方】

参附汤（《正体类要》）　组成：炮附子9g　人参12g　水煎服，现有注射剂。功用：益气回阳固脱。主治：阳气暴脱证，症见四肢厥逆，冷汗淋漓，呼吸微弱，脉微欲绝等。

项目四　温经散寒剂

温经散寒剂，适用于寒邪凝滞经脉证，症见手足厥寒，或肢体冷痛，或发阴疽等。常用桂枝、细辛等温经散寒药为主，配伍当归、白芍、熟地黄等补养营血的药物组方。代表方如当归四逆汤、阳和汤。

案例导学

王某，女，37 岁。痛经 10 余年，时重时轻。近年来，月经常错后，经量较多。色黑，且有血块。月经前后，少腹抽痛难忍，四肢清冷，六脉皆细。

分析以上病例：①辨证属于什么证型？②治法如何？③应选用什么方剂为主方？

当归四逆汤

《伤寒论》

【方歌】

当归四逆桂芍草，细辛通草与大枣，
温经散寒通经脉，血虚寒厥此方好。

【组成】当归 12g　桂枝 9g　芍药 9g　细辛 3g　甘草（炙）6g　通草 6g　大枣 8 枚

【用法】水煎服。

【功用】温经散寒，养血通脉。

【主治】血虚寒厥证。手足厥寒，或腰、股、腿、足、肩臂疼痛，口不渴，舌淡苔白，脉沉细或细而欲绝。

【方解】本方证是素体阳气与阴血亏虚，复感外寒，寒阻阳气，不能温煦四末所致。治宜温经散寒，养血通脉。方中：

君药：当归甘温，补血活血，以补亏虚之营血；桂枝辛温，温经通脉，祛散经脉寒邪且能畅通血行。二药合用，温经散寒，养血通脉。

臣药：白芍，益阴养血，助当归补益营血；细辛温经散寒，增强了桂枝助阳散寒的功效。

佐药：通草，通经脉，畅血行。

使药：甘草、大枣，味甘，益气健脾，调和诸药。

配伍特点：温阳与散寒并用，养血与通脉兼施，温而不燥，补而不滞。

【临床应用】

1. 辨证要点　本方是养血温经散寒的常用方，又是治疗足厥阴肝经寒证的主方。临床应用以手足厥寒，舌淡苔白，脉细欲绝为辨证要点。

2. 现代应用　常用本方加减治疗风湿性心脏病，冠心病，头痛，高血压，中风及中风后遗症，肩周炎，痛风性关节炎，术后肠粘连，前列腺增生，闭经，痛经，子宫内膜异位症，新生儿硬肿症，雷诺病，荨麻疹，多形性红斑，冻疮，类银屑病，过敏性鼻炎等属血虚寒凝者。

【使用注意】本方只适用于血虚寒凝之四肢厥冷，其他原因引起的四厥病证不宜使用。

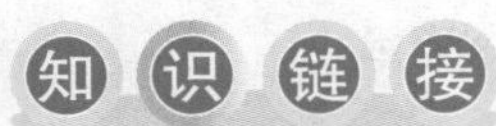

四逆散、四逆汤与当归四逆汤的比较

方剂		四逆散	四逆汤	当归四逆汤
组成	相同	甘草		
	不同	枳实　柴胡　芍药	干姜　附子	当归　桂枝　芍药　细辛　通草　大枣
功效	相同			
	不同	透解阳郁、调畅气机	回阳救逆	温经散寒，养血通脉
主治	相同	四肢不温		
	不同	适用于阳气内郁之厥逆证（四肢不温，脉弦）。正邪俱实	适用于阳气衰微之厥逆证（四肢厥冷，脉微欲绝）。正虚邪实	适用于血虚受寒之厥逆证（手足厥寒，脉细欲绝）。正虚邪实

其他温经散寒剂见表32－2。

表32－2　其他温经散寒剂

方名	组成	功用主治	用法
阳和汤	熟地黄　肉桂　麻黄　鹿角胶　白芥子　炮姜炭　生甘草	温阳补血，散寒通滞 治阴疽	水煎服
黄芪桂枝五物汤	黄芪　芍药　桂枝　生姜　大枣	补气温阳，和血通痹 用于血痹病。	水煎服

复习思考

一、选择题

（一）单项选择题

1. 理中丸的功用是（　　）

A. 温中祛寒，补气健脾　B. 温中补虚，和里缓急

C. 温中补虚，降逆止呕　D. 温中散寒，回阳救逆

E. 温中补虚，涩肠止泻

2. 小建中汤的君药是（　　）

A. 芍药　B. 桂枝　C. 饴糖　D. 炙甘草　E. 生姜

3. 小建中汤中桂枝的作用是（　　）

A. 发散风寒　B. 温阳散寒　C. 温阳化气　D. 温通血脉　E. 温肺化饮

4. 功用为回阳救逆的方剂是（　　）

A. 四逆散　B. 四逆汤　C. 当归四逆汤　D. 理中丸　E. 阳和汤

5. 当归四逆汤的君药是（　　）

A. 桂枝、芍药　B. 当归、芍药　C. 桂枝

D. 当归、桂枝　E. 当归

6. 当归四逆汤所治厥逆的病机是（　　）

A. 肝郁气滞　B. 阳气内郁，不达四末

C. 元气大亏，阳气善脱　D. 肾阳衰微，阴阳之气不相须接

E. 血虚寒凝，阳气不得温煦四末

（二）多项选择题

1. 理中丸的主治病证是（　　）

A. 脾胃虚寒　B. 小儿慢惊　C. 阳虚失血

D. 脘腹冷痛　E. 病后喜唾涎沫

2. 当归四逆汤与桂枝汤共有的药物有（　　）

A. 芍药　B. 桂枝　C. 大枣　D. 炙甘草　E. 饴糖

二、简答题

1. 简述温里剂的适用范围及应用注意事项。

2. 说出以下方剂的名称及其功效、主治。

（1）人参　干姜　甘草（炙）　白术各 90g

（2）芍药 18g　桂枝 9g　甘草（炙）6g　大枣 4 枚　生姜 9g　饴糖 30g

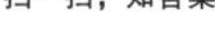

扫一扫，知答案

模块三十三

补益剂

扫一扫，看课件

【学习目标】

1. 掌握参苓白术散、补中益气汤、归脾汤、六味地黄丸、肾气丸、地黄饮子的组成、功效、主治、配伍意义、配伍特点。

2. 熟悉四君子汤、生脉散、四物汤、炙甘草汤、大补阴丸的组成、功效、主治、配伍意义。

3. 了解玉屏风散、当归补血汤、一贯煎、左归丸、右归丸的组成、功效、主治。

项目一　补益剂基础

【含义】凡以补益药为主组成，具有补益人体气、血、阴、阳，增强脏腑功能等作用，主治各种虚证的方剂，统称补益剂。属于“八法”中的“补法”。

【适用范围】各种虚证，不外乎气虚、血虚、气血两虚、阴虚、阳虚、阴阳两虚等。

【分类】对应虚证的常见证型，按治法和方剂的功效，将补益剂分为以下六类：

1. 补气剂　主治脾肺气虚证。

2. 补血剂　主治营血亏虚证。

3. 气血双补剂　主治气血两虚证。

4. 补阴剂　主治阴虚证。

5. 补阳剂　主治肾阳虚证。

6. 阴阳双补剂　主治肾阴、肾阳两虚证。

【应用注意事项】

1. 辨清虚证的实质和具体病位，即首先分清气血阴阳究竟哪方面不足；补五脏之虚时，可结合脏腑相互资生关系，用直接补益法或间接补益法（血虚补气、肺虚补脾等）。

2. 辨清虚实真假，勿犯“虚虚”“实实”之错。

3. 要顾及气和血、阴和阳之间的关系。如考虑到气血阴阳的互根，补血剂中可佐以补气、理气药，补阴剂中可佐以补阳药。补阴要防滋腻，补阳要避免辛热伤阴等。

4. 对虚证而不受补的病人，宜先调理脾胃。对常服、久服补益剂者，应适当配合健脾和胃、理气消导之品。对于外邪未尽而素体偏虚者，勿过早纯用补益剂，以免留邪为患。

5. 根据虚证治宜缓急，选择丸剂、散剂、汤剂等。

6. 补益剂宜文火久煎，使药力尽出；服药时间以空腹或饭前为佳。若急证则不受此限。

项目二　补气剂

补气剂主治脾肺气虚证。症见肢体倦怠乏力，少气懒言，语音低微，动则气促，面色萎白，食少便溏，舌淡苔白，脉虚弱，甚或虚热自汗，或脱肛、子宫脱垂等。常用人参、党参、黄芪、白术、甘草等为主组方，同时根据兼证的不同，分别配伍除湿药，如苍术、厚朴、豆蔻、茯苓等；理气药，如木香、陈皮等；升提药，如升麻、柴胡等。气虚用补气药，可少配一点补血药。代表方如补中益气汤、四君子汤、参苓白术散。

案例导学

任某，女，30岁，已婚。主诉：平时工作及家务较劳累，常感神疲乏力，腹胀便溏，未经系统治疗，病情时好时犯。近半年来出现白带绵绵不断，曾服清热除湿方药十多剂，未效。现症见面色萎黄，神倦乏力，少气懒言，纳少便溏，腹胀，带下量多色白质稀，无臭味，舌淡苔白，脉缓弱。

分析以上病例：①辨证属于什么证型？②治法如何？应选用什么方剂为主方？

四君子汤

《太平惠民和剂局方》

【方歌】

四君子汤中和义，参术苓草益脾气，加入陈夏名六君，
补气祛痰两相宜，除却半夏名异功，或加香砂气滞宜。

【组成】人参　白术　茯苓各9g　炙甘草6g

【用法】水煎服。

【功用】益气健脾。

【主治】脾胃气虚证。面色萎白，语声低微，气短乏力，食少便溏，舌淡苔白，脉虚弱。

【方解】本方证由脾胃气虚，失于健运所致。治宜补益脾胃之气，以复其运化受纳之功。方中：

君药：人参，甘温益气，健脾养胃。

臣药：白术，苦温，健脾燥湿，加强益气助运之力。

佐药：茯苓，甘淡，健脾渗湿，苓、术合用则健脾祛湿之功更著。

使药：炙甘草，益气和中，调和诸药。

全方四药合用，温而不燥，平补不峻，共奏益气健脾之功。名“四君”也是取其作用温和之义。

【临床应用】

1. 辨证要点　本方是补气的基础方、代表方。以面色萎白，食少便溏，气短乏力，舌淡苔白，脉虚弱为辨证要点。

2. 现代应用　常用本方加减治疗慢性胃炎、胃及十二指肠溃疡等属脾气虚者。

【使用注意】阴虚气滞血热，脾胃虚弱者，不宜使用。

【附方】

1. 异功散（《小儿药证直诀》）　组成：人参　茯苓　白术　陈皮　甘草各6g　煎服。功用：益气健脾，行气化滞。主治：脾胃气虚兼气滞证。食少，脘腹闷胀，便溏等。

2. 六君子汤（《医学正传》）　组成：四君子汤加陈皮6g　半夏4.5g　煎服。功用：益气健脾，燥湿化痰。主治：脾胃气虚兼痰湿证。食少，便溏，脘腹痞闷，恶心呕逆。

3. 香砂六君子汤（《古今名医方论》）　组成：人参3g　茯苓6g　白术6g　甘草2g　陈皮2.5g　半夏3g　砂仁2.5g　木香2g　煎服。功用：益气健脾，行气化痰。主治：脾胃气虚，痰阻气滞证。纳呆，脘腹胀满痞闷，痰多呕逆，或气虚肿满。

补中益气汤

《脾胃论》

【方歌】

补中益气芪术陈，升柴参草当归身，
升阳举陷功独擅，甘温除热效若神。

【组成】黄芪18g　炙甘草9g　人参6g　当归3g　橘皮6g　升麻6g　柴胡6g　白术9g

【用法】水煎服。

【功用】补中益气，升阳举陷。

【主治】

1. 脾胃气虚 饮食减少，体倦肢软，少气懒言，动则气喘，面色萎黄，大便稀溏，舌淡，脉虚软。

2. 中气下陷 脱肛、子宫脱垂、久泻、久痢等，以及清阳下陷诸证。

3. 气虚发热 症见身热，自汗，渴喜热饮，少气懒言，气短乏力，舌淡，脉虚大无力。

【方解】本方所治证虽多，皆因脾胃气虚，中气下陷所致。治宜补益脾胃中气，升阳举陷。方中：

君药：黄芪，重用，补中益气，升阳固表。

臣药：人参、炙甘草、白术，补气健脾，与黄芪合用，增强补中益气功效。

佐药：当归，养血和营，养血以益气；陈皮，理气又化湿，于补气中佐以理气，使补而不滞；用少量升麻、柴胡升阳举陷，助黄芪升提中气。

使药：炙甘草，调和诸药。

诸药合用，使气虚得补，气陷得升，则诸症自愈。本方的配伍特点：一是补气与升提相结合，补气为主，辅以升提，补中寓升；二是补虚药配伍少量当归、陈皮，理气和血，补而不滞。

【临床应用】

1. 辨证要点 本方是补气升阳、甘温除热的代表方。以体倦乏力，少气懒言，面色萎白，脉虚软无力为辨证要点。

2. 现代应用 本方应用广泛，凡证属脾胃气虚或中气下陷者皆可应用。

【使用注意】方中黄芪用量宜偏重，升麻、柴胡用量宜轻，全方剂之总量亦不宜太重，否则味厚入下焦，不利于升阳举陷。对阴虚内热、肝阳上亢者忌用。

参苓白术散

《太平惠民和剂局方》

【方歌】

参苓白术白扁豆，山药甘莲砂薏仁，
桔梗上行兼保肺，枣汤调服益脾神。

【组成】莲子肉 薏苡仁 砂仁 桔梗各500g 白扁豆750g 白茯苓 人参 白术山药 甘草各1000g

【用法】上为细末。每服6g，枣汤调服；或水煎服，一般用量为莲子肉10～15g，薏苡仁10～15g，砂仁10～15g，桔梗10～15g，白扁豆15～30g，白茯苓15～30g，人参5～

10g，白术 10～15g，山药 15～30g，炙甘草 5～10g。

【功用】益气健脾，渗湿止泻。

【主治】脾虚湿盛证。饮食不化，胸脘痞闷，肠鸣泄泻，四肢乏力，形体消瘦，面色萎黄，舌淡苔白腻，脉虚缓。

【方解】本方证由脾虚湿盛所致。治宜补益脾胃，兼以渗湿。方中：

君药：人参、白术、茯苓，益气健脾。

臣药：山药、莲子肉，助人参健脾益气，兼能止泻；白扁豆、薏苡仁，助白术、茯苓健脾除湿。

佐药：砂仁，醒脾和胃，行气化滞。

佐使药：桔梗，一是开宣肺气，利于化湿；二是其性升浮，载药上行，使全方补脾养肺，故本方亦可用于肺虚而久咳痰多者，体现了“培土生金”之法。炙甘草，补中益气，调和诸药。枣汤调服，亦助补益脾胃之功。

【临床应用】

1. 辨证要点　本方药性平和，温而不燥，临床应用除脾胃气虚症状外，以泄泻、舌苔白腻、脉虚缓为辨证要点。

2. 现代应用　常用于治疗浅表性胃炎、慢性结肠炎、肺心病缓解期、慢性肾炎、隐匿性肾炎、泌尿系统结石、小儿营养不良、小儿腹泻，妇女带下等病证属脾虚夹湿者。

【使用注意】阴虚火旺者慎用。

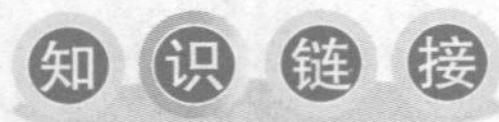

补中益气汤、参苓白术散比较

方剂		补中益气汤	参苓白术散
组成	相同	人参　甘草　白术	
	不同	黄芪　升麻　当归　橘皮 柴胡	莲子肉　薏苡仁　缩砂仁　桔梗 白扁豆 白茯苓　山药
功效	相同	补中益气	
	不同	升阳举陷	渗湿止泻
主治	相同	脾胃气虚证，见面色萎黄、少气体倦、食少便溏、舌淡苔白、脉虚	
	不同	功善益气升阳，甘温除热。为“益气升阳法”的代表方，临证多用治气虚下陷之脏器下垂、久泻久痢、崩漏，以及气虚发热证伴有气短体倦、乏力食少、舌淡脉虚者。	重在健脾渗湿，兼能补肺，为益气渗湿法的代表方。多用治脾虚湿盛证；亦用治肺萎，体现了“培土生金”法。临证以面色萎黄、食少腹胀、泄泻、苔白腻等为主

生脉散

《医学启源》

【方歌】

生脉人参麦味珍，益气生津敛气阴，
汗多气短脉微细，暑伤久咳均可寻。

【组成】人参9g　麦冬9g　五味子6g

【用法】水煎服。

【功用】益气生津，敛阴止汗。

【主治】

1. 温热、暑热，耗气伤阴　汗多神疲，体倦乏力，气短懒言，咽干口渴，舌干红少苔，脉虚数。

2. 久咳伤肺，气阴两虚　干咳少痰，短气自汗，口干舌燥，脉虚细。

【方解】本方所治无论暑热汗多，或久咳肺虚，皆为气阴两虚所致。治宜益气养阴、生津止汗。方中：

君药：人参，甘、温，益元气，补肺气，生津液。

臣药：麦冬，甘、寒，养阴清热，润肺生津，与人参合用，益气养阴之功益彰。

佐药：五味子，酸、温，敛肺止汗，生津止渴。

三药相伍，一补一清一敛，共奏益气养阴、生津止渴、敛阴止汗之效。使气复津生、汗止阴存、气充脉复，故名“生脉”。

【临床应用】

1. 辨证要点　本方是治疗气阴两虚证的常用方。以体倦，气短，咽干，舌红，脉虚为辨证要点。

2. 现代运用　常用本方加减治疗肺结核、慢性支气管炎、神经衰弱所致咳嗽和心烦失眠、心律不齐属气阴两虚者。生脉散经剂型改革后制成的生脉注射液，临床常用于治疗急性心肌梗死、心源性休克、中毒性休克、失血性休克及冠心病、内分泌失调等证属气阴两虚者。

【使用注意】本方有收敛作用，若属外邪未解，或暑病热盛、气阴未伤者，均不宜用。久咳肺虚，亦应在阴伤气耗、纯虚无邪时方可使用。

其他补气剂见表33－1。

表33-1 其他补气剂

方名	组成	功用主治	用法
玉屏风散	防风 黄芪 白术	益气固表止汗 用于治疗表虚自汗	水煎服

项目三 补血剂

补血剂适用于血虚证。临证以面色无华、唇爪色淡、眩晕心悸，或妇女月经不调、量少色淡、舌质淡、脉细等为特征。心主血、肝藏血、脾为气血生化之源，故血虚以补心肝之血为主，又当健脾益气以资生化之源。因大失血而致血虚者，当补气以固脱，使气旺则血生。常用补血药熟地黄、当归、白芍、阿胶等为主，适当配伍补气、理气、活血祛瘀药等组成方剂。代表方如四物汤等。

案例导学

曾某，男，48岁。主诉：平素血色淡红，伴神疲乏力，头晕健忘，并且时有心悸，彻夜难眠，食少腹胀，大便溏泄，舌质淡嫩，脉细弱。

分析以上病例：①辨证属于什么证型？②治法如何？应选用什么方剂为主方？

四物汤

《仙授理伤续断秘方》

【方歌】

四物归地芍川芎，营血虚滞此方宗，
四物汤内桃红入，逐瘀养血均有功。

【组成】当归9g 川芎6g 白芍9g 熟地黄12g

【用法】水煎服。

【功用】补血养肝，行血调经。

【主治】

营血虚滞 头晕目眩，心悸失眠，面色无华，妇人月经不调，量少或经闭不行，脐腹作痛，甚或瘕块硬结，舌淡，口唇、爪甲色淡，脉细弦或细涩。

【方解】本方证由营血亏虚，血行不畅，冲任虚损所致。治宜补养营血为主，辅以调畅血脉。方中：

君药：熟地黄，甘温味厚，质柔润，长于滋阴养血、填精补肾。

臣药：当归，补血养肝，和血调经。

佐药：白芍，养血柔肝和营；川芎，活血行气，调畅气血。

四药相伍，补中有行，补而不滞，温而不燥，滋而不腻。围绕着养血、活血、止痛、调经的几方面功效，灵活运用，可作为血虚能补、血燥能润、血溢能止、血瘀能行的调血剂。

【临床应用】

1. 辨证要点　本方是补血、调经的常用基础方。以面色无华、唇甲色淡、舌淡、脉细为辨证要点。

2. 现代应用　常用本方加减治疗月经不调、痛经、闭经、先兆流产、产后子宫复旧不良、胎盘滞留、贫血、荨麻疹等属于营血虚滞者。

【使用注意】不宜用于阴虚发热，以及血崩气脱之证；方中熟地黄滋腻，当归滑润，故湿盛中满、大便溏泄者忌用。

【附方】

桃红四物汤（《医宗金鉴》）　组成：四物汤加桃仁 9g　红花 6g　水煎服。功用：养血活血。主治：血虚兼血瘀证，症见月经不调、有血块、色紫稠黏、腹痛等。

归脾汤

《正体类要》

【方歌】

归脾汤用参术芪，归草茯神远志齐，

酸枣木香龙眼肉，煎加姜枣益心脾。

【组成】白术　当归　白茯苓　黄芪　远志　龙眼肉　酸枣仁各 3g　人参 6g　木香 1.5g　炙甘草 1g

【用法】加生姜 5 片、大枣 3～5 枚，水煎服。

【功用】益气补血，健脾养心。

【主治】

1. 心脾气血两虚　心悸怔忡，健忘失眠，盗汗虚热，体倦食少，面色萎黄，舌淡，苔薄白，脉细弱。

2. 脾不统血　便血，皮下紫癜，妇女崩漏，月经超前，量多色淡，或淋漓不止，舌淡，脉细弱。

【方解】本方证因思虑过度，劳伤心脾，气血亏虚所致。治宜益气补血，健脾养心。方中：

君药：黄芪，甘、微温，补脾益气；龙眼肉，甘、温，既能补脾气，又能养心血。

臣药：人参、白术，甘温补气，与黄芪相配，加强补脾益气之功；当归，甘、辛，微温，滋养营血，与龙眼肉配合，增加补心养血之效。

佐药：茯苓、酸枣仁、远志，宁心安神；木香，理气醒脾，与补气养血药配伍，补而不滞。

使药：炙甘草，补气健脾，调和诸药为使；生姜、大枣，调和脾胃，以资生化。

配伍特点：一是心脾同治，重点在脾，使脾健旺则气血生化有源；二是气血并补，但重用补气，意在补气亦能生血。在补气养血药中佐以行气药木香，使全方补而不滞。

【临床应用】

1. 辨证要点　本方是治疗心脾气血两虚的常用方，又是一切营血虚滞证的通用方。以心悸失眠、体倦食少、便血、崩漏、舌淡、脉细弱为辨证要点。

2. 现代应用　本方现代常用于治疗病毒性肝炎，上消化道出血继发贫血，血小板减少性紫癜，再生障碍性贫血，缺铁性贫血，慢性苯中毒，肾炎血尿，隐匿性肾炎，神经衰弱，顽固性失眠，甲状腺机能亢进，特发性水肿，冠心病心律失常，心脏神经官能症等属心脾气血两虚及脾不统血者。

【使用注意】因药性偏温，邪热内伏及阴虚脉数者忌用。

其他补血剂见表33－2。

表33－2　其他补血剂

方名	组成	功用主治	用法
当归补血汤	黄芪　当归（用量为5∶1）	补气生血，用于血虚阳浮发热证	水煎服

项目四　气血双补剂

气血双补剂，适用于气血两虚证。症见面色无华，头晕目眩，心悸怔忡，食少体倦，气短懒言，舌淡，脉虚细等。常用补气药人参、党参、白术、炙甘草等与补血药熟地黄、当归、白芍、阿胶等并用组成方剂。组方时当根据气血不足的偏重程度决定补气与补血的主次，并适当配伍理气、活血之品，使补而不滞。代表方如炙甘草汤、八珍汤。

案例导学

段某，女，43岁。阵发性怔忡10年，曾多次住院治疗，诊断为“多发性室性早搏”。来诊前，怔忡较甚，胸闷气喘，头晕眼花，形寒肢冷，睡时梦多，耳鸣腰痛，食欲不振，大便干结，小便短少。症见：面部浮肿，舌苔白，质淡红，脉结代。

分析以上病例：①辨证属于什么证型？②治法如何？应选用什么方剂为主方？

炙甘草汤

《伤寒论》

【方歌】

炙甘草汤参桂姜，麦麻胶枣生地黄，
滋阴养液补气血，正虚复脉是妙方。

【组成】炙甘草 12g　生姜 9g　桂枝 9g　人参 6g　生地黄 50g　阿胶 6g　麦冬 10g　麻仁 10g　大枣 10 枚

【用法】加清酒适量，水煎服，其中人参宜另炖，阿胶宜烊化。

【功用】益气滋阴，通阳复脉。

【主治】

1. 阴血阳气虚弱，心脉失养　脉结代，心动悸，虚羸少气，舌光少苔或质干而瘦小者。

2. 虚劳肺痿　干咳无痰，或咳吐涎沫，量少，形瘦短气，虚烦不眠，自汗盗汗，咽干舌燥，大便干结，脉虚数。

【方解】《伤寒论》用本方治“脉结代，心动悸”，乃由阴血不足、阳气虚弱所致。阴血不足，血脉无以充盈，阳气虚弱，无力鼓动血脉，则脉气不相接续，故脉结代，心动悸。治宜滋心阴，养心血，益心气，温心阳，以复脉定悸。方中：

君药：重用生地黄，滋阴养血。

臣药：炙甘草、人参、大枣，益心气，补脾气，以资气血生化之源；阿胶、麦冬、麻仁，滋心阴，养心血，充血脉。

佐药：桂枝、生姜，辛温走散，温心阳，通血脉，诸厚味滋腻之品得姜、桂则滋而不腻。

使药：加清酒煎服，取其辛热，可温通血脉，以行药力。

本方的配伍特点是：气血双补，阴阳同调，补通并举。

【临床应用】

1. 辨证要点　本方为阴阳气血并补之剂。以脉结代、心动悸、虚羸少气、舌光色淡少苔为辨证要点。

2. 现代应用　常用本方加减治疗功能性心律不齐、期外收缩、冠心病、风湿性心脏病、病毒性心肌炎、甲状腺功能亢进等而有心悸、气短、脉结代，属阴血不足、阳气虚弱者。并可用于气阴两伤之虚劳干咳。

【使用注意】阴虚内热者忌用；对心力衰竭、水肿严重、脉细者，不宜使用；方中滋阴血药与补阳气药的用量以7∶3为宜。

其他气血双补剂见表33-3。

表33-3 其他气血双补剂

方名	组成	功用主治	用法
八珍汤	人参 白术 茯苓 炙甘草 当归 川芎 白芍 熟地黄	益气补血 用于气血两虚证	加生姜三片，大枣五枚，水煎服

项目五 补阴剂

补阴剂，主治阴虚证。症见形体消瘦，头晕耳鸣，潮热颧红，口燥咽干，五心烦热，腰膝酸软，甚则盗汗、遗精、咳嗽咯血、舌红少苔、脉细数等。常用补阴药如熟地黄、麦冬、北沙参、龟甲等为主，常配伍清虚热、利湿、理气之品组成方剂。阴阳互根，补阴药中佐以补阳之品，使阴有所化。代表方如六味地黄丸、大补阴丸。

案例导学

王某，女，40岁。近半年来，常感腰膝酸软疼痛，耳鸣，健忘，失眠，月经量逐渐减少，形体消瘦，口燥咽干，五心烦热，夜间盗汗，舌红少津，脉细数。

分析以上病例：①辨证属于什么证型？②治法如何？应选用什么方剂为主方？

六味地黄丸

《小儿药证直诀》

【方歌】

六味地黄益肾肝，茱薯丹泽地苓专，
更加知柏成八味，阴虚火旺自可煎，
养阴明目加杞菊，麦味加入长寿丸。

【组成】熟地黄24g 山茱萸12g 山药12g 泽泻9g 丹皮9g 茯苓9g

【用法】制蜜丸，每丸9g，每日2~3次；亦可做汤剂，水煎服，用量按原方酌定。

【功用】滋补肝肾。

【主治】肝肾阴虚证。腰膝酸软，头晕目眩，耳鸣耳聋，盗汗，遗精，消渴，骨蒸潮热，手足心热，口燥咽干，牙齿动摇，足跟作痛，小便淋沥，以及小儿囟门不合，舌红少苔，脉沉细数。

【方解】本方证为肾阴不足，阴虚内热所致。治宜滋补肝肾，适当配伍清虚热、泻湿浊之品。方中：

君药：熟地黄，重用，滋阴补肾，填精益髓。

臣药：山萸肉，酸、温，补养肝肾，并能涩精；山药，甘、平，补益脾阴，亦能固精。三药相配，滋养肝脾肾之阴而成“三补”。

佐药：泽泻，利湿泄浊，防熟地黄之滋腻恋邪；牡丹皮，清泄相火，制山萸肉之温涩；茯苓，淡渗脾湿，助山药之健运。三药渗湿浊，清虚热，平偏盛以治标而成为“三泻”。

配伍特点：方用三补三泻，其中补药用量重于泻药，故以补为主；肝脾肾三阴并补，以补肾阴为主。

【临床应用】

1. 辨证要点　本方是治疗肝肾阴虚的基础方。临床应用以腰膝酸软，头晕目眩，口燥咽干，舌红少苔，脉沉细数为辨证要点。

2. 现代应用　常用本方加减治疗高血压病、高血脂病、糖尿病、慢性肾炎、肾病综合征、慢性肝炎、甲状腺机能亢进、中心性视网膜炎、更年期综合征、排卵期出血、功能性子宫出血、黄褐斑、脱发、早衰、小儿发育迟缓等属于肾阴亏损者。

【使用注意】本方药性偏于滋腻，脾虚泄泻者慎用。

【附方】

1. 知柏地黄丸（《医方考》）　组成：六味地黄丸加知母（盐炒）　黄柏（盐炒）各6g　上为细末，炼蜜为丸，如梧桐子大，每次6g，温开水送服。功用：滋阴降火。主治：肝肾阴虚，虚火上炎证。头晕目眩，耳鸣耳聋，牙痛，五心烦热，骨蒸盗汗，颧红潮热，腰膝酸痛，遗精梦泄，咽干，舌红，脉细数。

2. 杞菊地黄丸（《麻疹全书》）　组成：六味地黄丸加枸杞子　菊花各9g　上为细末，炼蜜为丸，如梧桐子大，每次9g，空腹服。功用：滋阴养肝明目。主治：肝肾阴虚，视物昏花，两眼干涩等。

3. 麦味地黄丸（《体仁汇编》）　组成：六味地黄丸加麦冬　五味子各15g　上为细末，炼蜜为丸，如梧桐子大，每次9g，空腹温开水送服。功用：滋补肺肾。主治：肺肾阴虚证。咳嗽气喘，滑精，腰膝酸痛。

4. 都气丸（《症因脉治》）　组成：六味地黄丸加五味子6g　上为细末，炼蜜为丸，如梧桐子大，每次9g，空腹服。功用：滋肾纳气。主治：肺肾两虚证。咳嗽喘逆。

大补阴丸

《丹溪心法》

【方歌】

大补阴丸地龟甲，知柏猪髓蜜为丸，
咳血遗精兼盗汗，滋阴降火功尤擅。

【组成】熟地黄 180g　龟甲 180g　黄柏 120g　知母 120g

【用法】上为细末，猪脊髓适量蒸熟，捣如泥状；炼蜜，混合拌匀和药粉为丸，每丸约重 15g，每日早晚各服 1 丸，淡盐水送服；或作汤剂，水煎服，用量按原方比例酌减。

【功用】滋阴降火。

【主治】阴虚火旺证。骨蒸潮热，盗汗遗精，咳嗽咯血，心烦易怒，足膝疼热，舌红少苔，尺脉数而有力。

【方解】本方证是由肝肾亏虚，真阴不足，虚火上炎所致，治宜滋阴为主，以培其本，佐以降火，以清其源。

君药：重用熟地黄、龟甲，滋阴潜阳，壮水制火。

臣药：黄柏、知母，相须为用，苦寒降火，保存阴液，平其阳亢。

佐药：猪脊髓、蜂蜜，为血肉甘润之品，能滋补精髓，且能制约黄柏的苦燥。

配伍特点：滋阴药与清降虚火药相配，培本清源，两相兼顾。其中龟甲、熟地黄用量较重，与知、柏的比例为 3∶2，表明是以滋肾填精培本为主，降虚火清源为辅。

【临床应用】

1. 辨证要点　本方为治疗阴虚火旺证的基础方，是金元名医朱丹溪据“阳常有余，阴常不足，宜常养其阴”的理论制定而成，对一般阴虚火旺证均可使用。以骨蒸潮热、舌红少苔、尺脉数而有力为辨证要点。

2. 现代应用　常用本方加减治疗肺结核、骨结核、肾结核、盆腔结核、慢性肾盂肾炎、糖尿病、甲状腺机能亢进等属于阴虚火旺者。

【使用注意】因本方滋腻，脾胃虚弱、食少便溏者，不宜使用；火热属于实证者亦不宜使用。

其他补阴剂见表 33－4。

表 33－4　其他补阴剂

方名	组成	功用主治	用法
一贯煎	北沙参　麦冬　当归　生地黄　枸杞　川楝子	滋阴疏肝 用于肝肾阴虚，肝气郁滞证。	水煎服
左归丸	熟地黄　山药　山茱萸　鹿角胶　龟甲胶　菟丝子　枸杞子　牛膝	滋阴补肾，填精益髓 用于真阴不足证	水煎服

项目六　补阳剂

补阳剂，主治肾阳亏虚诸证。症见面色苍白，形寒肢冷，腰膝酸软，少腹拘急冷痛，小便不利，或小便频数，男子阳痿早泄，女子宫寒不孕，舌淡苔白，脉沉细，尺部尤甚等。常用补阳药如附子、肉桂、巴戟天、肉苁蓉、淫羊藿等为主组方，同时配伍利水、补阴之品。代表方如肾气丸、右归丸。

案例导学

杨某，男，61岁。近一个月来常黎明之时出现腹痛欲泻，泻后腹痛减轻，腰膝部有酸冷感，畏寒肢冷，舌淡苔白，脉沉迟无力。

分析以上病例：①辨证属于什么证型？②治法如何？应选用什么方剂为主方？

肾气丸

《金匮要略》

【方歌】

肾气丸治肾阳虚，干地山药及山萸，
苓泽丹皮加桂附，水中生火在温煦。

【组成】干地黄240g　薯蓣　山茱萸各120g　泽泻　茯苓　丹皮各90g　桂枝　附子（炮）各30g

【用法】为蜜丸，每次9g，每日2～3次；亦可作汤剂，水煎服，参考用量：干地黄24g　薯蓣　山茱萸各12g　泽泻　茯苓　丹皮各9g　桂枝　附子（炮）各3g。

【功用】补肾助阳。

【主治】肾阳不足证。腰痛脚软，身半以下常有冷感，少腹拘急，小便不利，或小便反多，入夜尤甚，阳痿早泄，舌淡而胖，脉虚弱，尺部沉细，以及痰饮，水肿，消渴，脚气等。

【方解】本方证由肾阳不足所致，治宜补肾助阳。方中：

君药：附子，大辛大热，为温阳诸药之最；桂枝辛、甘、温，为助阳通阳要药，二药配合，补肾阳，助气化，共为君药。

臣药：干地黄，重用，滋阴补肾；山茱萸、山药，补肝肾，益精血，助地黄增强滋阴补肾之力，使阳气生化有源。

佐药：泽泻、茯苓，利水渗湿泄浊；配桂枝温化痰饮；丹皮苦辛性寒，合桂枝调血分之滞。三药合用，使补中寓泻，痰湿血滞之邪去，补药之力方著。

配伍特点：补阳药配伍补阴药，意在阴中求阳；滋阴药之中配入少量的补阳药，目的在于“少火生气”，鼓舞肾气。本方治法体现了王冰“益火之源，以消阴翳”之理。正如《删补名医方论》言“此肾气丸纳桂、附于滋润剂中十倍之一，意在微微生火，则生肾气也”，此亦“慢病慢治”的用药要诀。

【临床应用】

1. 辨证要点　本方为补肾助阳的常用方。临床应用以腰痛脚软、小便不利或反多、舌淡而胖、脉虚弱而尺部沉细为辨证要点。

2. 现代应用　常用本方加减治疗慢性肾炎、慢性肾功能不全，慢性支气管炎、支气管哮喘、肺心病心力衰竭、高血压病、糖尿病、肾上腺皮质功能减退、甲状腺功能减退、性功能减退、尿崩症、更年期综合征、前列腺肥大、产后尿潴留、不孕不育等属肾阳不足者。

【使用注意】肾阳虚而小便正常者，为纯虚无邪、气化不滞，不宜用本方。

【附方】

加味肾气丸（又名济生肾气丸《济生方》）　组成：炮附子60g　熟地黄　山茱萸　泽泻　茯苓　牡丹皮　官桂　川牛膝　车前子各15g　为蜜丸，每次9g，每日2～3次；亦可作汤剂，水煎温服，剂量酌定。功用：温补肾阳，利水消肿。主治：肾阳不足之小便不利，腰重腰肿或全身水肿等。

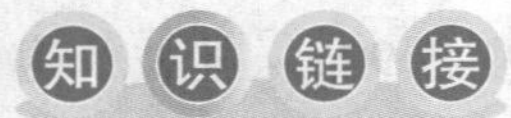

肾气丸、六味地黄丸比较

方剂		肾气丸	六味地黄丸
组成	相同	熟地黄　山茱萸　山药　泽泻　茯苓　牡丹皮	
	不同	桂枝　附子	
功效	相同	滋阴补肾	
	不同	温补肾阳	滋阴补肾

续表

方剂		肾气丸	六味地黄丸
主治	相同	用治肾虚而见腰膝酸软疼痛、消渴、小便淋沥不畅等症	
	不同	在滋阴补肾的基础上温阳益火，但以温补肾阳为主，体现了“阴中求阳”的治法，为治阳虚证的代表方。亦可用治肾阳虚之痰饮、脚气、消渴、水肿等。临证见腰痛肢软，身半以下有冷感，小便不利或小便反多，阳痿早泄，舌淡而胖，脉沉细等。	重在滋阴补肾，兼能清泄虚火，为补阴的代表方剂。多用治肾阴亏损，虚火内扰而见腰酸耳鸣，眩晕，手足心热，舌红苔少，脉细数等症

其他补阳剂见表 33 –5。

表 33 –5 其他补阳剂

方名	组成	功用主治	用法
右归丸	熟地黄　山药　山茱萸　枸杞子　菟丝子　鹿角胶　杜仲　肉桂　当归　附子	温补肾阳，填精益髓 用于肾阳不足，命门火衰证	水煎服

项目七　阴阳双补剂

阴阳双补剂，适用于阴阳两虚证。症见头晕目眩，腰膝酸软，阳痿遗精，畏寒肢冷，午后潮热等。常用补阴药如熟地黄、山茱萸、龟甲、枸杞子和补阳药如肉苁蓉、巴戟天、附子、肉桂、鹿角胶等共同组成方剂，并根据阴阳虚损的情况，分别主次轻重。代表方如地黄饮子。

地黄饮子

《圣济总录》

【方歌】

地黄饮子山茱斛，麦味菖蒲远志茯，
苁蓉桂附巴戟天，少入薄荷姜枣服

【组成】熟地黄 24g　巴戟天　山茱萸　石斛　肉苁蓉　附子　五味子　白茯苓　官桂　麦门冬　菖蒲　远志各 15g

【用法】加生姜 3 片、大枣 3 枚、薄荷 5g，水煎服。

【功用】滋肾阴，补肾阳，化痰开窍。

【主治】喑痱证。症见舌强不能言，足废不能用，口干不欲饮，舌淡苔白滑，脉沉细弱。

【方解】本方所治之喑痱证，是由于下元虚衰，阴阳两亏，虚阳上浮，痰浊随之上泛，堵塞窍道而致。“喑”是舌强不能言语；“痱”是足废不能行走。治宜补养下元为主，摄纳浮阳，佐以开窍化痰。方中：

君药：熟地黄、山茱萸，滋补肾阴；肉苁蓉、巴戟天，温壮肾阳。四药合用，阴阳双补，以温补下元。

臣药：附子、肉桂，助阳益火，其中肉桂并能引火归原；石斛、麦冬、五味子，滋阴壮水，其中五味子与山茱萸合用尤可滋阴敛阳，制虚阳之上浮，使肾气摄纳有根，五药合用，亦阴阳两补。

佐药：石菖蒲、远志、茯苓，功能开窍化痰，交通心肾。

佐使药：姜、枣健胃和中，调药。

全方阴阳两补，上下并治，标本兼顾，但以治下、治本为主。

【临床应用】

1. 辨证要点　本方为治疗肾虚喑痱的常用方。临床应用以舌喑不语，足废不用，足冷面赤，舌淡苔白滑，脉沉细弱为其辨证要点。

2. 现代应用　常用本方加减治疗脊髓空洞症、重症肌无力、缺钾性瘫痪、晚期高血压、脑动脉硬化、中风后遗症、肾性高血压等属下元虚衰，虚阳上浮，痰浊堵塞窍道者。

【使用注意】气火上升，肝阳偏亢，突然舌强足废者，切不可应用本方。

复习思考

一、选择题

（一）单项选择题

1. 参苓白术散的功用是（　　）

A. 补气健脾，燥湿化痰　B. 益气健脾，行气化滞　C. 益气健脾，固表止汗
D. 益气健脾，渗湿止泻　E. 益气健脾，升阳举陷

2. 补中益气汤中升麻、柴胡的作用是（　　）

A. 升举中气　B. 疏散风邪　C. 载药上行　D. 火郁发之　E. 解肌退热

3. 当归补血汤用黄芪意在（　　）

A. 补中益气　B. 益气固表　C. 补气生血　D. 补气升阳　E. 固表止汗

4. 大补阴丸的组成是（　　）

A. 熟地黄、山药、山茱萸、黄柏、知母
B. 熟地黄、龟甲、黄柏、知母
C. 熟地黄、龟角胶、鹿角胶、菟丝子、枸杞子

D. 熟地黄、山药、山茱萸、茯苓、丹皮、泽泻、黄柏、知母
E. 鹿角、龟板、人参、枸杞子

5. 体现了“培土生金”法的方剂是（　　）
A. 参苓白术散　B. 补中益气汤　C. 六君子汤
D. 玉屏风散　E. 八珍汤

6. 体现了“少火生气”之义的方剂是（　　）
A. 六味地黄丸　B. 右归丸　C. 大补阴丸
D. 左归丸　E. 肾气丸

7. 治疗肾虚喑痱的主方是（　　）
A. 龟鹿二仙胶　B. 地黄饮子　C. 百合固金汤
D. 大补阴丸　E. 炙甘草汤

8. “甘温除热”法的代表方剂是（　　）
A. 参苓白术散　B. 补中益气汤　C. 四君子汤
D. 当归补血汤　E. 小建中汤

9. 具有益气生津作用的方剂是（　　）
A. 生脉散　B. 补中益气汤　C. 当归补血汤
D. 归脾汤　E. 四君子汤

10. 可用于脾气虚统摄无权所致出血证的方剂是（　　）
A. 归脾汤　B. 理中丸　C. 四君子汤
D. 犀角地黄汤　E. 补中益气汤

（二）多项选择题

1. 四君子汤与理中丸共有的药物是（　　）
A. 干姜　B. 茯苓　C. 人参　D. 白术　E. 炙甘草

2. 补中益气汤的主治证是（　　）
A. 脾胃气虚　B. 脾虚湿盛　C. 中气下陷　D. 气虚发热　E. 脾胃气滞

3. 归脾汤的配伍特点是（　　）
A. 补泻同用，以补为主　B. 心脾同治，重在治脾
C. 气血双补，重在补气　D. 补中寓散，补而不滞
E. 标本兼治，治本为主

二、简答题

1. 补益剂的适用范围及应用注意事项。
2. 肾气丸的配伍特点是什么？
3. 说出以下方剂的名称及其功效、主治。

（1）人参　白术　茯苓各9g　炙甘草6g

（2）当归9g　川芎6g　白芍9g　熟地黄12g

（3）白术　当归　白茯苓　黄芪　远志　龙眼肉　酸枣仁各3g　人参6g　木香1.5g　炙甘草1g

扫一扫，知答案

模块三十四

固涩剂

【学习目标】

1. 掌握牡蛎散、固冲汤的组成、功效、主治、配伍意义、配伍特点。
2. 熟悉真人养脏汤、桑螵蛸散的组成、功效、主治、配伍意义。
3. 了解四神丸、金锁固精丸的组成、功效、主治。

项目一　固涩剂基础

【含义】凡以固涩药为主组成，具有收敛固涩作用，治疗气、血、精、津耗散滑脱病证的方剂，称为固涩剂。以《素问·至真要大论》“散者收之”，及“十剂”中“涩可固脱”等原则为立法依据。

【适用范围】适用于气、血、精、津耗散滑脱不禁之证。

【分类】根据气、血、精、津耗散滑脱证的病因、病位不同，固涩剂分别有固表止汗、敛肺止咳、涩肠固脱、涩精止遗、固崩止带的功效；因为纯虚的咳嗽很少，或多夹外邪，或有病理产物，不宜用敛肺法，故将固涩剂分为四类：

1. 固表止汗剂　适用于自汗、盗汗证。

2. 涩肠固脱剂　适用于脾胃虚寒之泻痢日久，滑脱不禁证。

3. 涩精止遗剂　适用于肾虚失藏所致的遗精滑泄，或肾气不摄、膀胱失约所致的尿频、遗尿等证。

4. 固崩止带剂　适用于妇女冲任不固或脾虚不摄之崩漏不止，以及带下淋漓不断等证。

【应用注意事项】

1. 滑脱诸证，皆由正气亏虚引起，故应配伍相应的补益药，以标本兼顾。
2. 若是元气大虚、亡阳欲脱所致的大汗淋漓、小便失禁或崩中不止，非急用大剂参附之类回阳固脱不可，又非单纯固涩所能治疗。

3. 固涩剂为正虚无邪者设，有实邪者，如热病汗出、痰饮咳嗽、火扰遗泄、湿热泻痢、实热崩带等，均不宜用，误用有“闭门留寇”之弊。

项目二　固表止汗剂

固表止汗剂，具有固表止汗的作用，适用于卫阳不固、肌表疏松之自汗，以及阴虚有热、营阴不能内守之盗汗。代表方如牡蛎散。

案例导学

男，40岁，患者近一个月以来，多汗，夜间更甚，伴有短气，疲倦，舌淡红，脉细弱。

分析以上病例：①辨证属于什么证型？②治法如何？应选用什么方剂为主方？

牡蛎散

《太平惠民和剂局方》

【方歌】

牡蛎散内用黄芪，浮麦麻黄根最宜，

自汗盗汗心液损，固表敛汗见效奇。

【组成】黄芪30g　麻黄根15g　煅牡蛎30g

【用法】为粗散，每服9g，加小麦30g，水煎温服；作汤剂，用量按原方比例酌减，加小麦30g，水煎温服。

【功用】敛阴止汗，益气固表。

【主治】体虚自汗、盗汗证。常自汗出，夜卧更甚，心悸惊惕，短气烦倦，舌淡红，脉细弱。

【方解】本方证为正气虚弱，腠理失固，阴液外泄所致。治宜益气固表，敛阴止汗。方中：

君药：煅牡蛎，咸涩微寒，敛阴潜阳，固表止汗。

臣药：生黄芪，味甘微温，益气实卫，固表止汗。

佐使药：麻黄根，功专止汗；小麦，养心气，退虚热，共为佐使。

配伍特点：补敛并用，兼潜心阳，既益气固表，又敛阴止汗，使气阴得复，汗出自止。

【临床应用】

1. 辨证要点　本方为治疗虚证身热汗出的常用方。临床应用以汗出，心悸，短气，舌淡，脉细弱为辨证要点。

2. 现代应用　常用本方加减治疗病后、手术后、产后身体虚弱、植物神经功能紊乱、肺结核等之自汗、盗汗，属体虚卫外不固、心阳不潜者。

【使用注意】本方收敛固涩之功较著，汗多因实邪而致者禁用。

项目三　涩肠固脱剂

涩肠固脱剂，具有温补脾肾、涩肠固脱的作用，适用于脾肾虚寒之久泻久痢，甚至滑脱不止的病证。常用药物肉豆蔻、诃子、补骨脂、赤石脂、党参、肉桂等为主组成方剂。代表方剂如真人养脏汤。

案例导学

余某，男，39岁。腹泻已3年余，每日黎明前泻泄。面色萎黄，倦怠乏力，大便稀溏，不思饮食，腹痛喜温，腰酸肢冷，神疲乏力，舌淡，苔薄白，脉沉迟无力。

分析以上病例：①辨证属于什么证型？②治法如何？应选用什么方剂为主方？

真人养脏汤

《太平惠民和剂局方》

【方歌】

真人养脏木香诃，当归肉蔻与罂壳，
术芍参桂甘草共，脱肛久痢可固脱。

【组成】人参6g　当归6g　白术9g　煨肉豆蔻6g　肉桂3g　炙甘草6g　白芍15g　木香5g　诃子12g　炙罂粟壳10g

【用法】共为粗末，每服6~9g，每日2~3次；水煎，饭前温服。

【功用】涩肠固脱，温补脾肾。

【主治】久泻久痢，脾肾虚寒证。症见泻痢无度，滑脱不禁，甚至脱肛坠下，脐腹疼痛，喜温喜按，倦怠食少，舌淡苔白，脉迟细。

【方解】本方证为脾肾阳虚，肠失固摄所致。急则治标，当以涩肠固脱为要。方中：

君药：罂粟壳，乃固涩收敛要药，本方重用以涩肠止泻。

臣药：肉豆蔻、诃子，暖脾温中，涩肠止泻，君臣相协，收涩之功颇著。人参、白术、肉桂，温阳益气健脾。

佐药：当归、白芍，养血和血，白芍又治下痢腹痛；木香行气止痛，又能醒脾，使补而不滞。

使药：炙甘草，调和药性，合参、术以补中益气，合白芍可缓急止痛。

诸药合用，固涩为主，补气养血为辅，标本兼顾，重在治标；脾肾同补，补火生土，补脾为主；补涩中略佐理气之品，则涩中寓通，补而不滞。全方涩肠止泻，温中补虚，养已伤之脏气，故名“养脏”。

【临床应用】

1. 辨证要点　本方为治泻痢日久，脾肾虚寒的常用方。临床应用以大便滑脱不禁，腹痛喜温喜按，食少神疲，舌淡苔白，脉迟细为辨证要点。

2. 现代应用　常用本方加减治疗慢性肠炎、慢性结肠炎、溃疡性结肠炎、慢性痢疾、痢疾综合征等日久不愈属脾肾虚寒者。

【使用注意】本方所用药物多为敛涩之品，泻痢但湿热积滞未去者，不宜使用；服药期间，忌食生冷、鱼腥、油腻之品。

其他涩肠固脱剂见表 34 – 1。

表 34 –1　其他涩肠固脱剂

方名	组成	功用主治	用法
四神丸	肉豆蔻　补骨脂　五味子　吴茱萸 生姜　大枣	温肾暖脾，固肠止泻 用于脾肾阳虚之五更泻	水煎服

项目四　涩精止遗剂

涩精止遗剂，适用于肾虚失藏、精关不固所致的遗精滑泄；或肾气不摄、膀胱失约所致的小便失禁、尿频、遗尿病证。常以补肾涩精药如沙苑子、补骨脂、莲子、芡实、桑螵蛸等为主，配伍固涩止遗药如龙骨、牡蛎、金樱子等组方。代表方如桑螵蛸散。

案例导学

王某，男，39 岁。近 1 年来，偶见遗尿，时常遗精或滑精，伴有心神恍惚，健忘，食少，舌淡苔白，脉细弱。

分析以上病例：①辨证属于什么证型？②治法如何？应选用什么方剂为主方？

桑螵蛸散

《本草衍义》

【方歌】

桑螵蛸散用龙龟，参神菖远及当归，

尿频遗尿精不固，滋肾宁心法勿违。

【组成】桑螵蛸　远志　石菖蒲　龙骨　人参　茯神　当归　龟甲各30g

【用法】除人参外，共研细末，每服6g，睡前以人参汤调下；亦作汤剂，水煎，睡前服，用量按原方比例酌定。

【功用】调补心肾，涩精止遗。

【主治】心肾两虚证。小便频数，或尿如米泔色，或遗尿，或遗精，心神恍惚，健忘，舌淡苔白，脉细尺弱。

【方解】本方证为肾虚不固，心虚不宁，心肾两虚所致。治宜调补心肾，固精止遗。方中：

君药：桑螵蛸，温肾助阳，固精止遗。

臣药：龙骨，收敛涩精，潜阳镇心安神；龟甲，滋阴补肾，补心安神，二药合用，滋阴涩精。桑螵蛸得龙骨则固涩止遗之力增强，龙骨配龟甲则益阴潜阳、安神之功著。

佐药：人参，补益心气，安神定志；当归，调补心血；茯神、远志、石菖蒲，安神定志，共为佐药。

本方在涩精止遗的基础上，配交通心肾之品，使心肾相交，补涩同施，主治心肾两虚的尿频、遗尿。不同于金锁固精丸的纯用补肾涩精药物，专治精关不固的遗精滑泄。

【临床应用】

1. 辨证要点　本方为涩精止遗的代表方和常用方。临床应用以尿频或遗尿，心神恍惚，舌淡苔白，脉细弱为辨证要点。

2. 现代应用　常用于小儿尿频、遗尿、神经性、糖尿病、神经衰弱、尿崩症等属心肾两虚者。

【使用注意】下焦湿热或相火妄动所致之尿频、遗尿或遗精滑泄，非本方所宜。

其他涩精止遗剂见表34－2。

表34－2　其他涩精止遗剂

方名	组成	功用主治	用法
金锁固精丸	沙苑蒺藜　芡实　莲须　龙骨 牡蛎	涩精补肾 用于肾虚不固之遗精	加莲子肉适量，水煎服

项目五　固崩止带剂

固崩止带剂，具有固经止血、止带的作用。适用于妇女冲脉不固或脾虚不摄，或阴虚血热所致的崩漏不止、带下淋漓不断等。常用固崩止带药如龙骨、牡蛎、海螵蛸等为主组成方剂。代表方如固冲汤。

案例导学

吴某，女，46岁，农民。月经淋漓不尽2月余，出血量增多12天，血色淡红质稀，头晕，耳鸣，神倦，面色苍白略浮肿，纳差，苔薄白，舌质淡红，脉沉细。

分析以上病例：①辨证属于什么证型？②治法如何？应选用什么方剂为主方？

固冲汤

《医学衷中参西录》

【方歌】

固冲术芪山萸芍，海螵龙牡与棕榈，
茜草五倍水煎服，脾虚冲脉不固医。

【组成】白术30g　生黄芪18g　龙骨（煅）24g　牡蛎（煅）24g　山萸肉15g　生白芍15g　海螵蛸12g　棕榈炭6g　五倍子2g　茜草10g

【用法】水煎服。

【功用】固冲摄血，益气健脾。

【主治】气虚冲脉不固之血崩证。血崩或月经过多，色淡质稀，心悸气短，腰膝酸软，舌淡，脉微弱者。

【方解】本方证为脾气虚弱，冲脉不固，不能统血、藏血所致。治宜固冲摄血为主，辅以益气健脾。

君药：山萸肉，甘酸而温，补益肝肾，收敛固涩，重用为君药。

臣药：龙骨、牡蛎，煅用收涩之力更强，合用“收敛元气，固涩滑脱”，助君药固冲摄血。张锡纯擅用三药组合，以收敛止血或救元气欲脱。白术、黄芪，健脾益气，黄芪又善升举，尤善治流产崩漏，亦为臣药。

佐药：白芍，养血敛阴；棕榈炭、五倍子，收涩止血；再配海螵蛸、茜草化瘀止血，使止血而无留瘀之弊。

综合全方，大量收涩药固涩滑脱为主，补气固涩为辅，意在急则治标；收涩止血药中配少量化瘀止血药，使止血而不留瘀。

【临床应用】

1. 辨证要点　本方为治脾肾两虚、冲脉不固之血崩、月经过多的常用方。临床应用以出血量多，色淡质稀，面色萎黄，四肢乏力，舌淡，脉细弱为辨证要点

2. 现代应用　常用本方加减治疗功能失调性子宫出血、月经过多、消化道溃疡、遗尿等属脾气虚弱、冲任不固者。

【使用注意】本方偏于温补，故崩漏及经血过多属血热妄行者，不宜使用。

复习思考

一、选择题

（一）单项选择题

1. 具有敛阴止汗，益气固表功用的方剂是（　　）

A. 玉屏风散　B. 牡蛎散　C. 知柏地黄丸　D. 补中益气汤　E. 生脉散

2. 脾肾虚寒之久泻久痢，大便滑脱不禁者，治宜选用（　　）

A. 牡蛎散　B. 白头翁汤　C. 真人养脏汤　D. 芍药汤　E. 参苓白术散

3. 真人养脏汤中肉桂的作用是（　　）

A. 温经散寒　B. 温补脾肾　C. 温阳化气　D. 温肾纳气　E. 温通血脉

4. 症见血崩量多，血色紫黑稠黏，手足心热，腰膝酸软，舌红，脉弦数，治宜选用（　　）

A. 归脾汤　B. 补中益气汤　C. 固经丸　D. 固冲汤　E. 左归丸

（二）多项选择题

1. 牡蛎散的主治病证是（　　）

A. 五更泻　B. 自汗　C. 遗尿　D. 盗汗　E. 肺虚久咳

2. 固冲汤中的药物是（　　）

A. 龙骨　B. 牡蛎　C. 山萸肉　D. 桑螵蛸　E. 苍术

二、简答题

1. 固涩剂的适用范围及应用注意事项。

2. 说出以下方剂的名称及其功效、主治。

（1）黄芪 30g　麻黄根 15g　牡蛎 30g

（2）人参 6g　当归 6g　白术 9g　煨肉豆蔻 6g　肉桂 3g　炙甘草 6g　白芍 15g　木香 5g　诃子 12g　炙罂粟壳 10g

扫一扫，知答案

模块三十五
安神剂

扫一扫，看课件

【学习目标】

1. 掌握酸枣仁汤的组成、功用、主治、配伍意义。
2. 熟悉朱砂安神丸、天王补心丹的组成、功用、主治。
3. 了解甘麦大枣汤的组成、功用、主治。

项目一　安神剂基础

【含义】凡以安神药为主组成，具有安神定志作用，用治神志不安病证的方剂，称为安神剂。

【适用范围】用于神志不安病证，多表现为心悸怔忡、失眠健忘、烦躁惊狂等。

【分类】神志不安表现为惊狂易怒、烦躁不安者，多为实证，治宜重镇安神；表现为心悸健忘、虚烦失眠者，多属虚证，治宜滋养安神。故将安神剂分为重镇安神和滋养安神两大类。

1. 重镇安神剂　适用于心肝阳亢，火热扰心所致的神志不安。

2. 滋养安神剂　适用于阴血不足，心肝失养所致的神志不安。

【应用注意事项】

1. 使用安神剂，应注意按虚实论治，但临床上往往虚实并见，互为因果，故重镇安神剂与滋养安神剂常配合应用。

2. 重镇安神剂多由金石、贝壳类药物组成，易伤胃气，不易久服。脾胃虚弱者，宜配伍健脾和胃之品。

3. 某些安神药如朱砂等有一定的毒性，久服能引起慢性中毒，用时需注意。

4. 神志不安病证多与精神因素有关，药物治疗配合必要的思想开导或安抚，才能疗效显著。

项目二　重镇安神剂

重镇安神剂，适用于心肝阳亢、热扰心神证。症见心烦神乱、失眠多梦、惊悸怔忡、癫痫等。“惊者平之”，治宜重镇安神，常用朱砂、磁石、珍珠母、龙齿等重镇安神药为主组方，常配伍黄连、栀子等清热泻火药，以及生地黄、当归等滋阴养血药。代表方如朱砂安神丸。

朱砂安神丸

《内外伤辨惑论》

【方歌】

朱砂安神东垣方，归连甘草合地黄，
怔忡不寐心烦乱，清热养阴可复康。

【组成】朱砂 15g　黄连 18g　炙甘草 16. 5g　生地黄 4. 5g　当归 7. 5g

【用法】上药研末，炼蜜为丸，每次 6 ~ 9g，睡前温开水送服。亦可作汤剂，用量按原方比例酌减，朱砂研细末水飞，以药汤送服。

【功用】镇心安神，清热养血。

【主治】心火偏亢，阴血不足证。症见失眠多梦，心烦神乱，惊悸怔忡，或胸中懊侬，舌红，脉细数。

【方解】本方证乃因心火亢盛，灼伤阴血所致。治当泻其亢盛之火、补其阴血之虚而安神。方中：

君药：朱砂，甘寒质重，专入心经，长于清心、镇心而安神。

臣药：黄连，苦寒，清心泻火，以除烦热。

佐药：生地黄，滋阴清热；当归补血，合生地黄滋补阴血以养心。

使药：炙甘草，调药和中，以防黄连之苦寒、朱砂之质重碍胃。

诸药合用，标本兼治，清中有养，使心火得清，阴血得充，心神得养，则神志安定，是以“安神”名之。

【临床应用】

1. 辨证要点　本方是治疗心火亢盛、阴血不足而致神志不安的常用方。临床应用以失眠、惊悸、舌红、脉细数为辨证要点。

2. 现代应用　本方常用于神经衰弱、精神抑郁引起的神志恍惚，以及心脏早搏等属于心火亢盛、阴血不足者。

【使用注意】方中朱砂有毒，不宜多服、久服；阴虚或脾弱者不宜服用。

项目三　滋养安神剂

滋养安神剂，适用于阴血不足、心神失养所致的虚烦不眠、心悸怔忡、健忘多梦、舌红少苔等。“虚则补之”，治宜滋养安神。常以滋养安神药如酸枣仁、柏子仁、茯神、五味子等为主，配伍滋阴养血药如麦冬、生地黄、当归等组成方剂。代表方如酸枣仁汤、天王补心丹。

案例导学

男，48岁，干部，患者近2年来经常出现心悸不宁，烦躁不安，偶有胸闷，伴精神紧张，头晕目眩，手足心热，口渴，少寐多梦，盗汗，耳鸣，腰膝酸软，劳累后心悸、胸闷症状加剧，休息能缓解。T 36.5℃，P 76次/分，R 20次/分，BP 120/70mmHg。神志清，精神可，形体适中，舌质红，苔薄白，脉象细数。心电图：V4－6导联可见ST压低>1mV，T波倒置。胸部平片未见异常。

分析以上病例：①辨证属于什么证型？②治法如何？应选用什么方剂？

酸枣仁汤

《金匮要略》

【方歌】

酸枣仁汤治失眠，川芎知草茯苓煎，
养血除烦清虚热，安然入睡梦香甜。

【组成】酸枣仁15g　甘草3g　知母6g　茯苓6g　川芎6g

【用法】水煎服，睡前温服。

【功用】养血安神，清热除烦。

【主治】肝血不足，虚热内扰证。症见虚烦失眠，心悸不安，头目眩晕，咽干口燥，舌红，脉弦细。

【方解】本方证皆由肝血不足，阴虚内热而致。治宜养血以安神，清热以除烦。方中：

君药：酸枣仁，入心、肝经，养血补肝，养心安神。

臣药：茯苓，宁心安神；知母，滋阴润燥，清热除烦。

佐药：川芎，调肝血而疏肝气。

使药：甘草，和中缓急，调和诸药。

诸药相伍，标本兼治，养中兼清，补中有行，共奏养血安神、清热除烦之效。

【临床应用】

1. 辨证要点　本方是治心肝血虚而致虚烦失眠的常用方。临床应用以虚烦失眠、咽干口燥、舌红、脉弦细为辨证要点。

2. 现代应用　本方常用于神经衰弱、心脏神经官能症、更年期综合征等属于心肝血虚、虚热内扰者。

天王补心丹

《校注妇人良方》

【方歌】

补心地归二冬仁，远茯味砂桔三参，
阴亏血少生内热，滋阴养血安心神。

【组成】人参（去芦）　茯苓　玄参　丹参　桔梗　远志各15g　当归（酒浸）　五味子　麦门冬（去心）　天门冬　柏子仁　酸枣仁（炒）各30g　生地黄120g

【用法】上药共为细末，炼蜜为小丸，用朱砂（水飞）9～15g为衣，每次服6～9g，温开水送服，或用桂圆肉煎汤送服；亦可改为汤剂，用量按原方比例酌减。

【功用】滋阴清热，养血安神。

【主治】阴虚血少，神志不安证。症见心悸怔忡，虚烦失眠，神疲健忘，或梦遗，手足心热，口舌生疮，大便干结，舌红少苔，脉细数。

【方解】本方证为心肾两亏，阴虚血少，虚火内扰所致。治当滋阴清热，养血安神。方中：

君药：生地黄，甘寒，入心能养血，入肾能滋阴，故能滋阴养血，壮水以制虚火。

臣药：天冬、麦冬，滋阴清热；酸枣仁、柏子仁，养心安神，当归补血润燥。

佐药：玄参，滋阴降火；茯苓、远志，养心安神；人参补气以生血，并能安神益智；五味子，酸以敛心气，安心神；丹参，清心活血，合补血药使补而不滞，则心血易生；朱砂镇心安神。

使药：桔梗，载药上行。

【临床应用】

1. 辨证要点　本方为治疗心肾阴血亏虚所致神志不安的常用方。临床应用以心悸失眠，手足心热，舌红少苔，脉细数为辨证要点。

2. 现代应用　本方常用于神经衰弱、冠心病、精神分裂症、甲状腺机能亢进等所致的失眠、心悸，以及复发性口疮等属于心肾阴虚血少者。

【使用注意】本方滋阴之品较多，脾胃虚弱、纳食欠佳、大便不实者，不宜长期服用。

其他滋养安神剂见表35－1。

表35-1　其他滋养安神剂

方名	组成	功用主治	用法
甘麦大枣汤	小麦　甘草　大枣	养心安神，和中缓急 用于脏燥	水煎服

复习思考

一、选择题

(一) 单项选择题

1. 天王补心丹的功用是（　　）

A. 益气生津，补肾宁心　B. 益气健脾，补肾安神

C. 温肾补脾，养血益精　D. 温肾壮阳，滋阴养血

E. 滋阴清热，养血安神

2. 心火亢盛、阴血不足之心烦、心悸、失眠者宜用（　　）

A. 天王补心丹　B. 养血安神丸　C. 朱砂安神丸

D. 解郁安神颗粒　E. 枣仁安神液

3. 朱砂安神丸的主治为（　　）

A. 心阴不足，心悸健忘　B. 气滞血瘀所致的胸痹

C. 心火亢盛，阴血不足所致心神不安　D. 心气虚汗，心悸易惊

E. 阴虚血少所致的头眩心悸

(二) 多项选择题

朱砂安神丸的组成有（　　）

A. 朱砂　B. 炙甘草　C. 黄连　D. 生地黄　E. 当归

二、简答题

1. 天王补心丹的主治证及临床表现有哪些?

2. 试述酸枣仁汤与天王补心丹在主治、临床表现、主要配伍方面的异同点。

3. 说出以下方剂的名称及其功效、主治。

(1) 酸枣仁 15g　甘草 3g　知母 6g　茯苓 6g　川芎 6g

(2) 朱砂 15g　黄连 18g　炙甘草 16.5g　生地黄 4.5g　当归 7.5g

扫一扫，知答案

模块三十六

开窍剂

扫一扫，看课件

【学习目标】

1. 熟悉安神剂的概念、功用和使用注意。
2. 了解安宫牛黄丸、紫雪、至宝丹、苏合香丸的功用及主治证候。

项目一　开窍剂基础

【含义】凡以开窍药为主组成，具有开窍醒神作用，治疗窍闭神昏证的方剂，统称为开窍剂。

【适用范围】开窍剂用于神昏属于实证者，即闭证神昏。症见握拳，口噤，声高息粗，脉象有力等。多由邪气壅盛，蒙蔽心窍所致。其中因温热邪毒内陷心包，痰热蒙蔽心窍所致者，称之为热闭；因寒湿痰浊之邪或秽浊之气蒙蔽心窍所致者，称之为寒闭。

【分类】热闭治宜清热开窍，简称凉开；寒闭治宜温通开窍，简称温开。故将开窍剂分为以下2类：

1. 凉开剂　适用于治疗热陷心包或痰热闭窍之热闭证。
2. 温开剂　适用于治疗寒湿、痰浊闭窍，或秽浊之邪闭阻气机之寒闭证。

【应用注意事项】

1. 辨别病证虚实寒热。必须是邪盛气实的闭证才能使用开窍剂，对于口开目合、手撒、声息微弱、汗出肢冷、脉微欲绝之脱证，即使神志昏迷，也不可使用本类方剂。

2. 阳明腑实而见神昏谵语者，当用攻下剂，而不宜使用此类方剂。至于阳明腑实而兼有邪陷心包之证，则应根据病情缓急，或先予开窍，或先投寒下，或开窍与寒下并用。

3. 开窍剂大都由气味芳香、辛散走窜之品组成，久服易耗伤正气，故临床多用于急救，中病即止，不可久服。此外，麝香等药有碍胎元，孕妇慎用。

4. 开窍剂多制成丸、散或注射剂，不宜煎煮，以免药性挥发，影响疗效。

项目二　凉开剂

凉开剂，适用于热闭之证。主要表现为身热烦躁、神昏谵语、惊厥等，常用芳香开窍药配伍清热凉血解毒药组方。代表方如安宫牛黄丸、紫雪、至宝丹。

案例导学

患者，女，59岁，因发烧、头痛入院，昨日开始昏迷。手足冰冷，食则呕吐。大便一周未解，舌苔黄白而厚，脉沉而数，于7日前发冷发热，无汗，疲乏无力。病前曾有恶寒、便秘。未曾接种过脑炎疫苗。查体：体温39.9°C，营养较差，半昏迷状态，两眼瞳孔缩小，舌有白黄苔，心尖部有轻度收缩期吹风样杂音。巴宾斯基征阳性，凯尔尼格征阳性，颈部强直。

分析以上病例：①辨证属于什么证型？②治法如何？应选用什么方剂为主方？

安宫牛黄丸

《温病条辨》

【方歌】

安宫牛黄开窍方，芩连栀郁朱雄黄，

牛角珍珠冰麝香，热闭心包功效良。

【组成】牛黄　郁金　黄连　朱砂　山栀　雄黄　黄芩各30g　水牛角浓缩粉50g　冰片　麝香各7.5g　珍珠15g

【用法】以上11味，珍珠水飞或粉碎成极细粉，朱砂、雄黄分别水飞成极细粉；黄连、黄芩、栀子、郁金粉碎成细粉；将牛黄、水牛角浓缩粉及麝香、冰片研细，与上述粉末配研、过筛、混匀，加适量炼蜜制成大蜜丸。每服1丸，每日1次。

【功用】清热开窍，豁痰解毒。

【主治】邪热内陷心包证。症见高热烦躁，神昏谵语，口干舌燥，痰涎壅盛，舌红或绛，脉数。亦治中风昏迷，小儿惊厥，属邪热内闭者。

【方解】本方为温热之邪内陷心包，痰热蒙蔽清窍之证而设。治宜芳香开窍，清解心包热毒，并配安神、豁痰之品，以加强清开之力。方中：

君药：牛黄，味苦而凉，功能清心解毒，息风定惊，豁痰开窍；麝香，辛温，通行十二经，长于开窍醒神，两味相协，体现清心开窍的立方之旨。

臣药：水牛角，清心凉血解毒；黄连、黄芩、栀子，清热泻火解毒，助牛黄以清心包之热；冰片、郁金芳香辟秽，通窍开闭，以加强麝香开窍醒神之效。

佐药：朱砂、珍珠镇心安神，以除烦躁不安；雄黄，助牛黄以豁痰解毒。

使药：蜂蜜为丸，以和胃调中。

【临床应用】

1. 辨证要点　本方为治疗热陷心包证的常用方，亦是凉开法的代表方。凡神昏谵语属邪热内陷心包者，均可应用。临床应用以高热烦躁，神昏谵语，舌红或绛，苔黄燥，脉数有力为辨证要点。

2. 现代应用　本方常用于流行性乙型脑炎、流行性脑脊髓膜炎、中毒性痢疾、尿毒症、肝昏迷、急性脑血管病、肺性脑病、颅脑外伤、小儿高热惊厥，以及感染或中毒引起的高热神昏等属热闭心包者。

【使用注意】孕妇慎用。

其他凉开剂见表 36－1。

表 36－1　其他凉开剂

方名	组成	功用主治	用法
紫雪	石膏　寒水石　滑石　磁石　水牛角浓缩粉　羚羊角屑　青木香　沉香　玄参　升麻　甘草　丁香　芒硝　硝石　麝香　朱砂	清热开窍，息风止痉 用于热闭心包，热盛动风证	如法制成散剂，日服 1～2 次每次 1.5～3g，温开水送服
至宝丹	水牛角浓缩粉　朱砂　雄黄　牛黄　龙脑　麝香　生玳瑁屑　琥珀　金箔　银箔　安息香	清热开窍，化浊解毒 用于痰热内闭心包证	炼蜜为丸，每服 1 丸，一日 1 次，人参汤或温开水送服

安宫牛黄丸、紫雪、至宝丹比较

方剂		安宫牛黄丸	紫雪	至宝丹
组成	相同	清热开窍		
	不同	重在清热解毒	长于息风止痉	重在豁痰开窍
主治	相同	热闭		
	不同	邪热内陷心包证，高热谵语明显者	邪热内陷，热盛动风证，抽搐惊厥明显者	痰热内闭心包证，神昏痰浊较甚者

项目三　温开剂

温开剂，适用于寒闭证。症见突然昏倒，牙关紧闭，不省人事，苔白脉迟等。常用辛温芳香开窍药配伍行气解郁、辟秽化浊、温中止痛之品组方。代表方如苏合香丸。

苏合香丸

《太平惠民和剂局方》

【方歌】

苏合香丸麝息香，木丁熏陆荜檀襄，
犀冰术沉诃香附，再加朱砂温开方。

【组成】苏合香30g　冰片30g　乳香（制）30g　丁香　沉香　木香 麝香　香附　白檀香　白术　安息香　朱砂　诃子肉（煨）水牛角（浓缩粉）　荜茇各60g

【用法】上为极细末，制成蜜丸。每丸重3g，每次1丸，口服，小儿酌减，每日1～2次，温开水送服。昏迷不能口服者，可鼻饲给药。

【功用】芳香开窍，行气温中。

【主治】寒闭证。症见突然昏倒，牙关紧闭，不省人事，苔白，脉迟；亦治心腹猝痛，甚则昏厥，属于寒凝气滞者。

【方解】本方证因寒邪秽浊，闭阻机窍所致。治宜芳香开窍为主，配合温里散寒、行气活血、辟秽化浊之法。方中：

君药：苏合香、麝香、冰片、安息香，芳香开窍，辟秽化浊。

臣药：木香、香附、丁香、沉香、白檀香、乳香，行气解郁，散寒止痛，理气活血。

佐药：荜茇，温中散寒；水牛角，清心解毒；朱砂，重镇安神；白术，益气健脾、燥湿化浊；诃子，收涩敛气。

【临床应用】

1. 辨证要点　本方为温开法的代表方，又是治疗寒闭证以及心腹疼痛属于寒凝气滞证的常用方。临床应用以突然昏倒，不省人事，牙关紧闭，苔白，脉迟为辨证要点。

2. 现代应用　本方常用于急性脑血管病、癔病性昏厥、癫痫、有毒气体中毒、老年痴呆症、流行性乙型脑炎、肝昏迷、冠心病心绞痛、心肌梗死等证属寒闭或寒凝气滞者。

【使用注意】本方辛香走窜，性属温燥，宜中病即止，不可多服、久服。不可用于脱证；孕妇忌服。

复习思考

一、选择题

（一）单项选择题

1. 安宫牛黄丸善治（　　）

A. 热盛动风证　　B. 热盛神昏谵语　　C. 热盛抽搐

D. 痰热神昏　　E. 心腹猝痛

2. 苏合香丸的功效是（　　）

A. 清热解毒　　B. 镇惊安神　　C. 开窍镇惊　　D. 行气温中　　E. 凉血止血

（二）多项选择题

开窍剂多制成（　　）

A. 膏剂　　B. 丸剂　　C. 散剂　　D. 注射剂　　E. 汤剂

二、简答题

1. 凉开“三宝”在功用、主治方面的异同。

2. 安宫牛黄丸的主治证及临床表现有哪些？

3. 说出以下方剂的名称及其功效、主治。

苏合香30g　冰片30g　乳香（制）30g　丁香　沉香　木香　麝香　香附　白檀香　白术　安息香　朱砂　诃子肉（煨）　水牛角（浓缩粉）　荜茇各60g

扫一扫，知答案

模块三十七 理气剂

扫一扫，看课件

【学习目标】

1. 掌握苏子降气汤、半夏厚朴汤的组成、功用、主治、配伍意义、配伍特点。

2. 熟悉越鞠丸、瓜蒌薤白白酒汤、旋覆代赭汤的组成、功用、主治、配伍意义。

3. 了解柴胡疏肝散、暖肝煎、定喘汤的组成、功用、主治。

项目一 理气剂基础

【含义】凡以理气药为主组成，具有行气或降气作用，主治气滞或气逆病证的方剂，统称为理气剂。属八法中的" 消法"。

【适用范围】理气剂适用于气机失调引起的气滞、气逆诸证。如脾胃气滞之脘腹胀满；肝气郁滞之胁痛、疝气；肺气上逆之喘咳；胃气上逆之呕吐、呃逆等。

【分类】理气剂主要分为行气剂与降气剂两类：

1. 行气剂　适用于气滞证。

2. 降气剂　适用于气逆证。

【应用注意事项】

1. 应辨清气病之虚实，勿犯“虚虚实实”之戒。若气滞实证误用补气，则气滞愈增；虚证误用行气，则其气更虚。气滞与气逆兼病时，应行气与降气配合使用，并分清主次；若气滞兼气虚者可行气兼以补气。

2. 理气药性多辛温香燥，容易伤津耗气，应适可而止，勿使过剂。

项目二　行气剂

行气剂能舒畅气机，主要用于脾胃气滞与肝气郁滞。脾胃气滞证，症见脘腹胀满、嗳气吞酸、呕恶食少、大便失调等，常用理气健脾药如陈皮、厚朴、木香、枳实等为主组成方剂。肝气郁滞证，以胸腹胁肋胀痛、疝气、月经不调、痛经为辨证要点，常用疏肝理气药如香附、青皮、川楝子等为主组成方剂。代表方如越鞠丸、半夏厚朴汤、苏子降气汤。

案例导学

患者，男，52 岁，头痛伴失眠已 10 余年。在某医院诊断为神经性头痛，顽固性不寐，多年来屡次经过中西药物及针灸等治疗，均未见明显疗效。症见：太阳穴及两侧颞部疼痛，劳累及精神紧张后加重，夜寐不安，面黄体瘦，纳可，口苦，小便色黄，大便 1 日 2 次，舌边红，苔腻微黄，脉弦滑数。

分析以上病例：①辨证属于什么证型？②治法如何？应选用什么方剂为主方？

越鞠丸

《丹溪心法》

【方歌】

越鞠丸治六郁侵，气血痰火湿食因，
香附芎苍兼曲栀，行气解郁法可遵。

【组成】苍术　香附　川芎　神曲　栀子各 6 ~ 10g

【用法】水丸，每服 6 ~ 9 克，温开水送服。亦可按原方用量比例酌定，作汤剂煎服。

【功用】行气解郁。

【主治】六郁证。胸膈痞闷，脘腹胀痛，嗳腐吞酸，恶心呕吐，饮食不消等。

【方解】本方乃治气血痰火湿食六郁的代表方。证因喜怒无常，忧思无度则肝气不舒，形成气郁，进而导致血郁、火郁；饮食不节、寒温不适影响脾土，则脾失健运而致食郁，甚则形成湿郁、痰郁。故气、血、火三郁多责之于肝，食、湿、痰三郁多责之于脾，进而形成气、血、痰、火、湿、食六郁之证。本证虽言六郁，但以气郁为主，治郁者必先理气，治疗以行气解郁为主。方中：

君药：香附，行气开郁以治气郁，因气行则血行，气畅则痰、火、湿、食诸郁皆解。

臣佐药：川芎活血化瘀，栀子清热泻火，神曲消食化滞，苍术燥湿运脾，各治一郁。

方中不用化痰药，是因为痰由诸郁而生，诸郁解则痰郁随之而解。

配伍特点：以五种药治六种郁证，诸法并举，重在调理气机。

【临床应用】

1. 辨证要点　本方以行气解郁见长，是治疗气、血、痰、火、湿、食六郁的常用基础方剂。以胸脘闷胀、嗳气呕恶、饮食不消、舌苔白腻、脉弦为辨证要点。

2. 现代应用　常用本方加减治疗胃肠神经官能症、胃及十二指肠溃疡、慢性胃炎、肝炎、胆囊炎、胆石症、妇女痛经，精神抑郁等属于六郁所致者。

【使用注意】本方属于消法，而且纯消无补，用时以实证为宜，若虚证郁滞，不宜单独使用。

半夏厚朴汤

《金匮要略》

【方歌】

半夏厚朴与紫苏，茯苓生姜共煎服，
痰凝气聚成梅核，降逆化痰气自舒。

【组成】半夏 12g　厚朴 9g　茯苓 12g　生姜 15g　苏叶 6g

【用法】水煎服。

【功用】行气散结，降逆化痰。

【主治】梅核气。咽中如有物阻，咯吐不出，吞咽不下，胸膈满闷，或咳或呕，舌苔白润或白滑，脉弦缓或弦滑。

【方解】本方证为痰气郁结于咽喉所致。气不行则郁不解，痰不化则结难散，故用行气散结、化痰降逆之法。方中：

君药：半夏，辛温入肺胃，化痰散结，降逆和胃。

臣药：厚朴苦辛性温，下气除满，助半夏散结降逆。

佐药：茯苓，甘淡渗湿健脾，以助半夏化痰；生姜，辛温散结，和胃止呕，且制半夏之毒；苏叶芳香行气，理肺舒肝，与厚朴宣通郁结之气。

全方辛苦合用，辛以行气散结，苦以燥湿降逆，使郁气得疏，痰涎得化，则痰气郁结之梅核气自除。

配伍特点：辛苦合用，诸法并举，重在调理气机。

【临床应用】

1. 辨证要点　本方为治疗情志不畅、痰气互结所致的梅核气之常用方。临床应用以咽中如有物阻，吞吐不得，胸膈满闷，苔白腻，脉弦滑为辨证要点。

2. 现代应用　本方常用于癔病、胃神经官能症、慢性咽炎、慢性支气管炎、食道痉挛等属气滞痰阻者。

【使用注意】方中多辛温苦燥之品，仅适宜于痰气互结而无热者。若见五心烦热、舌红少苔等属阴虚火旺者，或风热邪毒搏结于咽喉者，皆不宜使用本方。

瓜蒌薤白白酒汤

《金匮要略》

【方歌】

瓜蒌薤白白酒汤，胸痹胸闷痛难当，
喘息短气时咳唾，难卧仍加半夏良。

【组成】瓜蒌 12g　薤白 12g　白酒适量

【用法】水煎温服。

【功用】通阳散结，行气祛痰。

【主治】胸痹轻证。胸中闷痛，甚至胸痛彻背，喘息咳唾，短气，舌苔白腻，脉弦紧。

【方解】本方证由胸阳不振，痰阻气滞所致。治宜通阳散结，行气祛痰。方中：

君药：瓜蒌，理气宽胸，涤痰散结。

臣药：薤白，温通滑利，通阳散结，行气止痛。与瓜蒌相配，一祛痰结，一通阳气，相辅相成，为治胸痹之要药

佐药：白酒，增强薤白行气通阳之功。

药仅三味，配伍精当，共奏通阳散结、行气祛痰之功。使胸中阳气宣通，痰浊消而气机畅，则胸痹喘息诸症自除。

【临床应用】

1. 辨证要点　胸阳不振、气滞痰阻之胸痹证的基础方剂。以胸痛，喘息短气，舌苔白腻，脉弦紧为辨证要点。

2. 现代应用　冠心病、心绞痛、非化脓性肋骨炎、肋间神经痛等见胸阳不振、痰浊内阻症状者。

【使用注意】本方药品较温燥，不宜用于阴虚肺痨胸痛或肺热痰喘之胸痛。

其他行气剂见表 37－1。

表 37－1　其他行气剂

方名	组成	功用	主治	用法
柴胡疏肝散	柴胡　芍药　枳壳　陈皮　川芎　香附　甘草	疏肝理气　活血止痛	肝气郁滞证	水煎温服
暖肝煎	当归　枸杞子　小茴香　肉桂　乌药　沉香　茯苓	温补肝肾　行气止痛	肝肾不足，寒滞肝脉证	水煎温服
枳实薤白桂枝汤	枳实　厚朴　薤白　桂枝　瓜蒌	通阳散结　下气祛痰	胸痹而痰气互结，逆气上冲者	水煎服

项目二　降气剂

降气剂，适用于肺气上逆及胃气上逆证。肺气上逆以气喘、咳嗽为主要症状，常以降气祛痰、止咳平喘药如苏子、杏仁、紫菀、款冬花、沉香等药物为主组成方剂。胃气上逆以呕吐、呃逆、嗳气等为主要症状，常以降逆和胃止呕药如旋复花、代赭石、半夏、柿蒂等药物组成方剂。代表方如苏子降气汤、旋覆代赭汤。

案例导学

王某，男，62岁。咳喘反复发作多年，肢倦浮肿，苔白腻，脉弦滑。现痰涎壅盛，喘咳短气，胸膈满闷，伴腰疼脚弱。

分析以上病例：①辨证属于什么证型？②治法如何？应选用什么方剂为主方？

苏子降气汤

《太平惠民和剂局方》

【方歌】

苏子降气半夏归，前胡桂朴草姜随，
上实下虚痰嗽喘，或加沉香去肉桂。

【组成】苏子　半夏各9g　川当归　炙甘草　前胡　姜厚朴各6g　肉桂3g

【用法】加生姜3片，大枣1枚，苏叶2g，水煎服。

【功用】降气平喘，祛痰止咳。

【主治】上实下虚之喘咳证。症见痰涎壅盛，喘咳短气，痰质稀色白量多，胸膈满闷，或腰痛脚软，肢体倦怠，或肢体浮肿，舌苔白滑或白腻，脉弦滑。

【方解】本方所治为上实下虚之喘咳。“上实”即痰涎壅盛于肺，胸膈满闷，喘咳短气，痰稀色白；“下虚”即肾阳不足，不能纳气化饮，见短气，腰痛脚软，肢体浮肿等。本方证虽属“上实下虚”，但以“上实”为主。治宜降气平喘，祛痰止咳。方中：

君药：苏子，降气平喘，祛痰止咳。

臣药：半夏，祛痰降逆；厚朴，降气平喘；前胡，降逆化痰；三药合用，助苏子降气平喘祛痰，共为臣药。

佐药：肉桂，温肾祛寒，纳气平喘，且可温阳化气，促使水道通调，消除痰饮；当归，既治咳逆上气，并能养血润燥，与肉桂合用温补下虚，扶正祛邪。煎加生姜、苏叶以宣肺散寒，共为佐药。

使药：大枣、炙甘草调和诸药。

配伍特点：诸药合用，共奏降气平喘、祛痰止咳之功，具有“治上顾下以治上为主，标本兼顾以治标为急”的组方特点。

【临床应用】

1. 辨证要点　本方是治痰涎壅盛，上实下虚以上实为主之喘咳的常用方。以喘咳短气，痰多稀白，胸膈满闷，舌苔白滑或白腻为辨证要点。

2. 现代应用　常用本方加减治疗慢性气管炎、肺气肿、支气管哮喘等属痰涎壅盛于肺者。

【使用注意】方中药多温燥，对肺肾阴虚的喘咳，或肺热痰喘，均不宜使用。

旋覆代赭汤

《伤寒论》

【方歌】

仲景旋覆代赭汤，半夏参草大枣姜，
噫气不除心下痞，降逆化痰治相当。

【组成】旋覆花 9g　代赭石 9g　半夏 9g　人参 6g　生姜 10g　炙甘草 6g　大枣 4 枚

【用法】水煎温服。

【功用】降逆化痰，益气和胃。

【主治】胃虚痰阻气逆证。症见心下痞满，噫气不除，呃逆频作，反胃呕吐，吐涎沫，舌淡，舌苔白滑，脉缓或滑。

【方解】本方证为胃虚痰阻，气逆不降所致。胃气虚则升降失常，胃气不降则噫气频作、呃逆或恶心呕吐。脾胃虚弱，聚湿生痰，痰浊内阻，气机不畅，则心下痞满，吐涎沫。胃虚宜补，痰浊宜化，气逆宜降，故治宜降逆化痰，益气和胃。方中：

君药：旋覆花，苦辛性温，下气消痰，降气止噫。

臣药：代赭石，甘寒质重，降逆下气，善镇冲逆。

佐药：半夏，燥湿化痰，降逆和胃；生姜，辛温，祛痰散结，降逆和胃；两药合用，以助君臣降逆止呕。人参、甘草、大枣健脾益胃，既可扶助已伤之正气，又可防重镇之品伤胃之弊，共为佐药。

使药：甘草能调和诸药，兼有使药之用。

配伍特点：诸药合用，标本兼顾，共奏降逆化痰、益气和胃之功。

【临床应用】

1. 辨证要点　本方是治胃虚痰阻气逆证的常用方。以心下痞满，噫气频作，呕呃，舌苔白滑，脉缓或滑为辨证要点。

2. 现代应用　本方常用治胃神经官能症、胃扩张、急慢性胃炎、胃下垂、幽门不完全性梗阻、胃十二指肠溃疡、神经性呃逆等属胃虚痰阻气逆者。

【使用注意】方中药物多辛香温燥，外感风热及阴虚外感者忌用，若时疫、湿温、湿热蕴结肠中而成的痢疾，切不可用。

其他降气剂见表 37 –2。

表 37 –2　其他降气剂

方名	组成	功用	主治	用法
定喘汤	麻黄　白果　款冬花　杏仁　桑白皮　半夏　苏子　黄芩　甘草	宣肺降气，清热化痰	哮喘	水煎温服

复习思考

一、选择题

（一）单项选择题

1. 苏子降气汤的组成药物除苏子、半夏、当归外，其余的是（　　）

A. 姜厚朴、白前、肉桂、甘草　B. 甘草、前胡、陈皮、生姜

C. 炙甘草、白前、陈皮、肉桂　D. 炙甘草、前胡、姜厚朴、肉桂

E. 甘草、厚朴、陈皮、白前

2. 越鞠丸的组成药物中，没有（　　）

A. 川芎　B. 麦芽　C. 栀子　D. 香附　E. 苍术

3. 主治六郁证的代表方是（　　）

A. 越鞠丸　B. 苏子降气汤　C. 半夏厚朴汤

D. 瓜蒌薤白白酒汤　E. 旋覆代赭汤

4. 具有行气散结，降逆化痰功效的方剂是（　　）

A. 半夏厚朴汤　B. 瓜蒌薤白桂枝汤　C. 越鞠丸

D. 瓜蒌薤白白酒汤　E. 旋覆代赭汤

5. 瓜蒌薤白白酒汤中配伍薤白的主要用意是（　　）

A. 发汗解肌，温通经脉　B. 行气散结，祛痰降逆

C. 活血化瘀，行气止痛　D. 理气宽胸，涤痰散结

E. 温通滑利，通阳散结，行气止痛

6. 苏子降气汤中助苏子降气平喘祛痰的配伍是（　　）

A. 当归、前胡、厚朴　B. 旋覆花、前胡、大枣

C. 白果、半夏、大枣　　D. 半夏、厚朴、前胡

E. 半夏、前胡、大枣

7. 患者，胸脘闷胀，嗳气呕恶，饮食不消，舌苔白腻，脉弦。治宜选用（　　）

A. 苏子降气汤　　B. 半夏厚朴汤　　C. 越鞠丸

D. 暖肝煎　　E. 柴胡疏肝散

（二）多项选择题

1. 越鞠丸治疗的六种郁滞是：气郁（　　）

A. 血郁　　B. 痰郁　　C. 火郁　　D. 湿郁　　E. 食郁

2. 苏子降气汤的配伍特点是（　　）

A. 治上顾下以治上为主　　B. 扶正祛邪以扶正为主

C. 诸法并举重在调理气机　　D. 通阳散结，行气祛痰

E. 标本兼顾以治标为急

二、问答题

1. 试述理气剂的适用范围及应用注意事项。

2. 越鞠丸中，六郁指的是哪六种郁滞，分别用何种药解除？何不用化痰药？

3. 说出以下方剂的名称及其功用、主治。

（1）苏子　半夏各9g　川当归　炙甘草　前胡　姜厚朴各6g　肉桂3g

（2）苍术　香附　川芎　神曲　栀子各6～10g

扫一扫，知答案

模块三十八

理血剂

扫一扫，看课件

【学习目标】

1. 掌握血府逐瘀汤、补阳还五汤的组成、功用、主治、配伍意义、配伍特点。
2. 熟悉桃核承气汤、温经汤、生化汤、咳血方、黄土汤的组成、功用、主治。
3. 了解复元活血汤、小蓟饮子、十灰散、槐花散的组成、功用、主治。

项目一　理血剂基础

【含义】凡以理血药为主组成，具有活血化瘀或止血作用，治疗血瘀证或出血证的方剂，统称理血剂。属八法中之“消法”。

【适用范围】由于活血化瘀剂具有促进血行、消除凝滞、攻逐瘀滞的功效，故适用于血行不畅及各种瘀滞内停之证。止血剂因有制止出血、防止血液流失的作用，故可用于出血诸证。

【分类】

理血剂以调理血脉为用，有补血、凉血、活血祛瘀、止血等治法，其中补血、凉血已见于补益、清热剂，本章主要分为活血祛瘀剂与止血剂两类：

1. 活血祛瘀剂　适用于血瘀证。

2. 止血剂　适用于出血诸证。

【应用注意事项】

1. 辨明是血瘀证还是出血证，并探明其病因，分清寒热虚实、标本缓急，酌情选用相应治法，做到“急则治其标，缓则治其本”，或标本兼顾。

2. 逐瘀过猛或久用逐瘀，易于耗血伤正；止血过急，易致留瘀。故在使用理血剂时，常辅以扶正、活血之品，使祛瘀不伤正，止血不留瘀。

3. 注意活血剂的剂量及使用禁忌。活血祛瘀剂能促进血行，性多破泄，因此用量不宜过大，做到中病即止，勿使过剂，月经过多者及孕妇均当慎用或忌用。

项目二 活血祛瘀剂

活血祛瘀剂，适用于各种血瘀证，以刺痛有定处，舌紫黯，有紫点与紫斑，肿块，疼痛拒按，按之坚硬为辨证要点。常用药如川芎、桃仁、红花、赤芍、丹参等组成方剂。代表方如血府逐瘀汤、补阳还五汤等。

案例导学

张某，男，45岁。反复胸闷痛2月余，加重3天。患者素有高血压病，长期服用西药治疗，血压控制良好。近两月胸闷加重。患者形体肥胖，面色暗，嘴唇发绀，倦怠乏力，时觉胸部闷痛，活动后加剧。近几天胸闷痛发作次数明显增多，自觉气短，时欲叹息，情绪抑郁，咳嗽白痰量多，口不渴，梦多惊醒，二便调畅，舌紫暗，胖大，边有齿痕，舌苔白厚腻，脉沉涩。

分析以上病例：①辨证属于什么证型？②治法如何？应选用什么方剂为主方？

血府逐瘀汤

《医林改错》

【方歌】

血府逐瘀枳桔膝，桃红四物柴草齐，
活血化瘀兼行气，胸中瘀痛最相宜。

【组成】桃仁12g 红花9g 当归9g 生地黄9g 川芎4.5g 赤芍6g 牛膝9g 桔梗4.5g 柴胡3g 枳壳6g 甘草6g

【用法】水煎服。

【功用】活血化瘀，行气止痛。

【主治】胸中血瘀证。胸痛，头痛，日久不愈，痛如针刺而有定处，或呃逆日久不止，或饮水即呛，干呕，或内热瞀闷，或心悸怔忡，失眠多梦，急躁易怒，入暮潮热，唇暗或两目暗黑，舌黯红或有瘀斑、瘀点，脉涩或弦紧。

【方解】本方诸症皆为瘀血内阻胸部，气机郁滞所致。胸胁为肝经循行之处，瘀阻胸中，气机不通，清阳不升，故胸痛如刺，头痛日久不愈，痛如针刺；瘀热上冲，动膈犯胃，可见呃逆不止、干呕等；郁滞日久，肝失调达之性，故急躁易怒；气血郁而化热，病在血分，故入暮潮热、内热瞀闷；瘀热闭阻心脉，心失所养，故心悸失眠。唇、目、舌、脉所见，皆为瘀血之象。治以活血化瘀为主，兼以行气止痛。方中：

君药：桃仁破血行滞，红花活血化瘀，共为君药。

臣药：川芎、赤芍助君药活血祛瘀；牛膝活血通脉，引血下行，共为臣药。

佐药：生地黄、当归益阴养血，清热活血；桔梗、枳壳一升一降，开胸行气；柴胡疏肝解郁，升达清阳，与桔梗、枳壳同用，使气行则血行，以上均为佐药。

使药：桔梗并能载药上行，兼为使药；甘草调和诸药，亦为使药。

配伍特点：一则气血同治：以化瘀为主，理气为辅；二则活中寓养：活血不耗血，行气不伤阴；三则升降同调：彻上通下，使气血升降和顺。

【临床应用】

1. 辨证要点　本方用于胸中血瘀而引起的多种病证。临床应用以胸痛，头痛，痛有定处，舌黯红或有瘀斑，脉涩或弦紧为辨证要点。

2. 现代应用　常用本方加减治疗冠心病心绞痛、风湿性心脏病、胸部挫伤与肋软骨炎之胸痛，以及脑震荡后遗症之头痛头晕等。此外，精神抑郁属于瘀阻气滞者，亦有一定疗效。

【使用注意】本方活血祛瘀力强，孕妇忌用。

补阳还五汤

《医林改错》

【方歌】

补阳还五地龙芪，桃红四物去熟地，
补气活血通经络，中风偏瘫此方医。

【组成】黄芪120g　当归尾3g　赤芍5g　地龙3g　川芎3g　红花3g　桃仁3g

【用法】水煎服。

【功用】补气，活血，通络。

【主治】中风之气虚血瘀证。半身不遂，口眼㖞斜，语言謇涩，口角流涎，小便频数或遗尿失禁，舌暗淡，苔白，脉缓无力。

【方解】本方证为中风之后，正气亏虚，气虚血滞，脉络瘀阻所致。以气虚为本，血瘀为标，亦即王清任所谓“因虚致瘀”。治以补气为主，活血通络为辅。方中：

君药：生黄芪，大补元气，使气旺则血行，瘀去而络通。

臣药：当归尾，活血和血，且有化瘀不伤血之妙。

佐药：川芎、赤芍、桃仁、红花助归尾以活血祛瘀；地龙通经活络，为佐药。

配伍特点：大量补气药与少量活血药相配，使气旺血行以治本，祛瘀通络以治标，标本兼顾；且补气不壅滞，活血不伤正。

【临床应用】

1. 辨证要点　本方是益气活血的著名方剂，亦是治疗中风的常用方。临床以半身不遂，口眼㖞斜，舌暗淡，苔白，脉缓无力为辨证要点。

2. 现代应用　本方常用于脑血管意外，以及其他原因所引起的偏瘫，截瘫，或肢体痿软属气虚血瘀者。

【使用注意】运用本方以病人清醒，血压平稳、出血停止而脉缓弱为宜。阴虚血热者忌服。

血府逐瘀汤、补阳还五汤比较

方剂		血府逐瘀汤	补阳还五汤
组成	相同	桃仁　红花　川芎　当归　赤芍	
	不同	生地黄　牛膝　桔梗　柴胡　枳壳　甘草	黄芪　地龙
功效	相同	活血	
	不同	活血化瘀，行气止痛	补气，活血，通络
主治	相同	瘀血证	
	不同	胸中血瘀证。胸痛，头痛，日久不愈，痛如针刺而有定处，脉涩或弦紧。	中风之气虚血瘀证。半身不遂，口眼㖞斜，语言謇涩，口角流涎，小便频数或遗尿失禁，舌暗淡，苔白，脉缓无力。

复元活血汤

《医学发明》

【方歌】

复元活血大黄柴，桃红瓜蒌归甲草，
祛瘀疏肝又通络，损伤瘀痛酒煎去。

【组成】大黄30g　柴胡15g　桃仁15g　红花6g　穿山甲6g　瓜蒌根9g　当归9g　甘草6g

【用法】水煎服，或研末以黄酒送服，每服30g。

【功用】活血祛瘀，疏肝通络。

【主治】跌打损伤，胁下瘀血阻滞证。症见胁肋瘀肿疼痛，痛不可忍。

【方解】本方所治为跌打损伤，胁下瘀血证。瘀血留于胁下，气机郁滞，则胁肋瘀肿疼痛。治宜活血祛瘀通络，疏肝理气。方中：

君药：酒制大黄，活血祛瘀，荡涤瘀滞败血；柴胡，疏肝行气。

臣药：桃仁、红花，活血祛瘀止痛；穿山甲，破瘀通络，散结消肿，助君药活血祛瘀，行气散结。

佐药：当归，养血活血；瓜蒌根，消瘀续伤。

使药：甘草，调和诸药，缓急止痛。

【临床应用】

1. 辨证要点　本方用治跌打损伤，以胁肋瘀肿疼痛、痛不可忍为辨证要点。

2. 现代临床　本方加减，治疗胸胁软组织挫伤、肋间神经痛、肋软骨炎、肋骨骨折、乳腺增生症属于瘀血停滞者。

桃核承气汤

《伤寒论》

【方歌】

桃核承气桂硝黄，甘草共煎疗如狂，
下焦蓄血少腹结，破血下瘀功效良。

【组成】桃仁 12g　大黄 12g　桂枝 6g　甘草 6g　芒硝 6g

【用法】水煎服。上四味，以水七斤，煮取二升半，去滓，内芒硝，更上火，微沸，下火，先食，温服五合，日三服，当微利（现代用法：作汤剂，水煎前 4 味，芒硝冲服）。

【功用】逐瘀泻热。

【主治】下焦蓄血证。少腹急结，小便自利，神志如狂，甚则烦躁谵语、至夜发热，以及血瘀经闭，痛经，脉沉实而涩者。

【方解】本方主治邪在太阳不解，循经入腑化热，与血相搏于下焦之蓄血证。瘀热结于下焦，故少腹急结；热在血分而不在气分，膀胱气化未受影响，故小便自利；夜属阴，热在血分，故至夜发热；瘀热上扰心神，轻则心神不宁，甚则谵语如狂。治当逐瘀泻热。方中：

君药：桃仁苦甘平，活血破瘀；大黄苦寒，下瘀泻热。瘀热同治，并为君药。

臣药：桂枝通行血脉，既助桃仁活血化瘀，又防硝、黄寒凉凝血之弊；芒硝软坚散结，助大黄下瘀泄热，共为臣药。

佐使药：炙甘草护胃安中，缓诸药峻烈之性。

诸药合用，共奏破血下瘀泻热之功。

【临床应用】

1. 辨证要点　本方为治疗下焦蓄血证的主方。以少腹急结，小便自利，脉沉实或涩为辨证要点。

2. 现代应用　本方常用于急性盆腔炎、胎盘滞留、附件炎、肠梗阻等属瘀热互结下焦者。

【使用注意】本方能破血下瘀，故孕妇忌用。若兼表证未解者，当先解表，尔后再用本方。

温经汤

《金匮要略》

【方歌】

温经汤用桂萸芎，归芍丹皮姜夏冬，
参草阿胶调气血，暖宫祛瘀旨温通。

【组成】吴茱萸 9g　当归 6g　芍药 6g　川芎 6g　人参 6g　桂枝 6g　阿胶 6g　牡丹皮 6g　生姜 6g　甘草 6g　半夏 6g　麦冬 9g

【用法】上十二味，以水一斗，煮取三升，分温三服。

【功用】温经散寒，养血祛瘀。

【主治】冲任虚寒，瘀血阻滞证。漏下不止，血色暗而有块，淋漓不畅，或月经超前或延后，或逾期不止，或一月再行，或经停不至，而见少腹里急，腹满，傍晚发热，手心烦热，唇口干燥，舌质暗红，脉细而涩。亦治妇人宫冷，久不受孕。

【方解】冲为血海，任主胞胎，二经皆起于胞宫，循于少腹，与经、产关系密切。冲任虚寒，血凝气滞，故少腹冷痛、月经不调、痛经，或久不受孕；瘀血阻滞，血不循经，或冲任不固，则经停不止或一月再行；瘀血不去，新血不生，不能濡润，则唇口干燥；阴虚热生，则傍晚发热，手心烦热。方证复杂，瘀、寒、虚、热俱有，然以冲任虚寒、瘀血阻滞为主，治当温经散寒、养血祛瘀。方中：

君药：吴茱萸、桂枝温经散寒，兼通血脉，且能止痛。

臣药：当归、川芎活血祛瘀，养血调经；丹皮活血祛瘀，并退虚热。

佐药：阿胶养血止血润燥；白芍养血柔肝止痛；麦冬养阴清热，并可制约吴茱萸、桂枝之温燥；人参、甘草益气健脾，气旺血生；半夏可通降胃气而散结，与参、草相伍，健脾和胃，有助于祛瘀调经；生姜亦为辛温之品，温里散寒，与半夏辛开散结，通降胃气，以助祛瘀调经；其中生姜又可温胃以助生化，且助吴茱萸、桂枝以温经散寒。

使药：甘草调和诸药。

配伍特点：一是温清补消并用，但以温经补养为主；二是大队温补药与少量寒凉药配伍，温而不燥、刚柔相济，以成温养化瘀之剂

【临床应用】

1. 辨证要点　本方为妇科调经的常用方。运用本方以月经不调，少腹冷痛，经有瘀

块，时发烦热，舌暗红，脉细涩为辨证要点。

2. 现代应用　本方常用于月经不调、痛经、功能失调性子宫出血、不孕症等属冲任虚寒、瘀血阻滞者。

【使用注意】月经不调属实热或无瘀血内阻者忌用，服药期间忌食生冷。

生化汤

《傅青主女科》

【方歌】

生化汤里有炮姜，归芎桃仁炙草尝，
化瘀生新温经脉，产后瘀阻细参详。

【组成】全当归 24g　川芎 9g　桃仁 6g　炮姜 2g　甘草 2g

【用法】黄酒、童便各半煎服（现代用法：水煎服，或酌加黄酒同煎）。

【功用】养血祛瘀，温经止痛。

【主治】血虚寒凝，瘀血阻滞证。产后恶露不行，小腹冷痛。

【方解】本方证由产后血虚寒凝，瘀血内阻所致。产后血虚，寒邪乘虚而入，寒凝血瘀，故小腹冷痛，恶露不下。舌质当淡，脉应细而涩，亦为体虚寒凝血瘀之征。宜养血祛瘀，温经止痛。以“生化”之法治之。方中：

君药：全当归，补血活血，化瘀生新。

臣药：川芎，辛散温通，活血行气；桃仁，活血祛瘀。

佐药：炮姜入血散寒，温经止痛；黄酒温通血脉以助药力。

使药：炙甘草和中缓急，调和诸药。

原方另用童便同煎者，乃取其益阴化瘀、引败血下行之意。

配伍特点：寓生新于化瘀之内，使瘀血化、新血生，诸症向愈。

【临床应用】

1. 辨证要点　本方为妇女产后常用方，以产后恶露不行、小腹冷痛为辨证要点。

2. 现代应用　本方常用于产后子宫收缩不良、产后宫缩疼痛、胎盘残留等属产后血虚寒凝、瘀血内阻者。

【使用注意】本方产后血热而有瘀滞者忌用；出血过多，甚则气喘汗出者禁用。

其他活血祛瘀剂见表 38－1。

表38－1 其他活血祛瘀剂

方名	组成	功用	主治	用法
通窍活血汤	赤芍 川芎 桃仁 红枣 红花 老葱 鲜姜 麝香	活血化瘀 通窍活络	瘀阻头面证	水煎温服
膈下逐瘀汤	五灵脂 当归 川芎 桃仁 丹皮 赤芍 乌药 延胡索 甘草 香附 红花 枳壳	活血祛瘀 行气止痛	膈下瘀阻气滞证	水煎温服
少腹逐瘀汤	小茴香 干姜 延胡索 没药 当归 川芎 官桂 赤芍 蒲黄 五灵脂	活血祛瘀 温经止痛	少腹寒滞瘀积证	水煎温服
身痛逐瘀汤	秦艽 川芎 桃仁 红花 甘草 羌活 没药 当归 五灵脂 香附 牛膝 地龙	活血行气 祛风除湿 通痹止痛	瘀血痹阻经络证	水煎服

项目三 止血剂

案例导学

患者，男，原有支气管扩张病史，近3天咽部不适，咳嗽咯痰，痰中带血，色鲜红或暗红，夜寐不安，易烦躁，舌质红，脉细弦。

分析以上病例：①辨证属于什么证型？②治法如何？应选用什么方剂为主方？

止血剂，适用于血溢脉外而出现的吐血、衄血、咳血、便血、尿血、崩漏等各种出血证。常用止血药如侧柏叶、小蓟、槐花，或灶心黄土、艾叶等为主，配伍凉血、补血、补气、温经等药组成方剂。对于上部出血可酌配少量引血下行的药，如牛膝、代赭石等；下部出血则辅以少量升提药，如焦芥穗、黑升麻等组方。代表方如咳血方、黄土汤。

咳血方

《丹溪心法》

【方歌】

咳血方中诃子收，海石青黛栀瓜蒌，

蜜同姜汁丸噙化，清肝宁肺止血优。

【组成】青黛6g 瓜蒌仁9g 海粉9g 山栀子（炒黑）9g 诃子6g

【用法】上为末，以蜜同姜汁为丸，噙化（现代用法：共研末为丸，每服9g；亦可作汤剂，水煎服，用量按原方比例酌定）。

【功用】清肝宁肺，凉血止血。

【主治】肝火犯肺之咳血证。咳嗽痰稠带血，咯吐不爽，心烦易怒，胸胁作痛，咽干口苦，颊赤便秘，舌红苔黄，脉弦数。

【方解】肝火犯肺，灼津为痰，肺失清肃，则咳嗽咯痰黄稠不利；肝火灼肺，络伤血溢，故见痰中带血；肝脉布两胁，经胸中，过咽喉，肝火循经上犯，故胸胁作痛，口苦，心烦易怒；大便干结，舌红苔黄，脉弦数皆为实热征象。本方证为肝肺同病，其本在肝，病标在肺，按治病求本的原则，治当清肝泄火，使火清气降，肺金自宁。方中：

君药：青黛、栀子苦寒，皆入肝经，清肝泄火凉血，意在治本清源，为君。

臣药：瓜蒌仁、海粉清肺化痰，瓜蒌仁又能宽胸利肺，二药配伍，宁肺治标，是为臣药。

佐药：诃子，苦泄降火，下气化痰，敛肺止咳。

诸药合用，共奏清肝宁肺、凉血止血之功。

配伍特点：寓止血于清热泻火之中，虽不专用止血药，火热得清则血不妄行，为图本之法。

【临床应用】

1. 辨证要点　本方是主治肝火灼肺之咳血证的常用方。临床以咳痰带血，胸胁作痛，舌红苔黄，脉弦数为辨证要点。

2. 现代应用　本方常用于支气管扩张、肺结核等咳血属肝火犯肺者。

【使用注意】本方属寒凉降泄之剂，故肺肾阴虚及脾虚便溏者，不宜使用。

黄土汤

《金匮要略》

【方歌】

黄土汤用熟地黄，术附阿胶甘草尝。
温阳健脾能摄血，吐衄便崩服之康。

【组成】甘草　干地黄　白术　附子（炮）　阿胶　黄芩各9g　灶心黄土30g

【用法】水煎服。上七味，以水八升，煮取三升，分温二服（现代用法：先将灶心土水煎过滤取汤，再煎余药，阿胶烊化冲服）。

【功用】温阳健脾，养血止血。

【主治】脾阳不足，脾不统血证。大便下血，先便后血，以及吐血、衄血、妇人崩漏，血色暗淡，四肢不温，面色萎黄，舌淡苔白，脉沉细无力者。

【方解】本方证因脾阳不足，统摄无权所致。脾主统血，脾阳不足，统摄无权，则血上溢为吐血、衄血，血下走而为崩漏、便血。病本于虚寒，故血色暗淡，四肢不温。面色萎黄，舌淡苔白，脉沉细无力等症，皆为脾气虚寒及阴血不足之象。治宜温阳止血为主，兼以健脾养血，以标本兼顾。方中：

君药：灶心黄土，辛温而涩，温中收涩止血。

臣药：附子、白术温阳健脾，以复脾阳统摄之权。

佐药：生地黄、阿胶滋阴养血止血，既可补益阴血之不足，又可制约术、附之温燥伤血。

使药：黄芩之苦寒，不仅止血，并防附子、白术之辛热而耗血动血。甘草和药并益气调中。

【配伍特点】寒热并用，标本兼顾，刚柔相济。以刚药温阳而寓健脾，以柔药补血而寓止血。

【临床应用】

1. **辨证要点** 本方主要用于脾阳不足所致的大便下血或妇女崩漏，以血色暗淡、舌淡苔白、脉沉细无力为辨证要点。

2. **现代应用** 常用于慢性上消化道出血及功能性子宫出血见上述证候者，均可应用。

其他止血剂见表38－2。

表38－2 其他止血剂

方名	组成	功用	主治	用法
小蓟饮子	生地黄 小蓟 滑石 木通 蒲黄 藕节 淡竹叶 当归 山栀子 甘草	凉血止血 利水通淋	热结下焦之血淋、尿血	水煎温服
十灰散	大蓟 小蓟 荷叶 侧柏叶 茅根 茜根 山栀 大黄 牡丹皮 棕榈皮	凉血止血	血热妄行之上部出血证	墨适量，调服或水煎服，用量酌减
槐花散	槐花（炒） 柏叶 荆芥穗 枳壳（麸炒）	清肠止血 疏风行气	风热湿毒，壅遏肠道，损伤血络证	为细末，用清米饮调下6克，或水煎服，用量酌减

复习思考

一、选择题

（一）单项选择题

1. 血府逐瘀汤的组成药物除桃仁、红花、当归、生地黄、川芎、赤芍、牛膝外，其余是（ ）

A. 桔梗 柴胡 枳实 甘草　　B. 桔梗 柴胡 枳壳 甘草

C. 薄荷 香附 桃仁 甘草　　D. 地龙 柴胡 枳壳 甘草

E. 地龙 柴胡 枳实 甘草

2. 下列各项，除哪项外都是补阳还五汤的组成药物（ ）

A. 地龙　　B. 黄芪　　C. 赤芍　　D. 熟地黄　　E. 川芎

3. 主治下焦蓄血证的代表方是（　　）

A. 血府逐瘀汤　　B. 补阳还五汤　　C. 复元活血汤

D. 桃核承气汤　　E. 黄土汤

4. 具有温经散寒，养血祛瘀功效的方剂是（　　）

A. 温经汤　　B. 血府逐瘀汤　　C. 复元活血汤

D. 黄土汤　　E. 生化汤

5. 补阳还五汤中大量补气药与少量活血药相配主要用意是（　　）

A. 气血相生，以资正气　　B. 气旺血行以治本，祛瘀通络以治标

C. 益气健脾，以复正气　　D. 补中益气，防治出血

E. 扶助正气，祛邪外达

6. 血府逐瘀汤中具有一升一降、开胸行气作用的配伍是（　　）

A. 桃仁与红花　　B. 川芎与赤芍　　C. 当归与生地黄

D. 柴胡与桔梗　　E. 桔梗与枳壳

7. 血府逐瘀汤的配伍特点是（　　）

A. 气血同治，以化瘀为主，理气为辅

B. 气血同治，补气为主，生血为辅

C. 阴阳并治

D. 补血止血

E. 寒热平调

8. 患者张某，咳嗽痰稠带血，咯吐不爽，心烦易怒，胸胁作痛，咽干口苦，颊赤便秘，舌红苔黄，脉弦数。治宜选用（　　）

A. 黄土汤　　B. 槐花散　　C. 十灰散　　D. 咳血方　　E. 小蓟饮子

（二）多项选择题

1. 血府逐瘀汤是在桃红四物汤基础上加（　　）

A. 牛膝　　B. 桔梗　　C. 柴胡　　D. 枳壳　　E. 甘草

2. 补阳还五汤的配伍特点是（　　）

A. 大量补气药与少量活血药相配

B. 使气旺血行以治本，祛瘀通络以治标

C. 补气不壅滞，活血不伤正

D. 以化瘀为主，理气为辅

E. 破血下瘀以泻热

二、简答题

1. 叙述理血剂的适用范围及应用注意事项。

2. 补阳还五汤中，黄芪用量是多少？其配伍意义是什么？

3. 说出以下方剂的名称及其功用、主治。

（1）桃仁 12g　红花 9g　当归 9g　生地黄 9g　川芎 4.5g　赤芍 6g　牛膝 9g　桔梗 4.5g　柴胡 3g　枳壳 6g　甘草 6g

（2）黄芪 120g　当归尾 3g　赤芍 5g　地龙 3g　川芎 3g　红花 3g　桃仁 3g

（3）青黛 6g　瓜蒌仁 9g　海粉 9g　山栀子（炒黑）9g　诃子 6g

扫一扫，知答案

模块三十九
治风剂

扫一扫，看课件

【学习目标】

1. 掌握川芎茶调散、羚角钩藤汤、镇肝熄风汤的组成、功用、主治、配伍意义、配伍特点。

2. 熟悉天麻钩藤饮、消风散的组成、功用、主治、配伍意义，以及治风剂的适用范围、应用注意事项。

3. 了解小活络丹、大定风珠的组成、功用、主治。

项目一 治风剂基础

【含义】凡以辛散疏风或息风止痉药为主组成，具有疏散外风或平息内风的作用，用以治疗风证的方剂，统称治风剂。

【适用范围】治风剂主要用于治疗风证。无论是自然界中的风邪侵入人体肌表、头面、经络、筋肉、骨节等所致的外风证，还是脏腑功能失调、风从内生所致的内风证，均可用治风剂治疗。

【分类】外风治宜疏散，内风治宜平息，故将治风剂分为以下两类：

1. 疏散外风剂　适用于外风证。

2. 平息内风剂　适用于内风证。

【应用注意事项】

1. 要辨证准确，分清外风和内风。属外风证者，治宜疏散，不宜平息；属内风者，则宜平息，忌用辛散。

2. 应辨明风证的兼夹及病情的虚实，进行合理配伍。

3. 要辨明内、外风的关系。如外风引动内风，或内风兼夹外风者，应分清主次、轻重，兼而治之。

项目二 疏散外风剂

疏散外风剂，适用于外风所致的病证，因风邪有袭肌肉、经络、筋骨、关节等部位的不同，临证可见头痛、眩晕、肌肤瘙痒、肢体麻木、筋骨挛痛、关节屈伸不利等症状。常用辛散疏风药物如羌活、独活、荆芥、防风、白芷、白附子等为主，酌配活血通络之品如川芎、地龙、乳香、没药、全蝎等组方。代表方如川芎茶调散、消风散、小活络丹等。

案例导学

患者，女，42岁，2006年10月13日初诊。自诉右侧头痛3年，呈阵发性发作，病初服止痛类西药症状可缓解，近来服止痛药无效。1月前，病情加剧，发病频繁。查颈椎X线片、颅脑CT及TCD等，均无异常。2日前，又发病，遂来门诊就诊。见：右侧头痛，发作频繁，伴颈部及后背疼痛，恶风畏寒，喜裹头，面色淡白，口不渴，舌苔薄白，脉弦滑。

分析病例：①诊为何证？②治法如何？用什么方剂加减治疗？

川芎茶调散

《太平惠民和剂局方》

【方歌】

川芎茶调散荆防，辛芷薄荷甘草羌，
目昏鼻塞风攻上，正偏头痛悉能康。

【组成】川芎12g 荆芥12g 白芷6g 羌活6g 甘草6g 细辛3g 防风5g 薄荷12g

【用法】上药共为细末，每服6g，饭后清茶调服。亦可作汤剂，水煎服。

【功用】疏风止痛。

【主治】外感风邪头痛。症见偏正头痛或巅顶作痛，或见恶寒发热，目眩鼻塞，舌苔薄白，脉浮。

【方解】本方所治，乃风邪外袭，循经上扰，头部脉络经气不利所致。外风以疏散为法，故治宜疏风止痛。方中：

君药：川芎，辛香走散，为血中之气药，长于祛风活血而止痛，尤善治少阳、厥阴经头痛（头两侧或头顶痛）。为“诸经头痛之要药”，用量较重，故为君药，并用作方名。

臣药：薄荷、荆芥，轻清透散，长于疏散上部风邪，协助君药加强疏风止痛、清利头目之效。薄荷用量独重，以其性凉兼制他药之温燥。

佐药：白芷、羌活、细辛，辛温散寒，祛风止痛，宣通鼻窍。其中白芷善治阳明经头痛（前额及眉棱骨痛），羌活善治太阳经头痛（枕后痛牵引项部），细辛善治少阴经头痛（脑痛连齿）。防风性善升散，助他药疏散风邪；清茶苦凉清降，用其调服他药细末，既可上清头目，又能制约诸风药过于温燥、升散。

使药（兼佐药）：甘草益气和中，使散邪而不耗气，又能调和诸药。

配伍特点：集诸辛散疏风药于一方，祛风止痛效佳；升散中寓以清降，达疏风止痛之效而无燥散气津之虞。

【临床应用】

1. 辨证要点　本方为治疗外感风邪头痛的常用方，临床应用以头痛、鼻塞、脉浮为辨证要点。

2. 现代应用　常用本方加减治疗感冒头痛、偏头痛、血管神经性头痛，以及慢性鼻炎、鼻窦炎所引起的头痛，属风邪为患者。

【使用注意】本方用药以辛温之品为多，使用时用量宜轻，不宜久煎；内伤头痛，不宜使用。

消风散

《外科正宗》

【方歌】

消风散内有荆防，蝉蜕胡麻苦参苍，
知膏蒡通归地草，风疹湿疹服之康。

【组成】荆芥 6g　防风 6g　牛蒡子 6g　蝉蜕 6g　苍术 6g　苦参 6g　石膏 6g　知母 6g　当归 6g　胡麻仁 6g　生地黄 6g　木通 3g　甘草 3g

【用法】水煎温服。

【功用】疏风养血，清热除湿。

【主治】风疹、湿疹。症见皮肤疹出色红，或遍身云片斑点，瘙痒，抓破后渗出津水，苔白或黄，脉浮数。

【方解】本方所治之风疹、湿疹，多因风热或风湿之邪侵袭人体，浸淫血脉，郁于肌肤腠理所致。痒自风来，止痒必先疏风。故本证治宜疏风止痒为主，辅以清热、除湿、养血之法。方中：

君药：荆芥、防风、牛蒡子、蝉蜕，辛扬透散，疏散风邪，使风除则痒止。

臣药：苍术，祛风燥湿；苦参，清热燥湿；木通，渗利湿热；石膏、知母，清热泻火。诸药合用助君药清热祛湿。

佐药：当归、胡麻仁、生地黄，养血活血，滋阴润燥。既有“治风先治血，血行风自灭”之意，还兼防透散、渗利之品再伤阴血。

使药：甘草，生用可清热解毒，兼调和诸药。

【临床应用】

1. 辨证要点　本方为治疗风疹、湿疹的常用方剂，临床应用以皮肤瘙痒，疹出色红，或遍身云片斑点，苔白或黄，脉浮数为辨证要点。

2. 现代应用　常用本方加减治疗荨麻疹、过敏性皮炎、稻田性皮炎、药物性皮炎、神经性皮炎等属风热或风湿所致者。

【使用注意】服药期间，不宜食辛辣、鱼腥、浓茶等，以免影响疗效。

其他疏散外风剂见表39－1。

表39－1　其他疏散外风剂

方名	组成	功用主治	用法
小活络丹	川乌　草乌　地龙　天南星　乳香　没药	祛风除湿，化痰通络，活血止痛 用于风寒湿痹	蜜丸，陈酒或温开水送服

项目三　平息内风剂

平息内风剂，适用于内风病证。因内风之发病机理不同，其临床表现及配伍用药也有区别。对邪热亢盛、热极动风所致之高热、抽搐、痉厥者，治宜凉肝息风，常用清热息风止痉药如羚羊角、钩藤等为主，配伍清热、滋阴、安神之品组方，如羚角钩藤汤；对于肝阳偏亢、风阳上扰所致之眩晕、头部热痛，甚则猝然昏倒、口眼歪斜、半身不遂者，治宜平肝潜阳、息风止眩，常用平肝潜阳药如赭石、龙骨、牡蛎、石决明等为主，酌配滋补肝肾之阴之品组方，代表方如镇肝熄风汤、天麻钩藤饮等。若温病后期，阴虚生风、虚风内动所致之筋脉挛急、手足瘛疭者，治宜滋阴养血息风，常用补虚药如地黄、白芍、阿胶、鸡子黄等为主，配伍平肝息风、清热化痰之品组成方剂，代表方如大定风珠。

案例导学

刘某，男，48岁。2009年9月患脑中风入院，既往3年内有2次脑梗死病史，高血压病史10年。现症：左侧偏瘫，左上肢麻木有电击感，言语不清，伴头晕头痛，血压偏高，面色潮红，便干溲赤。舌红，苔薄，脉弦有力。

分析病例：①诊为何证？②治法如何？用什么方剂加减治疗？

镇肝熄风汤

《医学衷中参西录》

【方歌】

镇肝熄风芍天冬，玄参牡蛎赭茵供，
麦龟膝草龙川楝，肝风内动有奇功。

【组成】怀牛膝 30g　生赭石 30g　生龙骨 15g　生牡蛎 15g　生龟甲 15g　生杭芍 15g　玄参 15g　天冬 15g　川楝子 6g　生麦芽 6g　茵陈 6g　甘草 5g

【用法】水煎温服。

【功用】镇肝息风，滋阴潜阳。

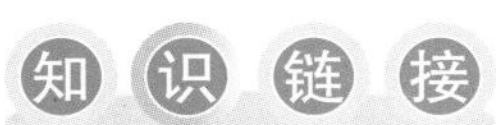

类中风

病名，指风从内生而非外中风邪的中风病，简称类中。首见于元·王履（安道）的《医经溯洄集·中风辨》。表现为猝然昏仆，口眼歪斜，半身不遂，语言謇涩等。常见于脑血管意外、面神经麻痹。

【主治】类中风。症见头晕目眩，目胀耳鸣，脑部热痛，心中烦热，面色如醉，或时常噫气，或肢体渐觉不利，口眼渐形歪斜；甚或眩晕颠仆，昏不知人，移时始醒；或醒后不能复原，脉弦长有力。

【方解】本方所治之类中风，为肝肾阴亏，肝阳上亢，阳亢化风，气血逆乱，并走于上所致。证属本虚标实，但本缓标急，按急则治标原则，以镇肝息风、引血下行治标为主，辅以滋养肝肾治本之法。方中：

君药：怀牛膝，归肝肾经，性善降泄，重用以活血通经、引血下行，兼能滋养肝肾。

臣药：生赭石质重沉降，重用以镇潜肝阳，平冲降逆；生龙骨、生牡蛎，重镇降逆，潜阳息风。君臣合用，以折其亢上冲逆之肝阳、气血，重在治标。

佐药：龟甲、玄参、天冬、白芍，滋养肝肾之阴以治本，兼以潜阳、清郁热；茵陈、生麦芽、川楝子，既能清泄肝阳之有余，又可疏畅肝气，以顺肝喜条达之性，防重镇、降逆之品不利于肝气之条达。

使药：甘草，调和诸药，与生麦芽相配并能和胃调中，防止介石类药物碍胃之弊。

全方潜阳息风与滋补肝肾合用，标本同治而以治标为主；镇肝与疏肝并投，但以镇肝为主。

【临床应用】

1. 辨证要点　本方为治疗肝肾阴虚、肝阳上亢所致类中风的常用代表方，无论中风前、中风时或中风后，凡为肝肾阴虚、肝阳上亢所致者均可应用。临床应用以头晕目眩，脑部热痛，面色如醉，心中烦热，脉弦长有力为辨证要点。

2. 现代应用　常用本方加减治疗高血压病、脑血栓形成、脑溢血、血管性头痛、眩晕综合征等属肝肾阴亏、肝阳上亢者。

【使用注意】方中金石介壳类药物有碍胃之弊，故素体脾胃虚弱者慎用；对于热极生风者不宜使用。

天麻钩藤饮

《中医内科杂病证治新义》

【方歌】

天麻钩藤石决明，杜仲牛膝桑寄生，
栀子黄芩益母草，茯神夜交安神宁。

【组成】天麻9g　钩藤12g　石决明18g　山栀子9g　黄芩9g　川牛膝12g　杜仲9g　益母草9g　桑寄生9g　夜交藤9g　朱茯神9g

【用法】水煎温服。

【功用】平肝息风，清热活血，补益肝肾。

【主治】肝阳偏亢，肝风上扰证。症见头痛，眩晕，失眠，舌红苔黄，脉弦。

【方解】本方治证为肝肾阴虚，肝阳偏亢，生风生热，扰头扰神所致。治宜平肝息风为主，清热安神、补益肝肾为辅。方中：

君药：天麻、钩藤，平抑肝阳而息风，钩藤兼清肝热。

臣药：石决明，平肝潜阳，清肝明目；川牛膝，活血通经、引血下行，与其他君臣药相合以降上扰之风阳、血气，则头晕、头痛自止，并可补益肝肾。

佐药：山栀子、黄芩，清热泻火；益母草，活血利水；杜仲、桑寄生，补益肝肾；夜交藤、朱茯神，安神定志。

【临床应用】

1. 辨证要点　本方为治疗肝肾阴虚、肝阳偏亢、肝风上扰兼有热象、神志被扰的常用方剂。临床应用以头痛、眩晕、失眠、舌红苔黄、脉弦为辨证要点。

2. 现代应用　常用本方加减治疗高血压病、脑血栓形成、脑出血、围绝经期综合征、内耳性眩晕、颈性眩晕等属肝阳偏亢、肝风上扰者。

【使用注意】肝经实火或湿热所致的头痛，不宜使用。

羚角钩藤汤

《通俗伤寒论》

【方歌】

俞氏羚角钩藤汤，桑菊茯神鲜地黄，

贝草竹茹与芍药，热极生风急煎尝。

【组成】羚羊角5g　钩藤9g　桑叶6g　菊花9g　鲜生地黄5g　白芍9g　川贝母12g　竹茹15g　茯神木9g　生甘草3g

【用法】水煎温服。

【功用】凉肝息风，增液舒筋。

【主治】肝经热盛，热极动风证。症见高热不退，烦闷躁扰，手足抽搐，发为痉厥，甚则神昏，舌绛而干，或舌焦起刺，脉弦数。

【方解】本方证因热入厥阴，肝经热盛，热灼阴伤，热极动风，风火相扇所致。治宜清热凉肝息风，养阴增液舒筋。方中：

君药：羚羊角，清热凉肝息风；钩藤，清热平肝，息风止痉。两者合用，清热凉肝、息风止痉之力益著。

臣药：桑叶、菊花，清肝热，平肝阳。以增君药凉肝息风之效。

佐药：鲜生地黄、白芍清热凉血，养阴柔肝，舒筋缓急；川贝母、竹茹清热化痰；茯神，安宁心神。

使药：生甘草，清热解毒，调和药性，合地、芍，寓酸甘化阴之意。

【临床应用】

1. 辨证要点　本方是治疗肝经热盛、热极动风之代表方，临床应用以高热烦躁、手足抽搐、舌绛而干、脉弦数为辨证要点。

2. 现代应用　现常用本方治疗流行性乙型脑炎、流行性脑脊髓膜炎、病毒性脑炎、小儿脐风等属肝经热盛、热极生风者；亦可用于高血压病属肝热阳亢者。

【使用注意】对于热病后期、阴液大亏而动风者，不宜使用。

其他平息内风剂见表39－2。

表39－2　其他平息内风剂

方名	组成	功用主治	用法
大定风珠	白芍　阿胶　龟甲　地黄　麻仁　五味子　牡蛎　鳖甲　鸡子黄　麦冬　炙甘草	滋阴息风 用于阴虚风动证	水煎去渣，阿胶烊化，再入鸡子黄搅匀，温服

复习思考

一、选择题

（一）单项选择题

1. 主治外感风邪头痛的常用方剂是（　　）

A. 镇肝熄风汤　　B. 川芎茶调散　　C. 银翘散
D. 消风散　　E. 羚角钩藤汤

2. 镇肝熄风汤中没有下列哪药（　　）

A. 生赭石　　B. 生龙骨　　C. 生白芍　　D. 生牡蛎　　E. 天麻

3. 具有镇肝息风、滋阴潜阳功用的方剂是（　）

A. 羚角钩藤汤　　B. 川芎茶调散　　C. 大定风珠
D. 镇肝熄风汤　　E. 天麻钩藤饮

4. 肝阳上亢，见头部胀痛、眩晕、心烦易怒、失眠、舌红苔黄、脉弦数者，治宜选用（　）

A. 镇肝熄风汤　　B. 大定风珠　　C. 龙胆泻肝汤
D. 天麻钩藤饮　　E. 川芎茶调散

5. 消风散可治疗（　　）

A. 外感风邪头痛　　B. 风寒湿痹　　C. 风疹、湿疹
D. 类中风　　E. 热极动风证

6. 患者高热不退，烦闷躁扰，手足抽搐，发为痉厥，舌绛而干，脉弦数，治疗宜选用（　　）

A. 羚角钩藤汤　　B. 清营汤　　C. 紫雪
D. 天麻钩藤饮　　E. 白虎汤

7. 镇肝熄风汤可治疗（　　）

A. 外感风邪头痛　　B. 风疹　　C. 湿疹
D. 风寒湿痹　　E. 类中风

（二）多项选择题

1. 下列哪些是天麻钩藤饮的组成药物（　　）

A. 栀子、黄芩　　B. 石决明、川牛膝　　C. 龙骨、牡蛎
D. 夜交藤、朱茯神　　E. 玄参、天冬

2. 消风散的功用是（　　）

A. 疏风止痛　　B. 平肝息风　　C. 增液舒筋　　D. 疏风养血　　E. 清热除湿

二、简答题

1. 试述治风剂的含义、分类及临床使用注意事项。

2. 镇肝熄风汤中配伍川楝子、茵陈、生麦芽有何作用?

3. 写出本章中含有下列药物的方剂名称、功用和主治:

(1)赭石,龟甲,茵陈

(2)荆芥,防风,薄荷

扫一扫,知答案

模块四十 治燥剂

扫一扫，看课件

【学习目标】

1. 掌握清燥救肺汤、麦门冬汤、百合固金汤的组成、功效、主治、配伍意义、配伍特点。

2. 熟悉杏苏散、桑杏汤的组成、功效、主治、配伍意义。

3. 了解养阴清肺汤、增液汤的组成、功效、主治。

项目一　治燥剂基础

【含义】凡以轻宣辛散或甘凉滋润的药物为主组成，具有轻宣燥邪或滋阴润燥等作用，用以治疗燥证的方剂，统称为治燥剂。

【适用范围】适用于燥证。

【分类】燥证有外燥与内燥之分，外燥是指感受燥邪所发生的病证，又有凉燥与温燥之分；内燥是指由于脏腑津液精血亏耗所致的病证，从发病部位来说，内燥又有上燥、中燥、下燥之别。在治疗上，外燥宜轻宣，内燥宜滋润，故本类方剂分为轻宣外燥剂与滋阴润燥剂两类：

1. 轻宣外燥剂　适用于凉燥证或温燥证。

2. 滋阴润燥剂　适用于内燥证。

【应用注意事项】

1. 分清外燥与内燥，分别治之。若外燥和内燥合病者，应分清主次，避免单纯滋润，以免留邪。

2. 滋阴润燥剂用药多滋腻之品，易于助湿碍气，故素体多湿、脾虚便溏以及气滞痰盛者应慎用或忌用。

3. 由于温燥之邪最易化热，易伤津耗气，故治疗上宜配伍甘寒清热或益气生津之品。

此外，辛香药物易耗津、苦寒药物易化燥，故治燥病时应慎用。

项目二　轻宣外燥剂

轻宣外燥剂，主治外感凉燥或温燥之证。凉燥是因深秋气凉，风寒燥邪犯肺，则肺气不宣，津液不布，聚而成痰。症见头痛恶寒，咳嗽痰稀，鼻塞咽干，舌苔薄白。常用苦辛温润药为主，配伍宣肺止咳、理气化痰药组方，药用苏叶、杏仁、前胡、陈皮等，代表方为杏苏散。温燥是因初秋燥热，或久晴无雨，燥邪伤肺，使肺失清肃之令，症见头痛身热，干咳少痰，或气逆而喘，口渴鼻燥，舌边尖红，苔薄白而燥。常用辛凉甘润药为主，配伍止咳化痰、生津止渴、清热泻火药组成方剂，药用桑叶、薄荷、天花粉、石膏、知母、黄芩等。代表方如桑杏汤、清燥救肺汤。

案例导学

患者，女，36 岁。时值秋日，身热，T38.5℃，头痛，口渴，咽干，鼻燥，干咳无痰，神疲乏力，胸满胁痛，舌干少苔，脉虚大而数。

分析以上病例：①辨证属于什么证型？②治法如何？③应选用什么方剂为主方？

杏苏散

《温病条辨》

【方歌】

杏苏散内夏陈前，枳桔苓草姜枣研，

轻宣温润治凉燥，咳止痰化病自痊。

【组成】苏叶 10g　杏仁 10g　半夏 10g　茯苓 10g　橘皮 6g　前胡 10g　桔梗 10g　枳壳 6g　甘草 5g　生姜 10g　大枣 6 枚

【用法】水煎温服。

【功用】轻宣凉燥，宣肺化痰。

【主治】外感凉燥证。头微痛，恶寒无汗，咳嗽痰稀，鼻塞咽干，苔白，脉弦。

【方解】凉燥乃深燥时凉气外袭所致，其特点是初起邪在肺卫，颇类风寒，但又兼津气干燥。治宜轻宣凉燥，宣肺化痰。方中：

君药：苏叶辛温不燥，解肌发表散邪，开宣肺气；杏仁，苦降温而润，宣利肺气，止咳化痰。

臣药：前胡，疏风降气，化痰止咳，助君药发散表邪而化痰；桔梗、枳壳一升一降，助杏仁以宣利肺气。

佐药：半夏、橘皮、茯苓理气化痰，甘草合桔梗宣肺祛痰。

使药：生姜、大枣调和营卫，通行津液。

【临床应用】

1. 辨证要点　本方为治疗凉燥证的代表方剂，对秋季燥气流行所患之伤风咳嗽较为合适，以头微痛、恶寒无汗、咳嗽痰稀、咽干、苔白、脉弦为辨证要点。

2. 现代应用　本方现代常用于治疗流行性感冒、慢性支气管炎、支气管扩张、肺气肿等属外感凉燥（或外感风寒轻证）、肺气不宣、痰湿内阻者。

【使用注意】本方辛温，只宜于凉燥和风寒表证，不宜于风温，也不能作为四时伤风咳嗽通用之方。

清燥救肺汤

《医门法律》

【方歌】

清燥救肺参草杷，石膏胶杏麦胡麻，
经霜收下冬桑叶，清燥润肺效可夸。

【组成】霜桑叶 15g　石膏 15g　甘草 6g　人参 6g　胡麻仁 15g　阿胶 8g　麦门冬 10g　杏仁 8g　炙枇杷叶 8g

【用法】水煎频频热服。

【功用】清燥润肺，益气生津。

【主治】温燥证。头痛身热，干咳无痰，气逆而喘，咽喉干燥，口渴鼻燥，胸膈满闷，舌干少苔，脉虚大而数。

【方解】本方所治为燥热伤肺之重证。治宜清燥热，养气阴，以清金保肺。方中：

君药：重用桑叶，质轻性寒，清透肺中燥热。

臣药：石膏清泄肺热，量小不碍桑叶之轻宣；麦冬甘寒，养阴润肺。

佐药：人参益胃津，养肺气，合甘草以培土生金；麻仁、阿胶养阴润肺，肺得滋润，则治节有权；杏仁、枇杷叶，降泄肺气，“肺苦气上逆，急食苦以泄之”。

使药：甘草兼能调和诸药。

本方配伍用药体现了宣肺、清肺、润肺、肃肺、补肺等诸多治肺大法，清宣燥邪，气阴双补，宣散不耗气，清热不伤中，滋润不腻膈。

【临床应用】

1. 辨证要点　本方为治燥热伤肺重证的主要方剂。以身热，干咳少痰，气逆而喘，舌红少苔，脉虚大而数为其辨证要点。

2. 现代应用　本方现代常用于治疗急性呼吸系统感染、放射性肺炎、咯血、反复发作型肺炎喘嗽、燥咳、喉痹、失音、斑秃、日光病等属燥热伤肺，气阴两伤者。

【使用注意】本方含滋腻之品，凡脾胃虚弱、消化不良者慎用。

其他轻宣外燥剂见表40－1。

表40－1　其他轻宣外燥剂

方名	组成	功用主治	用法
桑杏汤	桑叶　杏仁　浙贝母　豆豉　梨皮　栀子皮　沙参	轻宣凉润，清肺止咳，主治温燥犯肺之轻证	水煎服

项目三　滋阴润燥剂

滋阴润燥剂，主治脏腑津伤液耗的内燥证。燥在上者，可见咽燥干咳，或咳血等肺燥阴伤证，治宜清燥润肺；燥在中者，可见呕逆，或肌热易饥、口中燥渴等胃燥阴伤证，治宜养胃生津；燥在下者，可见咽干、消渴、津枯便秘等肾虚津亏证，治宜养阴滋肾，或润肠通便。常用玄参、生地黄、麦冬等养阴增液药为主组方，代表方如麦门冬汤、百合固金汤。

麦门冬汤

《金匮要略》

【方歌】

麦门冬汤用人参，枣草粳米半夏存，

肺痿咳逆因虚火，益胃生津此方珍。

【组成】麦门冬42g　半夏6g　人参9g　甘草6g　粳米3g　大枣4枚

【用法】水煎服。

【功效】滋养肺胃，降逆下气。

【主治】

1. 虚热肺痿　症见咳唾涎沫，短气喘促，咽干口燥，舌干红少苔，脉虚数。

2. 胃阴不足　症见气逆呕吐，口渴咽干，舌干红少苔，脉虚数等。

【方解】肺痿是由肺胃阴虚，痰涎不化所致。其病在肺，其源在胃。胃阴虚，失和上逆则呕吐。治宜润肺益胃，降逆下气。方中：

君药：重用麦冬甘寒清润，入肺胃经，养阴生津，滋液润燥，以清虚热。

臣药：人参、甘草、粳米、大枣益胃气，养胃阴，有“培土生金”之意。

佐药：少量半夏为佐，降逆下气，化其痰涎，虽为辛温之品，但与大量麦冬相合

(1:7) 则无伤津之弊，且麦冬得半夏可防其滋腻，如此配伍，温而不燥，滋而不腻，润降相宜。

使药：甘草润肺利咽，调和诸药。

配伍特点：作用于肺胃，以胃为主，体现了“培土生金法”；于大量甘润药中少佐以温燥之品，主从有序，润燥相宜，温而不燥，滋而不腻。

【临床应用】

1. **辨证要点** 本方为治肺胃阴虚、气机上逆所致咳嗽或呕吐的常用方。以咳唾涎沫，短气喘促，舌干红少苔，脉虚数为其辨证要点。

2. **现代应用** 本方现代常用于治疗肺结核、慢性萎缩性胃炎、溃疡病、顽固性呕吐、声音嘶哑、咽痒咳嗽、喉源性咳嗽、妊娠恶阻、小儿退热后多汗咳嗽、小儿久咳等疾病属肺胃阴不足者。

【使用注意】肺痿属于虚寒者不宜用。

百合固金汤

《慎斋遗书》

【方歌】

百合固金二地黄，玄参贝母桔草藏，
麦冬芍药当归配，喘咳痰血肺家伤。

【组成】生地黄 12g　熟地黄 15g　麦冬 9g　百合 12g　白芍 6g 当归 9g　贝母 9g　生甘草 5g　玄参 12g　桔梗 9g

【用法】水煎服。

【功效】养阴清热，润肺化痰。

【主治】肺肾阴亏，虚火上炎证。咳嗽气喘，痰中带血，咽喉燥痛，头晕目眩，午后潮热，舌红少苔，脉细数。

【方解】本方证由肺肾阴亏所致。肺肾为子母之脏，肺肾阴虚，阴虚生内热，肺失清肃，虚火上炎。治宜滋养肺肾阴血，兼以清热化痰止咳。方中：

君药：百合甘苦微寒，滋阴清热，润肺止咳；生地黄、熟地黄并用，既能滋阴养血，又能清热凉血。

臣药：麦冬甘寒，协百合滋阴清热，润肺止咳；玄参咸寒，助二地滋阴壮水，以清虚火。

佐药：当归治咳逆上气，合白芍养血和血；贝母润肺化痰止咳；桔梗载药上行，清利咽喉，化痰散结。

使药：生甘草清热泻火，调和诸药。

【临床应用】

1. 辨证要点　本方为肺肾阴亏，虚火上炎致咳嗽痰血的常用方剂。以咳嗽，咽喉燥痛，舌红少苔，脉细数为辨证要点。

2. 现代应用　本方现代常用于治疗肺结核、肺癌、自发性气胸、支气管扩张咯血、燥热咳嗽、糖尿病、小儿久咳等属肺肾阴虚者。

【使用注意】方中所用药物多甘寒滋润，故对脾虚便溏、饮食减少者应慎用或忌用。

其他滋阴润燥剂见表40－2。

表40－2　其他滋阴润燥剂

方名	组成	功用主治	用法
养阴清肺汤	生地黄　麦冬　生甘草　玄参　贝母　丹皮　薄荷　白芍	养阴清肺，解毒利咽 主治白喉	水煎服
增液汤	玄参　麦冬　生地黄	滋阴清热，润燥通便 主治津亏肠燥证	水煎服

复习思考

一、选择题

（一）单项选择题

1. 外感凉燥，头微痛，恶寒无汗，咳嗽稀痰，鼻塞，咽干，苔白，脉弦，宜选用（　　）

A. 清燥救肺汤　B. 杏苏散　C. 养阴清肺汤
D. 玉液汤　E. 增液汤

2. 功用为清燥润肺、益气生津的方剂为（　　）

A. 杏苏散　B. 清燥救肺汤　C. 麦门冬汤
D. 桑杏汤　E. 桑菊饮

3. 清燥救肺汤的君药是（　　）

A. 石膏　B. 麦冬　C. 桑叶　D. 麻仁　E. 杏仁

4. 症见身热，干咳无痰，气逆而喘，舌红少苔，治宜用（　　）

A. 桑杏汤　B. 清燥救肺汤　C. 杏苏散
D. 桑菊饮　E. 麦门冬汤

5. 清燥救肺汤与桑杏汤方中共有的药物是（　　）

A. 杏仁、枇杷叶　B. 沙参、麦冬　C. 桔梗、枳壳
D. 杏仁、桑叶　E. 杏仁、桔梗

6. 外感温燥，肺津受灼之轻证，治宜选用（　　）

A. 桑杏汤　B. 清燥救肺汤　C. 麦门冬汤

D. 桑菊饮　E. 杏苏散

7. 增液汤的药物组成是（　　）

A. 人参、麦冬、熟地黄　B. 沙参、玄参、麦冬　C. 玄参、麦冬、生地黄

D. 人参、天冬、生地黄　E. 沙参、天冬、熟地黄

（二）多项选择题

1. 麦门冬汤主治的病证有（　　）

A. 凉燥　B. 温燥　C. 虚热肺痿　D. 胃阴不足　E. 白喉

2. 麦门冬汤的配伍特点是（　　）

A. 体现了“培土生金法”　B. 金水并调　C. 滋养之中兼以凉血止血

D. 标本兼顾　E. 大量甘润药中少佐以温燥之品

二、简答题

1. 简述治燥剂的适用范围及应用注意事项。

2. 试述麦门冬汤中麦冬与半夏的配伍意义。

3. 说出下列方剂名称、功用和主治：

（1）霜桑叶 15g　石膏 15g　甘草 6g　人参 6g　胡麻仁 15g　阿胶 8g　麦门冬 10g　杏仁 8g　炙枇杷叶 8g

（2）生地黄 12g　熟地黄 15g　麦冬 9g　百合 12g　白芍 9g　当归 6g　贝母 9g　生甘草 5g　玄参 12g　桔梗 9g

扫一扫，知答案

模块四十一 祛湿剂

扫一扫，看课件

【学习目标】

1. 掌握藿香正气散、茵陈蒿汤、五苓散、真武汤、独活寄生汤的组成、功用、主治、配伍意义、配伍特点。

2. 熟悉平胃散、八正散、三仁汤、猪苓汤、实脾散、完带汤、羌活胜湿汤的组成、功用、主治、配伍意义，以及祛湿剂的适用范围、应用注意事项。

3. 了解苓桂术甘汤、二妙散、防己黄芪汤的组成、功用、主治。

项目一　祛湿剂基础

【含义】凡以祛湿药为主组成，具有化湿利水、通淋泄浊等作用，用以治疗水湿病证的方剂，称为祛湿剂。属“八法”中的“消法”。

【适用范围】水湿为患的病证。无论是外入之湿或是内生之湿，侵于人体肌表、经络、肌腠、筋骨关节所致之恶寒发热、头困身重、关节酸痛、面目浮肿等；或滞于脏腑，致功能失常见胸闷脘痞、呕恶泻利、黄疸淋浊、水肿带下等，均可用本类方剂加减治疗。

【分类】因湿邪常与风、寒、暑、热等邪相合为病，人体体质又有虚实强弱之分，病变部位亦有表里上下之别，病情还有寒化、热化之异。因此湿邪为病较为复杂，具体治法、配伍自有区别。故祛湿剂一般分为以下六类：

1. 燥湿和胃剂　适用于湿阻中焦证。
2. 清热祛湿剂　适用于外感湿热或湿热内蕴证。
3. 利水渗湿剂　适用于水湿壅盛证。
4. 温化寒湿剂　适用于阳虚不能化水或湿从寒化证。
5. 祛湿化浊剂　适用于湿浊下注证。
6. 祛风胜湿剂　适用于风湿在表或风湿痹证。

【应用注意事项】

1. 湿性重浊黏滞，最易阻滞气机，故祛湿剂中多配伍理气药，以求气化则湿化。

2. 祛湿剂多由辛香温燥或甘淡渗利药物组成，易伤津耗液，且性较通利，故对阴虚津亏、病后体弱及孕妇等，均应慎用。

项目二 燥湿和胃剂

燥湿和胃剂，适用于湿阻中焦证，症见脘腹痞满，嗳气吞酸，呕吐泄泻，食少体倦等。常用苦温燥湿与芳香化湿药如苍术、藿香、厚朴、豆蔻等为主，酌配健脾渗湿和理气之品组成方剂。代表方如藿香正气散、平胃散。

案例导学

某男，23岁，工人，1995年7月18日诊。1周前因天热食生冷食物，出现发热（T38.9℃），便溏，查血常规、肥达试验、外斐反应等均正常，经用抗生素、退热药治疗7天，无好转。现：发热（T38～39℃），恶风，头重如裹，伴咳嗽痰多，口干不欲饮，脘腹痞满，纳呆，恶心欲呕，四肢酸困，神疲倦怠，大便不爽，舌淡红，苔白厚腻，脉濡。

分析以上病例：①诊为何证？②治法如何？用什么方剂加减治疗？

藿香正气散

《太平惠民和剂局方》

【方歌】

藿香正气大腹苏，甘桔陈苓白术朴，
夏曲白芷加姜枣，外寒内湿此方好。

【组成】藿香15g 大腹皮5g 白芷5g 紫苏5g 茯苓5g 半夏曲10g 白术10g 陈皮10g 姜厚朴10g 桔梗10g 炙甘草12g

【用法】共为细末，每次6～9g，生姜3片，大枣1枚，煎汤送服；亦可作汤剂，加生姜3片，大枣1枚，水煎服。

【功用】解表化湿，理气和中。

【主治】外感风寒，内伤湿滞证。症见恶寒发热，头痛，胸膈满闷，脘腹疼痛，恶心呕吐，肠鸣泄泻，舌苔白腻，脉浮或濡缓。或山岚瘴疟，水土不服。

【方解】本方证因外感风寒，内伤湿滞，湿阻中焦，脾胃气机升降失常所致。治宜外散风寒，内化湿浊。方中：

君药：重用藿香，辛温解表，芳香化湿，和中止呕。表里同治，故为君药，并用作方名。

臣药：半夏曲，苦温燥湿，和胃止呕；白术，健脾助运，燥湿止泻；陈皮、姜厚朴，燥湿行气，畅中除满。四药助君药内化湿滞以止吐泻，行散中气以消胀满。

佐药：紫苏、白芷，辛香温燥，助君药解表化湿；茯苓，助白术健脾渗湿；大腹皮、桔梗，既行气导滞以宽中，又开宣肺气、通利水道以利湿。

使药：甘草，调和诸药；生姜、大枣，内调脾胃，外和营卫。

配伍特点：外散风寒与内化湿滞合用，表里同治而以除湿治里为主；健脾化湿与理气和胃共施，脾胃同调而以升清降浊为要。

感受山岚瘴疟及水土不服，症见寒甚热微，或但寒不热、呕吐腹泻、苔白厚腻者，亦可以本方散寒祛湿、辟秽化浊、和中悦脾而治之。

【临床应用】

1. **辨证要点** 本方为夏月感寒伤湿，脾胃失和证之常用方。临床应用以恶寒发热，头痛，呕吐泄泻，脘闷食少，舌苔白腻为辨证要点。

2. **现代应用** 临床常用本方加减治疗急性胃肠炎、夏秋季感冒、流感、胃肠性感冒等属外感风寒、内伤湿滞者。

【使用注意】本方虽能外散风寒，但重在化湿和中，故对湿滞中焦者，不论有无表证，皆可应用；霍乱吐泻属湿热证者禁用本方。

平胃散

《简要济众方》

【方歌】

平胃散用朴陈皮，苍术甘草姜枣齐，
燥湿运脾除胀满，调胃和中此方选。

【组成】苍术 15g　厚朴 9g　陈皮 9g　炙甘草 6g

【用法】共为细末，每服 4～6g，生姜、大枣煎汤送服。亦可作汤剂，加生姜 2 片，大枣 1 枚，水煎服。

【功用】燥湿运脾，行气和胃。

【主治】湿滞脾胃证。症见脘腹胀满，不思饮食，口淡无味，恶心呕吐，嗳气吞酸，肢体沉重，倦怠嗜卧，大便溏薄，舌苔白腻而厚，脉缓。

【方解】本方治证为湿困脾胃，运化失常，气机阻滞，胃失和降所致。治宜燥湿运脾为主，辅之行气和胃。方中：

君药：苍术，苦温而燥，最善燥湿运脾。

臣药：厚朴，行气化湿，消胀除满。

佐药：陈皮，理气和胃，芳香醒脾，以助燥湿行气之功。

使药：甘草，和中，调和诸药；生姜、大枣，调和脾胃。

【临床应用】

1. 辨证要点　本方为治疗湿滞脾胃证之基础方。临床应用以脘腹胀满，不思饮食，舌苔白腻而厚为辨证要点。

2. 现代应用　现常用本方加减治疗慢性胃炎、消化系统功能紊乱、胃及十二指肠溃疡等属湿滞脾胃者。

【使用注意】本方药物性多辛苦温燥，易耗气伤津，故阴津不足或脾胃虚弱者及孕妇不宜使用。

项目三　清热祛湿剂

清热祛湿剂，适用于外感湿热，或湿热内盛，或湿热下注所致的湿温、黄疸、热淋、痿痹等证。常用清热利湿药如茵陈、滑石、薏苡仁等，或用清热燥湿药如黄柏、黄芩等为主组成方剂。代表方如茵陈蒿汤、三仁汤、八正散、二妙散等。

案例导学

某女，31岁。2004年元月始，自觉恶心，厌油，四肢倦怠，夜间腹胀。6月某日劳动回家后，自觉右胁部闷痛，服镇痛药无效，即来就诊：形体消瘦，身目色黄，黄色鲜亮，大便黏滞不爽，小便黄，肝大于肋下1指半，压、叩疼痛明显。舌苔黄腻，脉弦数。

分析以上病例：①诊为何证？②治法如何？用何方为主治疗？

茵陈蒿汤

《伤寒论》

【方歌】

茵陈蒿汤治阳黄，栀子大黄组成方，
身目黄如橘子色，清热利湿退黄良。

【组成】茵陈18g　栀子12g　大黄6g

【用法】水煎服。

【功用】清热利湿退黄。

【主治】湿热黄疸（热重于湿）。症见一身面目俱黄，黄色鲜明，食少呕恶，腹微满，口渴欲饮，小便黄赤，舌苔黄腻，脉滑数。

【方解】本方治证为湿热内蕴，熏蒸肝胆，胆汁不循常道，浸淫肌肤所致。治宜清热利湿，祛邪退黄。方中：

君药：茵陈，苦寒降泄，清热利湿退黄，为治疗湿热黄疸要药，故重用，并用作方名。

臣药：栀子，泄热降火，清利三焦，合茵陈可引湿热之邪从小便出。

佐药：大黄，泻热通便，使湿热之邪由大便而下。

配伍特点：清热与泄热同用，利湿与通腑并行，但以清利为主。

【临床应用】

1. 辨证要点　本方为治疗湿热黄疸的常用方。临床应用以一身面目俱黄，黄色鲜明，舌苔黄腻，脉滑数为辨证要点。

2. 现代应用　临床常用本方加减治疗急性黄疸性肝炎、胆囊炎、胆石症、钩端螺旋体病等引起的黄疸，属湿热内蕴者。

【使用注意】本方药性寒凉，寒湿黄疸（阴黄）不宜使用。

八正散

《太平惠民和剂局方》

【方歌】

八正木通与车前，萹蓄大黄栀滑研，
炙草瞿麦灯心草，通淋泻火热淋痊。

【组成】车前子　瞿麦　萹蓄　滑石　栀子　炙甘草　木通　大黄各500g

【用法】现代用法：散剂，每服6～10g，灯心草煎汤送服；亦可作汤剂，每药9g，加灯心草适量，水煎服。

【功用】清热泻火，利水通淋。

【主治】湿热淋证。症见尿频尿急，溺时涩痛，淋沥不畅，甚则癃闭不通，小腹胀急，尿色浑赤，口燥咽干，舌苔黄腻，脉滑数。

【方解】本方治证为湿热下注，蕴结膀胱所致。治宜清热泻火，利水通淋。方中：

君药：滑石、木通，清热降泄，利尿通淋。

臣药：萹蓄、瞿麦、车前子，清热利水通淋，合滑石、木通则利尿通淋之功尤著。

佐药：栀子清利三焦湿热，大黄泄热通便，与君、臣相合，使湿热之邪从二便分消；煎加灯心草，以增利水通淋之功。

佐使药：炙甘草，调和诸药，兼缓急止痛。

【临床应用】

1. 辨证要点　本方为治疗湿热淋证的常用方，临床应用以尿频尿急、尿时涩痛、舌苔黄腻、脉滑数为辨证要点。

2. 现代应用　临床常用本方加减治疗膀胱炎、尿道炎、急性前列腺炎、泌尿系统结石、肾盂肾炎等属湿热为患者。

【使用注意】对于淋证日久，肾虚气弱者，不宜使用本方。孕妇慎用。

三仁汤

《温病条辨》

【方歌】

三仁杏蔻薏苡仁，夏朴通草滑竹存，
清热利湿兼理气，湿温初起此方珍。

【组成】杏仁15g　滑石18g　通草6g　白蔻仁6g　竹叶6g　厚朴6g　生薏苡仁18g　半夏15g

【用法】水煎服。

【功用】宣畅气机，清利湿热。

【主治】湿温初起或暑温夹湿证。症见恶寒头痛，身重疼痛，午后身热，面色淡黄，胸闷不饥，苔白不渴，脉弦细而濡。

【方解】本方治证为湿温初起，邪留气分，湿重热微所致。治宜宣畅气机，清利湿热。方中：

君药：杏仁，宣通上焦肺气，使气化则湿亦化；白蔻仁，芳香醒脾，化湿行气以畅中；薏苡仁，甘淡渗利，疏导下焦，使湿热从小便而去。“三仁”合用，宣上、畅中、渗下，使湿热从三焦上下分消，故名“三仁汤”。

臣药：半夏、厚朴，辛苦温燥，除湿消痞，行气散满。

佐药：通草、滑石、竹叶，清热利湿而解暑。

本方宣上、畅中、渗下同用，芳化、苦燥、淡渗并行，使气畅湿除，暑解热清。

【临床应用】

1. 辨证要点　本方为治疗湿温初起、邪在气分、湿重于热证之代表方，临床应用以头痛身重、午后身热、胸闷不饥、苔白不渴为辨证要点。

2. 现代应用　临床常用本方加减治疗肠伤寒、肾盂肾炎、布氏杆菌病及关节炎等属湿重于热者。

【使用注意】湿温证见舌苔黄腻，为热重湿轻者，不宜使用本方。

其他清热祛湿剂见表41-1。

表41－1　其他清热祛湿剂

方名	组成	功用主治	用法
二妙散	黄柏　苍术	清热燥湿 用于湿热下注证	为细末，每次6～9g 温开水或姜汤送服

项目四　利水渗湿剂

利水渗湿剂，适用于水湿内停所致的水肿、泄泻、癃闭、淋浊等证。常用利水渗湿药如茯苓、泽泻、猪苓等为主，酌配健脾、行气之品组成方剂。代表方如五苓散等。

案例导学

某男，72岁，因“双下肢浮肿2月余，乏力1周”由门诊以“肾病综合征”收治我科。患者于2009年8月7日无明显诱因出现双下肢浮肿，当时未予重视。2009年8月31日因全身高度浮肿，伴喘憋，大量蛋白尿，诊断为“肾病综合征、慢性喘息型支气管炎，急性肾功能不全”，于我科反复多次住院，曾用激素、免疫抑制剂、平喘、利尿对症治疗，病情无明显好转。现症见：身倦乏力，全身高度浮肿，胸水，腹水，恶心，纳食少，睡眠欠佳，尿少，每日不足500mL，用利尿剂无效，舌淡暗、苔白腻，脉沉数。

分析病例：①诊为何证？②治法如何？用何方加减治疗？

五苓散

《伤寒论》

【方歌】

五苓散是利水方，二苓泽泻白术襄，

桂枝化气兼解表，小便通利水饮消。

【组成】猪苓9g　泽泻15g　白术9g　茯苓9g　桂枝6g

【用法】共为细末，每次6～10g，温开水送服。服后多饮开水，汗出愈。或作汤剂，水煎服，温服取微汗。

【功用】利水渗湿，温阳化气。

【主治】

1. 蓄水证　症见小便不利，头痛微热，烦渴欲饮，甚则水入即吐，舌苔白，脉浮。
2. 水湿内停　症见水肿，泄泻，小便不利，以及霍乱吐泻等。
3. 痰饮　症见脐下动悸，吐涎沫而头眩，或短气而咳者。

【方解】本方在《伤寒论》中原治太阳表邪未解，内传太阳之腑，以致膀胱气化不利，遂成太阳经腑同病之“蓄水证”。治当利水渗湿，兼以通阳化气。方中：

君药：泽泻，入肾与膀胱，重用以利水渗湿。

臣药：茯苓、猪苓，均为淡渗之品，助君药利水渗湿。

佐药：白术，健脾助运，使脾健则水津四布；兼苦温燥湿。桂枝，内可温通膀胱阳气以助气化利水，外又能发散肌表之余邪。

五药合用，主以淡渗，辅以温通，兼以健脾。淡渗以利水湿，温通以助气化，健脾以运湿布津。且表里同治而重在治里，邪正兼顾而偏于祛邪。

因本方重在利水渗湿，故后世又常用治水湿内盛之水肿、泄泻、霍乱及痰饮停于下焦诸证，达治标之效。

【临床应用】

1. 辨证要点　本方为治疗水湿、痰饮内停的常用方，为化气利水的代表方，有“逐内外水饮之首剂”之称。临床应用以小便不利，水肿或泄泻，舌苔白，脉浮或缓为辨证要点。

2. 现代应用　临床常用本方加减治疗急慢性肾炎、肝硬化引起的水肿，以及急性肠炎、尿潴留、脑积水、梅尼埃病等属水湿或痰饮内盛者。

【使用注意】本方后注“多饮暖水，汗出愈”，旨在扶助胃阳，温行水气以助发汗，既可令表邪由汗而解，又可使水饮内外分消；湿热内盛或阴虚有热者忌用。

猪苓汤

《伤寒论》

【方歌】

猪苓汤用猪茯苓，泽泻滑石阿胶并，
小便不利兼烦渴，利水养阴热亦平。

【组成】猪苓 9g　茯苓 9g　泽泻 9g　阿胶 9g　滑石 9g

【用法】水煎温服，阿胶烊化。

【功用】利水渗湿，清热养阴。

【主治】水热互结伤阴证。症见小便不利，发热，渴欲饮水，或心烦不寐，或咳嗽，或呕恶，或下利，舌红苔白或微黄，脉细数。或热淋、血淋。

【方解】本方证为伤寒之邪传里化热，与水相搏，致水热互结，气化不利，热灼阴津。治宜利水渗湿为主，兼以清热养阴。方中：

君药：猪苓，专以淡渗利水，为方中诸药中“性之最利者”，故用作方名。

臣药：泽泻，茯苓，甘淡渗利，助君药利水渗湿，且泽泻兼能泄热，茯苓兼可健脾。

佐药：滑石，清热降泄，利尿通淋；阿胶，滋补阴血，既补已伤之阴，又防诸渗利之品再伤阴血。

【临床应用】

1. 辨证要点　本方为治疗水热互结兼阴虚有热之常用方，为利水清热养阴之代表方。临床应用以小便不利，口渴，身热，舌红，脉细数为辨证要点。

2. 现代应用　常用本方加减治疗泌尿系感染、肾炎、膀胱炎等属水热互结兼阴虚有热者。

【使用注意】本方重在渗利，养阴清热力轻，故热甚或阴伤重者不宜使用。

五苓散、猪苓汤比较

方剂		五苓散	猪苓汤
组成	相同	泽泻　猪苓　茯苓	
	不同	白术　桂枝	滑石　阿胶
功用	相同	利水渗湿	
	不同	温阳化气	清热养阴
主治	相同	用于水湿内停见小便不利，身热，口渴者	
	不同	为化气利水之剂，临床多用于膀胱气化不利之蓄水证，症见水肿、泄泻、痰饮、小便不利、舌苔白、脉浮或缓	为利水清热养阴之方，善治水热互结、阴津受伤证，症见小便不利、口渴、身热、心烦不寐、舌红、脉细数

其他利水渗湿剂见表41－2。

表41－2　其他利水渗湿剂

方名	组成	功用主治	用法
防己黄芪汤	防己　黄芪　炒甘草　白术	益气祛风，健脾利水 用于表虚之风水或风湿证	加生姜4片，大枣1枚，水煎服

项目五　温化寒湿剂

温化寒湿剂，适用于脾肾阳虚、气不化水所致的痰饮、水肿等证。常用温里助阳药如附子、桂枝、干姜、吴茱萸等，配伍利湿药如茯苓、白术、木瓜等为主组成方剂。代表方如实脾散、真武汤、苓桂术甘汤等。

案例导学

某男，70岁，2013年2月来诊。有高血压性心脏病史10余年，近期自觉胸闷心悸，尿量少，水肿，在外院诊为“心源性水肿”，经强心、利尿后疗效不明显。现见：面白，口唇发绀，动则气喘，行动困难，全身浮肿，足肿不能穿鞋，气短懒言，形寒肢冷，自汗，脘腹冷痛，尿少，大便稀溏，舌淡苔白，脉沉细。

分析病例：①诊为何证？②治法如何？当用何方为主加减治疗？

实脾散

《重订严氏济生方》

【方歌】

实脾苓术与木瓜，甘草木香大腹加，
草果姜附兼厚朴，虚寒阴水效堪夸。

【组成】厚朴　白术　木瓜　木香　草果仁　大腹子　附子　茯苓　干姜各30g　炙甘草15g

【用法】共为粗末，每次12g～15g，加生姜5片，大枣1枚，水煎去渣温服。亦可作汤剂，加姜、枣水煎服，用量按原方比例酌定。

【功用】温阳健脾，行气利水。

【主治】阴水证。症见肢体浮肿，身半以下肿甚，手足不温，口不渴，脘腹胀满，食少便溏，舌苔白腻，脉沉弦而迟者。

【方解】本方所治是因脾肾阳虚，阳不化水，水湿内停，外溢肌肤，内阻气机所致。治宜温阳健脾，行气利水。方中：

君药：附子，善温肾阳，助气化以行水；干姜，偏温脾阳，助运化以制水。

臣药：白术、茯苓，益气健脾，燥湿渗湿，利水消肿。

佐药：厚朴、木香、槟榔，行气消胀，化湿行水，使气行则水行，气顺则胀消；木瓜，化湿醒脾；草果仁，辛香温燥，燥湿温中。

使药：甘草，益气健脾，调和诸药。

诸药合用，温阳与健脾同用，行气与利水共行，脾肾同治，但重在实脾以制水，故名“实脾散”。

【临床应用】

1. 辨证要点　本方为治疗阳虚水肿的常用方。临床应用以肢体浮肿，身半以下肿甚，脘腹胀满，舌淡苔白腻，脉沉迟为辨证要点。

2. 现代应用　临床常用本方加减治疗慢性肾小球肾炎、心源性水肿、肝硬化腹水等属脾肾阳虚者。

【使用注意】本方行气之力有余，利水之力不足，临床应用时当酌加利水消肿之品。对于风湿外袭或湿热所致的水肿，不宜使用。

真武汤

《伤寒论》

【方歌】

真武汤壮肾中阳，茯苓术芍附生姜，
少阴腹痛有水气，悸眩瞤惕保安康。

【组成】炮附子9g　茯苓9g　白术6g　芍药9g　生姜9g

【用法】水煎服。

【功用】温阳利水。

【主治】阳虚水泛证，症见小便不利，四肢沉重，甚则浮肿，腰以下肿甚，畏寒肢冷，腹痛下利，或咳，或呕，舌质淡胖，苔白滑，脉沉细。太阳病发汗太过之阳虚水泛证，症见汗出不解，其人仍发热，心下悸，头眩，身瞤动，振振欲擗地。

【方解】本方证为素体肾阳不足，或太阳病过汗伤及肾阳，致气化不行，水湿泛溢。治宜温阳利水。方中：

君药：附子，温肾助阳，化气行水。

臣药：白术，苦温燥湿，健脾制水；茯苓，淡渗利水，使水湿从小便而去。

佐药：生姜，宣肺暖中，既可宣散水湿以助行水，又助附子温阳以止腹痛下利；白芍，酸甘养阴，既柔肝舒筋以止瞤动，又制温阳、渗利之品伤阴；另《本经》言其能“利小便”。

本方以辛热助阳药为主，配苦燥渗利及酸甘益阴之品，补泻合用，标本兼顾。

【临床应用】

1. 辨证要点　本方为温阳利水的基础方，临床应用以小便不利、肢体沉重或浮肿、舌淡苔白、脉沉为辨证要点。

2. 现代应用　临床常用本方加减治疗慢性肾小球肾炎、心源性水肿、甲状腺功能低下、慢性支气管炎、慢性肠炎、梅尼埃病等属肾阳亏虚、水湿内停者。

【使用注意】对于湿热内停之小便不利、水肿者忌用。

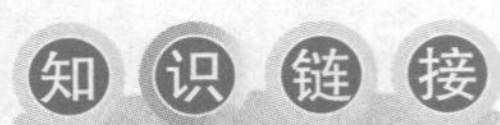

知识链接

实脾散与真武汤的比较

方剂		实脾散	真武汤
组成	相同	附子　白术　茯苓	
	不同	干姜　木瓜　厚朴　大腹子　草果仁　甘草	生姜　白芍
功用	相同	温补脾肾，助阳利水	
	不同	健脾，行气	兼敛阴缓急
主治	相同	脾肾阳虚所致的水肿，见肢体浮肿，腰以下肿甚，少便不利，畏寒肢冷，舌淡苔白滑或腻，脉沉迟或细	
	不同	偏于温脾，且能行气消胀，临床常用于脾肾阳虚之水肿兼脘腹胀满、食少便溏者	温肾之力更胜，且能敛阴柔筋、缓急止痛，多用于阳虚水肿兼腹痛或身瞤动者

其他温化寒湿剂见表41－3。

表41－3　其他温化寒湿剂

方名	组成	功用主治	用法
苓桂术甘汤	茯苓　桂枝　白术　甘草	温阳化饮，健脾利湿 用于中阳不足之痰饮证	水煎服

项目六　祛湿化浊剂

祛湿化浊剂，适用于湿浊下注所致的带下过多、白浊等，常以健脾祛湿药如苍术、白术与除湿化浊药如萆薢、石菖蒲等为主组方。代表方如完带汤、萆薢分清饮等。

案例导学

某女，32岁，已婚。2006年3月19日初诊，以下腹隐痛伴白带增多2年为主诉就诊。2年前人工流产术后出现下腹部疼痛不适，口服阿莫西林、甲硝唑片后症状减轻，后反复出现，经门诊用抗菌药治疗后缓解。近一周来再次出现下腹疼痛、白带增多并伴有便溏、四肢不温、神疲乏力等。妇科检查：宫颈肥大、子宫活动度差伴压痛。B超示：盆腔积液。

分析以上病例：①诊为何证？②治法如何？当用何方为主加减治疗？

完带汤

《傅青主女科》

【方歌】

完带汤中用白术，山药人参白芍辅，
苍术车前黑芥穗，陈皮甘草与柴胡。

【组成】白术30g　山药30g　人参6g　车前子9g　白芍15g　苍术9g　甘草3g　陈皮2g　黑芥穗2g　柴胡2g

【用法】水煎温服。

【功用】补脾疏肝，化湿止带。

【主治】脾虚肝郁，湿浊下注之带下证。症见带下量多色白，清稀无臭，倦怠便溏，面色萎黄，舌淡苔白，脉缓或濡弱。

【方解】本方所治之证为脾虚失运，或兼肝郁失疏，带脉失约，湿浊生而下注所致。治宜益气健脾，疏肝解郁，化湿止带。方中：

君药：白术、山药，益气健脾，白术兼燥湿化浊，山药兼补肾以固带脉。

臣药：人参，益气补脾，增君药健脾助运治本之力；苍术苦燥湿浊，车前子利湿泄浊，增君药祛湿治标之功。

佐药：陈皮，行气化湿；白芍，养血柔肝；柴胡、芥穗性偏升散，可升发脾胃清阳，使水津上达，以利止带，并能疏肝解郁；芥穗炒黑，又可收涩止带。

使药：甘草，益气补中，调和诸药。

【临床应用】

1. 辨证要点　本方为治疗脾虚肝郁、湿浊下注带下证之常用方，临床应用以带下量多色白、清稀无臭、舌淡苔白、脉濡缓为辨证要点。

2. 现代应用　常用本方加减治疗慢性盆腔炎、阴道炎、宫颈炎等疾病之带下过多属脾虚肝郁、湿浊下注者。

【使用注意】对于肝郁化热或湿热下注之带下证，非本方所宜。

其他祛湿化浊剂见表41－4。

表41－4　其他祛湿化浊剂

方名	组成	功用主治	用法
萆薢分清饮	川萆薢　益智仁　石菖蒲　乌药	温肾利湿，分清化浊 用于下焦虚寒之膏淋、白浊证	加食盐少许，水煎服

项目七 祛风胜湿剂

祛风胜湿剂，适用于风湿在表或风湿痹阻经络筋骨所致的肢节不利、腰膝顽麻痹痛等证。常用祛风湿药如羌活、独活、防风、秦艽等为主，酌配活血养血药如当归、川芎、白芍等组成方剂。代表方如独活寄生汤、羌活胜湿汤等。

案例导学

某女，56岁，务农。主诉：全身多关节游走性疼痛、肿胀反复发作11年，加重半月。现见以双膝关节、右腕关节、近端指关节有不同程度肿胀疼痛，手指麻木，晨僵，关节活动受限，屈伸不利，右手不能握筷持物，下蹲困难。面色不华，体瘦，舌质淡红，苔白微腻，脉沉细滑。双膝关节正侧位片示“双膝骨质增生”，血沉22mm/h，抗“O”＜500U，类风湿阴子阳性。

分析以上病例：①诊为何证？②治法如何？当用何方为主加减治疗？

独活寄生汤

《备急千金要方》

【方歌】

独活寄生艽防辛，芎归地芍桂苓均，
杜仲牛膝人参草，冷风顽痹屈能伸。

【组成】独活9g　桑寄生　杜仲　牛膝　细辛　秦艽　茯苓　桂心　防风　川芎　人参　甘草　当归　芍药　干地黄各6g

【用法】水煎服。

【功用】祛风湿，止痹痛，益肝肾，补气血。

【主治】痹证日久，肝肾不足，气血两虚证。症见腰膝关节疼痛，肢节屈伸不利，或麻木不仁，畏寒喜温，心悸气短，舌淡苔白，脉细弱。

【方解】本方治证为风寒湿痹日久不愈，损伤肝肾，耗伤气血所致。治宜祛邪与扶正兼顾，祛风湿，止痹痛，益肝肾，补气血。方中：

君药：独活，辛苦而温，祛风除湿，通痹止痛，因性善下行，故尤宜于身半以下之风寒湿痹证。

臣药：秦艽、防风，祛风胜湿，舒筋活络；细辛，辛香温燥，长于搜剔筋骨风湿而祛寒止痛；桂心，散寒止痛，温经通脉。

佐药：桑寄生、牛膝、杜仲，补肝肾，强筋骨，壮腰膝，祛风湿；人参、茯苓、甘草

（四君子汤去白术），补气健脾；当归、芍药、地黄、川芎（四物汤），养血活血。

使药：甘草，调和药物，佐而兼使。

配伍特点：以祛邪蠲痹药为主，辅以补肝肾、益气血之品，邪正兼顾，达祛邪不伤正、扶正不留邪之效。

【临床应用】

1. 辨证要点　本方为治疗痹证日久，兼有肝肾亏虚、气血不足的常用方剂。临床应用以腰膝冷痛，关节屈伸不利，舌淡苔白，脉细弱为辨证要点。

2. 现代应用　临床常用本方加减治疗慢性风湿性关节炎、腰肌劳损、骨质增生、风湿性坐骨神经痛等属风寒湿兼肝肾两虚、气血不足者。

【使用注意】痹证属湿热实证者不宜使用。

羌活胜湿汤

《脾胃论》

【方歌】

羌活胜湿草独芎，蔓荆藁本加防风，
湿邪在表头腰痛，祛风除湿有奇功。

【组成】羌活 6g　独活 6g　藁本 3g　防风 3g　蔓荆子 2g　川芎 2g　甘草 3g

【用法】水煎服。

【功用】发汗祛风，胜湿止痛。

【主治】风湿犯表之痹证。症见肩背疼痛不可回顾，头痛身重，或腰脊重痛，难以转侧，苔白，脉浮。

【方解】本方证为风湿侵袭肌表，阻于肌腠、经络所致。治当祛风胜湿，宣痹止痛。方中：

君药：羌活、独活，辛苦温燥，祛风除湿。二者合用，可除周身风湿而宣痹止痛。

臣药：防风、藁本，助君药祛风胜湿，且藁本善散太阳经风湿以止肩背痛。

佐药：蔓荆子，轻浮上行，善散头面之邪而止头痛；川芎，活血通络，祛风止痛。

使药：甘草，调和诸药。

【临床应用】

1. 辨证要点　本方为治疗风湿在表之痹证的常用方。临床应用以头身重痛，或肩背、腰脊重痛，苔白，脉浮为辨证要点。

2. 现代应用　现常用本方加减治疗感冒、风湿性关节炎、风湿性肌炎及神经性头痛等病症属风湿在表者。

【使用注意】服本方发汗，当微汗为宜，以免风邪去而湿仍留。

复习思考

一、选择题

（一）单项选择题

1. 为治疗外感风寒，内伤湿滞的常用方剂是（　　）

A. 平胃散　　B. 藿香正气散　　C. 三仁汤

D. 防已黄芪汤　　E. 羌活胜湿汤

2. 下列各项中，哪项不是五苓散的组成药物（　　）

A. 茯苓　　B. 泽泻　　C. 白术　　D. 猪苓　　E. 阿胶

3. 茵陈蒿汤可治疗（　　）

A. 湿温初起　　B. 湿热淋证　　C. 湿滞脾胃证

D. 湿热黄疸证　　E. 蓄水证

4. 五苓散与猪苓汤共有的药物是（　　）

A. 泽泻、阿胶、白术　　B. 泽泻、茯苓、猪苓　　C. 泽泻、车前、滑石

D. 白术、车前、滑石　　E. 泽泻、茯苓、桂枝

5. 藿香正气散的功用为（　　）

A. 解表化湿，理气和中　　B. 清暑益气，养阴生津　　C. 清暑益气，健脾除湿

D. 清暑益气，敛阴止汗　　E. 清暑利湿

6. 真武汤中含有下列哪味药物（　　）

A. 干姜　　B. 炮姜　　C. 生姜　　D. 肉桂　　E. 甘草

7. 患者见下肢浮肿，脘腹胀满，食少便溏，手足不温，舌淡苔白厚腻，脉象沉迟者，治宜选用下列何方（　　）

A. 肾气丸　　B. 真武汤　　C. 实脾散　　D. 三仁汤　　E. 五苓散

8. 下列除哪方外均能治疗水肿（　　）

A. 独活寄生汤　　B. 实脾散　　C. 真武汤

D. 防已黄芪汤　　E. 五苓散

9. 完带汤中没有下列哪组药物（　　）

A. 白术、山药　　B. 人参、甘草　　C. 柴胡、白芍

D. 茯苓、泽泻　　E. 车前子、苍术

10. 由茯苓、泽泻、桂枝、白术、猪苓组成的方剂是（　　）

A. 藿香正气散　　B. 五苓散　　C. 八正散

D. 三仁汤　　E. 芍药汤

（二）多项选择题

1. 三仁汤中的“三仁”包括哪些药物（　　）

A. 砂仁　B. 薏苡仁　C. 白蔻仁　D. 杏仁　E. 草果仁

2. 独活寄生汤的功用包括（　）

A. 祛风湿　B. 益肝肾　C. 止痹痛　D. 补气血　E. 通经络

二、简答题

1. 何谓祛湿剂？可分为几类？各适用于哪些病证？

2. 比较实脾散与真武汤在组成、功用、主治方面的异同。

3. 说出下列方剂的名称、功用、主治。

（1）车前子 9g　瞿麦 9g　萹蓄 9g　滑石 9g　栀子 9g　炙甘草 9g　木通 9g　大黄 9g

（2）独活 9g　桑寄生　杜仲　牛膝　细辛　秦艽　茯苓　桂心　防风　川芎　人参　甘草　当归　芍药　干地黄各 6g

（3）猪苓 9g　泽泻 15g　白术 9g　茯苓 9g　桂枝 6g

扫一扫，知答案

模块四十二

祛痰剂

【学习目标】

1. 掌握二陈汤、温胆汤、半夏白术天麻汤的组成、功用、主治、配伍意义。

2. 熟悉清气化痰丸、贝母瓜蒌散、苓甘五味姜辛汤的组成、功用、主治，以及祛痰剂的适用范围、应用注意事项。

3. 了解小陷胸汤、三子养亲汤的组成与主治。

项目一 祛痰剂基础

【含义】凡以祛痰药为主组成，具有消除痰饮的作用，用以治疗各种痰证的方剂，称为祛痰剂。属于“八法”中的消法。

【适用范围】祛痰剂适用于因痰所致的各种病证。痰为机体的病理产物，可留滞于脏腑、经络、肢体而致病，故临床表现繁杂多样，常见的有：咳嗽、喘促、头痛、眩晕、胸痹、心悸、呕吐、中风、痰厥、癫狂、惊痫，以及痰核、瘰疬等。

【分类】痰病的种类虽多，但就痰的性质而言，不外有湿痰、热痰、燥痰、寒痰、内风夹痰之分，故祛痰剂相应分为以下五类：

1. 燥湿化痰剂　适用于湿痰证。

2. 清热化痰剂　适用于热痰证。

3. 润燥化痰剂　适用于燥痰证。

4. 温化寒痰剂　适用于寒痰证。

5. 化痰息风剂　适用于内风夹痰证。

【应用注意事项】

1. 临床治疗痰证，不仅要除已生之痰，还要治其生痰之源。痰由湿生，而脾主运化水液、肾主水，故有“脾为生痰之源”“肾为成痰之本”之说，所以，祛痰剂中常配伍健脾祛湿或益肾之品，以标本同治。

2. 因痰易阻滞气机，且气能行津，故气滞则痰聚，气顺则痰消。故本类方剂亦常配伍理气药，以助祛痰，使“气顺则一身津液亦随气而顺矣”。

3. 运用祛痰剂时，应辨别痰证的寒热燥湿性质及有无兼夹，合理选药组方。

4. 祛痰剂属行消之剂，当中病即止，不宜久服。

项目二　燥湿化痰剂

燥湿化痰剂，适用于湿痰证。湿痰多由脾失健运，湿郁气滞所致。症见痰多易咯，胸脘痞闷，呕恶眩晕，肢体困倦，舌苔白腻或白滑，脉缓或滑。常用燥湿化痰药如半夏、南星等为主，配伍健脾祛湿及理气之品如白术、茯苓及陈皮、枳实等组成方剂。代表方如二陈汤、温胆汤等。

案例导学

苏某，男，57岁，2008年11月24日就诊。诉咳嗽吐痰，色白量多质稀20余日。患者素有慢性支气管炎，咳嗽反复发作已3年余。此次发病因感冒诱发，现除上症外伴呼吸不畅，喉间痰鸣，及胃脘痞满、纳谷减少、时有呕恶，舌淡苔薄白腻，脉滑。胸透：两肺纹理紊乱。

分析以上病例：①诊为何证？②治法如何？当用何方为主加减治疗？

二陈汤

《太平惠民和剂局方》

【方歌】

二陈汤用半夏陈，苓草梅姜一并存，
燥湿化痰兼理气，湿痰为患此方珍。

【组成】半夏15g　橘红15g　白茯苓9g　炙甘草5g

【用法】加生姜7片、乌梅1个同煎，取汁温服。

【功用】燥湿化痰，理气和中。

【主治】湿痰证。症见咳嗽痰多，色白易咯，胸膈痞闷，恶心呕吐，肢体困倦，或头眩心悸，舌苔白滑或腻，脉滑。

【方解】本方证多因脾失健运，湿无以化，聚而成痰所致。治宜燥湿化痰，理气和中。方中：

君药：半夏，燥湿化痰，降逆和胃。

臣药：橘红，理气行滞，燥湿化痰。君臣相配，可增强燥湿化痰之力。此外半夏、橘红陈久者无燥散太过之弊，即以陈久者良，故方名“二陈”。

佐药：茯苓，健脾渗湿，以杜生痰之源；生姜，降逆和胃，又可制半夏之毒；少许乌梅，收敛肺气，与半夏相伍，散中有收，使痰祛而正不伤。

使药：甘草，健脾和中，调和诸药。

诸药合用，燥湿理气祛已生之痰，渗湿健脾杜生痰之源，达标本兼顾。

【临床应用】

1. 辨证要点　本方为治疗湿痰证的代表方，也是治痰的基础方。临床应用以咳嗽痰多，色白易咯，呕恶，舌苔白腻，脉滑为辨证要点。

2. 现代应用　临床常用本方加减治疗慢性支气管炎、肺气肿、慢性胃炎、妊娠呕吐、神经性呕吐、梅尼埃病等证属湿痰者。

【使用注意】方中药物性偏温燥，故对阴虚肺燥及咳血者忌用。

温胆汤

《三因极一病证方论》

【方歌】

温胆汤中苓半草，枳竹陈皮加姜枣，
理气化痰利胆胃，胆郁痰扰此方好。

【组成】半夏6g　竹茹6g　枳实6g　陈皮9g　茯苓5g　炙甘草3g

【用法】加生姜5片，大枣1枚，水煎温服。

【功用】理气化痰，清胆和胃。

【主治】胆胃不和，痰热内扰证。症见胆怯易惊，虚烦不宁，失眠多梦，呕吐呃逆，或眩晕，或癫痫，舌苔白腻微黄，脉弦滑。

【方解】本方证多因素体胆气不足，复由情志不遂，胆失疏泄，气郁生痰化热，痰浊内扰，胆胃不和所致。治宜理气化痰，清胆和胃。方中：

君药：半夏，燥湿化痰，和胃止呕。

臣药：竹茹，清胆和胃，清热化痰，止呕除烦。

佐药：枳实、陈皮，理气化痰，使气顺则痰自消；茯苓，渗湿健脾，使湿除则痰无源可生。

使药：炙甘草，益脾气，调和诸药。煎加姜、枣，和中培土。

本方为二陈汤去乌梅，加竹茹、枳实、大枣而成。诸药合用，温凉兼进，温燥之性减，清胆、化痰、和胃之力增，共成清胆和胃、理气化痰之剂。

名为“温胆汤”，实则清胆

本方是由《外台秘要》（引《集验方》）温胆汤减生姜用量，另加茯苓一两半、大枣一枚衍化而成，使原方温热性减而寒凉性增，主治证亦由“大病后虚烦不得眠，此胆寒故也”而为湿痰始有化热之痰热内扰所致。故虽有清胆化痰功效，但方名未变，仍称温胆汤。胆主升发，以温为候，故清其胆热，回复胆清净温和之常态，即“温胆”之目的。

【临床应用】

1. 辨证要点　本方为治湿痰始有化热之胆胃不和、痰热内扰证的常用方。临床应用以惊悸不眠，心烦不宁，眩晕呕恶，苔白腻微黄，脉弦滑为辨证要点。

2. 现代应用　临床常用本方加减治疗神经官能症、急慢性胃炎、慢性支气管炎、梅尼埃病、妊娠呕吐等属痰热内扰，胆胃不和者。

【使用注意】本方偏于清热祛痰，对于心、肝血虚之烦悸不眠者不宜使用。

项目三　清热化痰剂

清热化痰剂，适用于热痰证。热痰多因邪热内盛，炼液为痰，或郁久化火，痰浊与火热互结而成。症见咳嗽痰黄、黏稠难咯、舌红苔黄腻，脉滑数；或为癫狂瘰疬。常用清热化痰药如胆南星、瓜蒌等为主，配伍理气药如陈皮、枳实等组成方剂。代表方如清气化痰丸。

清气化痰丸

《医方考》

【方歌】

清气化痰星夏陈，杏仁枳实瓜蒌仁，
芩苓姜汁泛为丸，理气止咳清热痰。

【组成】瓜蒌仁6g　陈皮6g　黄芩6g　杏仁6g　枳实6g　茯苓6g　胆南星9g　制半夏9g

【用法】上药共为细末，姜汁为丸，温开水送服。亦可作汤剂，加生姜3片，水煎温服。

【功用】清热化痰，理气止咳。

【主治】痰热咳嗽证。症见咳嗽，咳痰色黄，咯之不爽，胸膈痞闷，甚则气急呕恶，舌质红，苔黄腻，脉滑数。

【方解】本方证因痰热壅肺，阻滞气机，肺气上逆所致。治宜清热化痰，理气止咳。方中：

君药：胆南星，味苦性凉，功善清热化痰。

臣药：瓜蒌仁，长于清热化痰，利气宽胸；黄芩，清泄肺热。二者合用，以增君药清肺热、化痰结之力。

佐药：杏仁，降肺止咳；枳实，下气化痰以宽胸；陈皮，理气畅中，燥湿化痰；茯苓，健脾渗湿；半夏，燥湿化痰，降逆止呕。半夏虽为辛温之品，但与苦寒之黄芩相伍，则避其性温助热之弊，而独取化痰降逆之用，寓“去性存用”之意。

使药：生姜汁，既制半夏、南星之毒，又增化痰止呕之力。

本方实为二陈汤去甘草、乌梅，加胆南星、瓜蒌仁、黄芩、杏仁、枳实而成。因甘草甘缓壅滞，乌梅酸收敛邪，恐其不利于清热化痰、理气消痞，故去之不用；加胆星、瓜蒌仁、黄芩、杏仁、枳实，以增清肺化痰、降肺止咳、理气宽胸之力，变燥湿化痰、理气和中之剂为清热化痰、理气止咳之方。

【临床应用】

1. 辨证要点　本方为治痰热咳嗽的常用方，临床应用以咳嗽痰稠色黄，胸膈痞闷，舌红苔黄腻，脉滑数为辨证要点。

2. 现代应用　现代临床常用本方加减治疗肺炎、急性支气管炎、慢性支气管炎急性发作属痰热壅肺者。

【使用注意】本方药性寒凉，故寒痰壅肺或外感咳嗽不宜使用。

其他清热化痰剂见表 42－1。

表 42－1　其他清热化痰剂

方名	组成	功用主治	用法
小陷胸汤	黄连　半夏　瓜蒌实	清热化痰，宽胸散结 用于痰热互结之小结胸证	水煎温服

项目四　润燥化痰剂

润燥化痰剂，适用于燥痰证。燥痰多由燥邪灼津，炼液为痰所致。症见咳嗽，痰稠而黏，咯之不爽，鼻咽干燥，甚或呛咳，声音嘶哑等。常用润肺化痰药如贝母、瓜蒌等为主，配伍生津润燥药如天花粉及宣肺利气之品如桔梗等组成方剂。代表方如贝母瓜蒌散。

贝母瓜蒌散

《医学心悟》

【方歌】

贝母瓜蒌花粉研，橘红桔梗茯苓添，
咯痰不爽涩难出，肺燥咳嗽此方求。

【组成】贝母 9g　瓜蒌仁 6g　橘红 5g　茯苓 5g　桔梗 5g　天花粉 5g

【用法】水煎温服。

【功用】润肺清热，理气化痰。

【主治】燥痰咳嗽。症见咳嗽，痰少而黏，咯之不爽，涩而难出，咽喉干燥，苔白而干。

【方解】本方证多因燥热伤肺，灼津成痰，肺失清肃而致。治宜清热润肺，理气化痰。方中：

君药：贝母，清热化痰，润肺止咳。临床当以川贝为佳。

臣药：瓜蒌，甘寒质润，善清肺热，润肺燥，涤痰利气。与贝母相须为用，可增清肺润燥、化痰止咳之功，故并用作方名。

佐药：天花粉，清肺热，生津润燥；橘红，理气化痰；茯苓，健脾渗湿，使痰无源可生。

佐使药：桔梗，开宣肺气，化痰止咳，并引诸药入肺经。

【临床应用】

1. 辨证要点　本方为治燥痰咳嗽证的常用方，临床应用以咳嗽、痰少而黏、涩而难出、咽喉干燥、苔白而干为辨证要点。

2. 现代应用　临床常用本方加减治疗肺炎、支气管炎、肺结核等证属燥痰阻肺者。

【使用注意】对于肺肾阴虚、虚火上炎，或外感燥邪之咳嗽，不宜使用本方。

项目五　温化寒痰剂

温化寒痰剂，适用于寒痰证。寒痰多由中阳不足，寒饮内停所致。症见咳嗽，吐痰清稀，胸脘痞闷，舌淡苔白滑，脉沉迟或弦滑。常用温化寒痰药如白芥子、半夏等为主，酌配温里药如干姜、细辛等组成方剂。代表方如苓甘五味姜辛汤。

苓甘五味姜辛汤

《金匮要略》

【方歌】

苓甘五味姜辛汤，温阳化饮常用方，
半夏杏仁均可入，寒痰冷饮保安康。

【组成】茯苓 12g　甘草 9g　干姜 9g　细辛 5g　五味子 5g

【用法】水煎温服。

【功用】温肺化饮。

【主治】寒饮咳嗽。症见咳嗽，咳痰量多，清稀色白，胸膈痞满，舌苔白滑，脉弦滑。

【方解】本方证为脾阳不足，寒饮内生，上犯于肺，肺失宣降所致。治当温阳健脾，化饮止咳。方中：

君药：干姜，既温肺祛寒以化饮，又温脾助运以除湿；脾肺同治，用以为君。

臣药：细辛，温肺散寒，助干姜温肺化饮；茯苓，健脾渗湿，以杜生痰之源。

佐药：五味子，敛肺止咳，合干姜、细辛，则散不伤正，收不敛邪。

使药：甘草，益气补中，合干姜，以复不足之中阳；兼调和药物。

【临床应用】

1. 辨证要点　本方是治疗寒痰咳嗽的常用方剂，临床应用以咳嗽、痰多清稀色白、舌苔白滑为辨证要点。

2. 现代应用　现常用本方加减治疗慢性支气管炎、肺气肿等属寒饮停肺者。

【使用注意】痰热或外感咳嗽者，不宜使用。

其他温化寒痰剂见表 42－2。

表 42－2　其他温化寒痰剂

方名	组成	功用主治	用法
三子养亲汤	白芥子　紫苏子　莱菔子	温肺化痰，降气消食 用于痰壅气逆食滞证	三药捣碎，用纱布包裹，水煎频服

项目六　化痰息风剂

化痰息风剂，适用于内风夹痰证。内风夹痰多因素有痰浊，引动肝风，夹痰上扰所致。症见眩晕头痛，或发癫痫，甚则昏厥，不省人事，舌苔白腻，脉弦滑等。常用平肝息风药与化痰药如天麻、半夏、胆南星、僵蚕、竹沥等为主，配伍健脾祛湿药如茯苓、白术等组成方剂。代表方如半夏白术天麻汤。

案例导学

宋某，女，38 岁，教师。有梅尼埃病病史 5 年余，于 2006 年 10 月 23 日就诊。诉近日因劳累再次出现发作性眩晕，发作时视物若旋，目不敢睁，如坐舟车，呕吐频繁，耳鸣，动则加剧。查左耳听力正常，右耳听不到耳旁手表声，两眼球可引出水平震颤。舌淡，苔白腻，脉缓滑无力。

分析以上病例：①诊为何证？②治法如何？用何方加减治疗？

半夏白术天麻汤

《医学心悟》

【方歌】

半夏白术天麻汤，苓草橘红加枣姜，
眩晕头痛风痰证，化痰息风此方胜。

【组成】半夏 9g　橘红 6g　天麻 6g　白术 18g　茯苓 6g　甘草 3g

【用法】加生姜 1 片、大枣 2 枚，水煎，取汁温服。

【功用】化痰息风，健脾祛湿。

【主治】风痰上扰证。症见眩晕，头痛，胸膈痞闷，恶心呕吐，苔白腻，脉弦滑。

【方解】本方治证多因脾虚失运，聚湿生痰，引动肝风，风痰上扰所致。脾虚不运为本，肝风夹痰上扰为标，本虚标实，故治宜标本同治，化痰息风为主，辅以健脾祛湿。方中：

君药：半夏，燥湿化痰，降逆止呕；天麻，平肝潜阳，息风止眩。二者合用，长于化痰息风以治标，为治风痰眩晕头痛之要药，故共用为君。

臣药：白术，健脾助运，苦温燥湿；茯苓，渗湿健脾。二者重在治本，使脾健湿除以杜生痰之源。

佐药：橘红，燥湿化痰，理气畅中。

使药：甘草，益气补中，调和诸药；煎加姜、枣，调和脾胃，生姜兼制半夏之毒。

本方为二陈汤去乌梅，加天麻、白术、大枣而成。在燥湿化痰基础上，健脾助运、平肝息风之功突显，使本方成为治风化痰之要剂。

【临床应用】

1. 辨证要点　本方为治风痰上扰之眩晕、头痛的常用方，临床应用以眩晕头痛、呕恶、舌苔白腻为辨证要点。

2. 现代应用　现常用本方加减治疗耳源性眩晕、高血压病、神经性眩晕、癫痫、面神经瘫痪等属风痰上扰者。

【使用注意】对于阴虚阳亢、气血不足所致之眩晕、头痛，不宜使用。

复习思考

一、选择题

（一）单项选择题

1. 祛痰剂的通用基础方是（　　）

A. 二陈汤　　B. 半夏厚朴汤　　C. 苓桂术甘汤
D. 半夏白术天麻汤　　E. 温胆汤

2. 二陈汤中“二陈”是指（　　）

A. 茯苓、半夏　　B. 半夏、甘草　　C. 半夏、橘红
D. 橘红、茯苓　　E. 橘红、甘草

3. 温胆汤是二陈汤去乌梅加大枣及何药而成（　　）

A. 人参、白术　　B. 枳实、竹茹　　C. 枳实、胆南星
D. 白术、天麻　　E. 黄芩、瓜蒌

4. 为治疗风痰上扰之眩晕、头痛的常用方是（　　）

A. 清气化痰丸　　B. 天麻钩藤饮　　C. 镇肝熄风汤
D. 二陈汤　　E. 半夏白术天麻汤

5. 具有理气化痰，清胆和胃功用的方剂是（　　）

A. 清气化痰丸　　B. 二陈汤　　C. 半夏厚朴汤
D. 温胆汤　　E. 旋覆代赭汤

6. 患者症见胆怯易惊，虚烦不宁，失眠多梦，呕吐呃逆，舌苔白腻微黄，脉弦滑，当用何方治疗（　　）

A. 酸枣仁汤　　B. 归脾汤　　C. 温胆汤
D. 天王补心丹　　E. 血府逐瘀汤

7. 具有燥湿化痰、理气和中功用的方剂是（　　）

A. 温胆汤　　B. 二陈汤　　C. 贝母瓜蒌散
D. 半夏白术天麻汤　　E. 苓甘五味姜辛汤

（二）多项选择题

1. 半夏白术天麻汤的功用是（　　）

A. 化痰息风　　B. 清热化痰　　C. 补中和胃　　D. 健脾祛湿　　E. 润肺化痰

2. 下列哪些不是清气化痰丸的组成药物（　　）

A. 竹茹　　B. 白术　　C. 甘草　　D. 瓜蒌仁　　E. 黄芩

二、简答题

1. 简述祛痰剂的含义、适应证及应用注意事项。

2. 二陈汤主治何证？试述其配伍意义。

3. 说出下列方剂的名称、功用、主治：

（1）半夏6g　竹茹6g　枳实6g　陈皮9g　茯苓5g　炙甘草3g

（2）贝母9g　瓜蒌仁6g　橘红5g　茯苓5g　桔梗5g　天花粉5g

扫一扫，知答案

模块四十三

消食剂

扫一扫，看课件

【学习目标】

1. 掌握健脾丸的组成、功用、主治、配伍意义、配伍特点。

2. 熟悉保和丸的组成、功用、主治、配伍意义，以及消食剂的适用范围、应用注意事项。

3. 了解枳实导滞丸、木香槟榔丸的组成、功用、主治。

项目一 消食剂基础

【含义】凡以消食药为主组成，具有消食健脾或化积导滞作用，治疗食积停滞的方剂，统称消食剂。属于“八法”中的“消法”。

【适用范围】主要用于饮食停滞证。饮食停滞多因饮食不节、暴饮暴食，或脾胃虚弱、化食无力所致，常见胸脘痞闷、嗳腐吞酸、厌食呕逆、腹痛泄泻，或伴面黄体瘦、倦怠乏力等。

【应用注意事项】

1. 食滞胃脘，易致胃肠气机郁滞，而胃肠气机阻滞又可加重积滞不化，故消食剂常配伍理气药，以助消积；积滞较甚者，又当配伍泻下药以攻积导滞。

2. 食积日久若有兼寒或化湿、化热时，还应酌配温阳、祛湿、清热之品，以全面兼顾。

3. 消食剂属渐消缓散之剂，适用于病势较缓的食积证，但仍属攻伐之剂，故不宜久服，纯虚无实者禁用。

项目二　常用消食剂

本类方剂常用消食药如山楂、神曲、莱菔子、麦芽等为主，酌配理气、化湿、清热、益气健脾等药组成方剂。代表方如保和丸、健脾丸等。

案例导学

闫某，男，7岁，1990年11月2日就诊。诉脘腹胀痛1天，拒按，嗳腐吞酸，不思饮食，呕吐两次，呕吐物酸臭，舌淡，苔白厚而腻，脉弦滑。

分析以上病例：①诊为何证？②治法如何？用何方加减治疗？

保和丸

《丹溪心法》

【方歌】

保和丸用曲山楂，陈翘莱菔苓半夏，
细末为丸温水服，消食和胃食积除。

【组成】山楂180g　神曲60g　半夏90g　茯苓90g　陈皮30g　连翘30g　莱菔子30g。

【用法】研末为丸，每服6～9g，温开水或麦芽汤送下；水煎温服（山楂18g　神曲6g　半夏9g　茯苓9g　陈皮3g　连翘3g　莱菔子3g）。

【功用】消食和胃。

【主治】食滞胃脘证。症见脘腹痞满胀痛，嗳腐吞酸，恶食呕逆，或大便泄泻，舌苔厚腻，脉滑。

【方解】本方治证因饮食不节，暴饮暴食，脾胃运化不及所致。治宜消食化滞，理气和胃。方中：

君药：山楂，消食化积，能消一切饮食积滞，尤善消肉食油腻之积，故重用为君。

臣药：神曲，消食健脾，长于化酒食陈腐积滞；莱菔子，下气消食除胀，长于消谷面积滞。君臣相配，能消各种饮食积滞。

佐药：半夏、陈皮，理气化湿，和胃止呕；茯苓，渗湿健脾，和中止泻；连翘，清热散结，以助消积，且清解食积所生之热。

【临床应用】

1. 辨证要点　本方为治疗一切食积轻证之常用方。临床应用以脘腹胀满，恶食嗳腐，苔厚腻，脉滑为辨证要点。

2. 现代应用　临床常用本方加减治疗急慢性胃炎、急慢性肠炎、消化不良、婴幼儿腹泻等证属食积内停者。

【使用注意】本方虽药性平和，但仍属攻伐祛邪之剂，不宜久服。

健脾丸

《证治准绳》

【方歌】

健脾参术苓草陈，肉蔻香连合砂仁，

楂肉山药曲麦炒，消补兼施此方好。

【组成】白术75g　木香22g　黄连22g　甘草22g　白茯苓60g　人参45g　神曲30g　陈皮30g　砂仁30g　麦芽30g　山楂30g　山药30g　肉豆蔻30g

【用法】上药共为细末，糊丸或水泛为丸，温开水送下。亦可作汤剂，用量按原方比例酌减。

【功用】健脾和胃，消食止泻。

【主治】脾虚食积证。症见食少难消，脘腹痞闷胀满，大便溏薄，倦怠乏力，苔腻微黄，脉虚弱。

【方解】本方证为脾胃虚弱，运化无力，食少却难消而停积，且生湿化热所致。证属本虚标实，虚实夹杂。脾虚宜补，食积宜消，湿、热当除，治宜健脾止泻，消食化积，兼顾清热祛湿。方中：

君药：人参、白术、茯苓，益气健脾，祛湿止泻，重在治本。

臣药：山楂、神曲、麦芽，消食和胃，以除已停之食积；君臣合用，使脾健运则食自消，食积消则脾自健，故名“健脾丸”。

佐药：木香、砂仁、陈皮，理气和胃，醒脾化湿，以助运消痞；山药、肉豆蔻，健脾涩肠以止泻；黄连，清热燥湿，可清食积所化之热。

使药：甘草，益气补中，调和诸药。

配伍特点：补气健脾与消食行气合用，为消补兼施之剂，但补重于消。

【临床应用】

1. 辨证要点　本方为治疗脾虚食积证的常用方。临床应用以脘腹痞闷，食少难消，大便溏薄，苔腻微黄，脉虚弱为辨证要点。

2. 现代应用　临床常用本方加减治疗慢性胃肠炎、消化不良、小儿厌食等属脾虚食滞者。

【使用注意】对于食积内停，脾胃不虚者，本方不宜使用。

其他消食剂见表43－1。

表43－1　其他消食剂

方名	组成	功用主治	用法
枳实导滞丸	枳实　大黄　黄连　黄芩　神曲　白术　茯苓　泽泻	消食导滞，清热祛湿 用于湿热食积证	为细末，水泛为丸，每服6～9g，食后温开水送服
木香槟榔丸	木香　槟榔　青皮　陈皮　莪术　黄连　黄柏　大黄　牵牛　香附子　枳壳	行气导滞，攻积泄热 用于积滞内停，湿蕴生热证	为细末，水泛为丸，每服3～6g，食后生姜汤或温开水送服

复习思考

一、选择题

（一）单项选择题

1. 保和丸主治证的临床表现不包括（　　）

A. 脘腹痞满胀痛　B. 嗳腐吞酸　C. 倦怠乏力
D. 大便泄泻　E. 恶食呕逆

2. 健脾丸中含有哪首基础方（　　）

A. 四君子汤　B. 四物汤　C. 六味地黄丸
D. 二陈汤　E. 增液汤

3. 治疗一切食积轻证的常用方是（　　）

A. 健脾丸　B. 保和丸　C. 木香槟榔丸
D. 枳实导滞丸　E. 越鞠丸

4. 具有健脾和胃、消食止泻功用的方是（　　）

A. 保和丸　B. 四君子汤　C. 参苓白术散
D. 木香槟榔丸　E. 健脾丸

5. 健脾丸主治下列何证（　　）

A. 食滞胃脘证　B. 湿热食积证　C. 脾虚下陷证
D. 脾虚食积证　E. 脾虚失血证

（二）多项选择题

1. 下列哪些是保和丸的组成药物（　　）

A. 山楂　B. 半夏　C. 连翘　D. 神曲　E. 莱菔子

2. 健脾丸中没有下列哪些药物（　　）

A. 黄连　B. 砂仁　C. 山药　D. 半夏　E. 莱菔子

二、简答题

1. 何谓消食剂？应用时应注意什么？

2. 请写出健脾丸的方歌及配伍特点。

3. 说出下列方剂的名称、功用、主治。

山楂 18g 神曲 6g 半夏 9g 茯苓 9g 陈皮 3g 连翘 3g 莱菔子 3g

扫一扫，知答案

模块四十四
驱虫剂

扫一扫，看课件

【学习目标】

1. 熟悉乌梅丸的组成、功用、主治、配伍意义。
2. 了解所列药物的方剂名称及功用、主治。

项目一　驱虫剂基础

【含义】凡以安蛔、驱虫药为主组成，具有驱虫、杀虫或安蛔等作用，用于治疗人体寄生虫病的方剂，统称驱虫剂。属于“八法”中的消法。

【适用范围】主要适用于寄生虫所致的病证。人体消化道的寄生虫常见的有蛔虫、蛲虫、钩虫、绦虫等，多因饮食不洁，虫卵随饮食入口而致。症见脐腹作痛，时发时止，痛定能食，面色萎黄，或青或白，或面生虫斑，或胃中嘈杂，呕吐清水等。若失治误治，日久则成形体消瘦、不思饮食、精神萎靡、肚大青筋之疳积证。

【应用注意事项】

1. 服药前应注意先进行粪便检查，辨别寄生虫的种类，以便正确选药组方，做到有的放矢。

2. 驱虫药大多有毒，运用时应注意掌握用量，以防中毒或伤正。

3. 配伍驱虫剂时，可酌配泻下药，以助虫体排出；还应据人体寒热虚实不同，适当配伍清热药如黄连、黄柏，温里药如干姜、附子，消食药如麦芽、神曲，补虚药如党参、山药等，以全面兼顾。

4. 服用驱虫剂后，应注意调理脾胃，使虫去而正不伤。

5. 驱虫剂宜空腹服，尤以临睡前服用为妥；且服药期间忌食油腻食物。

6. 驱虫剂多系攻伐或有毒之品，对于年老、体弱者及孕妇宜慎用或禁用。

项目二　常用驱虫剂

乌梅丸

《伤寒论》

【方歌】

乌梅丸用姜辛桂，黄连黄柏及当归，
人参川椒与附子，温肠清热又安蛔。

【组成】乌梅30g　细辛3g　干姜9g　黄连9g　当归6g　附子6g　蜀椒5g　桂枝6g　人参6g　黄柏6g

【用法】研末，加蜜制丸，空腹温开水送服。亦可作汤剂，水煎温服。

【功用】温脏安蛔。

【主治】蛔厥证。症见腹痛时作，烦闷呕吐，时发时止，得食即呕，常自吐蛔，手足厥冷。亦治久泻、久痢。

【方解】本方治证是因患者素有蛔虫，复由肠寒胃热，蛔虫上扰所致。据柯琴之“蛔得酸则静，得辛则伏，得苦则下”治疗原则，故治当寒、热合用，酸、辛、苦同施，达寒热并调、温脏安蛔之效。方中：

君药：乌梅，味酸安蛔，使蛔静则痛止。用量独重，被用作方名。

臣药：蜀椒、细辛，味辛性温，伏蛔且温脏祛寒，以助乌梅安蛔止痛；黄连、黄柏，药性苦寒，下蛔并能清胃热。四药与乌梅合用，则酸、辛、苦并进，达安蛔、伏蛔、下蛔之妙。

佐药：附子、干姜、桂枝，皆为辛热之品，可温脏祛寒，且辛能制蛔；当归、人参，补益气血，合桂枝，又可养血通脉，以除四肢厥冷。

使药：蜂蜜，甘缓调中。

另：乌梅酸涩，可涩肠止泻；黄连、黄柏苦寒，可清热燥湿止泻痢；附子、干姜、桂枝、川椒、细辛辛热，能温暖脾肾；人参、当归益气养血。诸药合用则温清涩补、寒热平调，达酸收涩肠、清热燥湿、温阳补虚之功，故对于素体脾肾虚寒，复因湿热积滞肠中之久泻久痢也可应用。

【临床应用】

1. 辨证要点　本方为治疗蛔厥证的代表方，临床应用以腹痛时作，常自吐蛔，甚或手足厥冷为辨证要点。

2. 现代应用　常用本方加减治疗肠蛔虫症、胆道蛔虫症、慢性菌痢、慢性胃肠炎、结肠炎等证属寒热错杂，气血虚弱者。

【使用注意】本方以安蛔为主，杀虫之力不足。若欲驱蛔时，当酌加使君子、苦楝根皮等。

复习思考

一、选择题

（一）单项选择题

1. 乌梅丸中的清热药是（　　）

A. 黄连、黄芩　　B. 大黄、黄柏　　C. 黄连、连翘

D. 黄连、黄柏　　E. 栀子、知母

2. 乌梅丸既可治蛔厥证，又可治疗（　　）

A. 食积证　　B. 久泻久痢　　C. 湿热黄疸　　D. 肺虚久咳　　E. 五更泻

（二）多项选择题

乌梅丸的组成药物包括（　　）

A. 蜀椒、细辛　　B. 附子、干姜　　C. 人参、当归

D. 黄连、黄柏　　E. 肉桂、生姜

二、简答题

1. 请写出乌梅丸的方歌。

2. 乌梅丸为治蛔厥的名方，为何能治疗久泻久痢？

扫一扫，知答案

附录一

中药名拼音索引

附录二

方剂名拼音索引

L

M

P

Q

S

T

W

X

Y

Z

主要参考书目

1. 刘德军．中药方剂学．北京：中国中医药出版社，2006.

2. 杨扬．中药与方剂学．北京：中国中医药出版社，2015.

3. 张清河．中药学．北京：学苑出版社，2002.

4. 杨丽．中药学．北京：人民卫生出版社，2005.

5. 宋永刚．中药学．2 版．北京：中国中医药出版社，2010.

6. 武荣芳、黄显章．中药学．南京：江苏凤凰科学技术出版社，2015.

7. 邓中甲．方剂学．2 版．北京：中国中医药出版社，2010.

8. 高汉森．方剂学．2 版．长沙：湖南科学技术出版社，2004.

9. 邓中甲．邓中甲方剂学讲稿．北京：人民卫生出版社，2011.

10. 王建、李敏、郭力等．中药学专业知识（一）．11 版．北京：中国医药科技出版社，2017.

11. 本书专家组．中医助理医师应试指南．北京：中国协和医科大学出版社，2016.

12. 张钦德. 中药鉴定技术．3 版. 北京：人民卫生出版社，2014.